健康 Smile 94

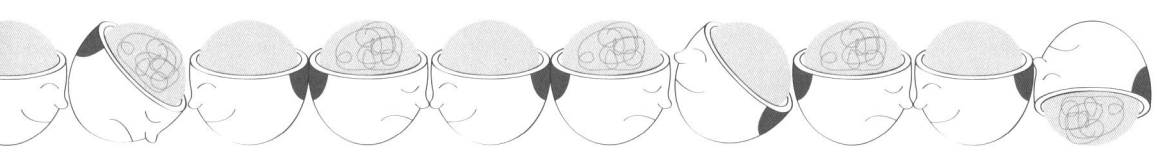

健康 Smile 94

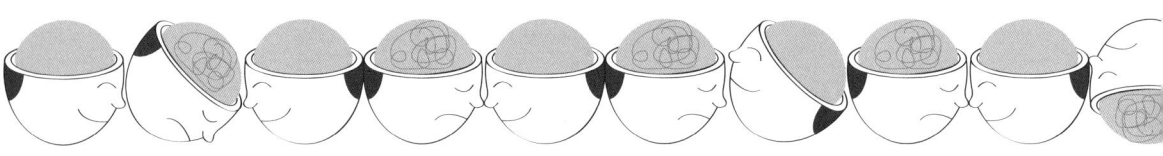

大腦生病救命手冊

暢銷10萬本珍藏紀念版

Change Your Brain, Change Your Life

丹尼爾・亞曼 Daniel G. Amen◎著
徐薇唐◎譯

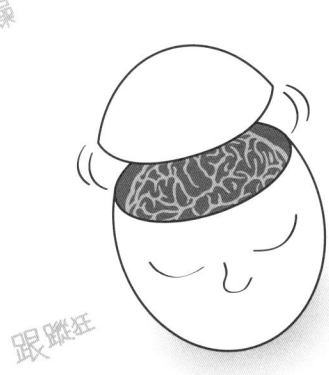

健康Smile.94 大腦生病救命手冊（暢銷10萬本珍藏紀念版）

原書書名	Change Your Brain, Change Your Life
原書作者	丹尼爾・亞曼（Daniel G. Amen）
譯　　者	徐薇唐
書封設計	林淑慧
美　　編	吳佩真
文　　編	謝孟希
主　　編	高煜婷
總 編 輯	林許文二

出　　版	柿子文化事業有限公司
地　　址	11677臺北市羅斯福路五段158號2樓
業務專線	（02）89314903#15
讀者專線	（02）89314903#9
傳　　真	（02）29319207
郵撥帳號	19822651柿子文化事業有限公司
E-MAIL	service@persimmonbooks.com.tw

初版一刷	2010年12月
二版一刷	2016年04月
三版一刷	2023年08月
定　　價	新臺幣460元
I S B N	978-626-7198-56-8

Change Your Brain, Change Your Life：The Breakthrough Program for Conquering Anxiety, Depression, Obsessiveness, Anger, and Impulsiveness by Daniel G. Amen, M.D.
Copyright:© 1998 by Daniel G. Amen, M.D.
This edition Published under arrangement with Daniel G. Amen, M.D. c/o Sanford J. Greenburger Associates, Inc., 55 Fifth Avenue, New York, NY 10003, USA
Through Andrew Nurnberg Associates International Limited
Chinese language（complex characters）translation Copyright:© 2010,2016,2023 by PERSIMMON CULTURAL ENTERPRISE CO., LTD
All rights reserved

Printed in Taiwan 版權所有，翻印必究（如有缺頁或破損，請寄回更換）
歡迎走進柿子文化網 https://persimmonbooks.com.tw
粉絲團搜尋 60秒看新世界
～柿子在秋天火紅 文化在書中成熟～

國家圖書館出版品預行編目資料

大腦生病救命手冊（暢銷10萬本珍藏紀念版）/ 丹尼爾・亞曼（Daniel G. Amen）作；徐薇唐譯. -- 三版. -- 臺北市：柿子文化事業有限公司，2023. 08
面；　公分. --（健康smile；94）譯自：Change your brain, change your life：the breakthrough program for conquering anxiety, depression, obsessiveness, anger, and impulsiveness
ISBN 978-626-7198-56-8（平裝）
1. CST:腦部疾病 2. CST:神經精神病 3. CST:個案研究
415.9　　　　　　　　　　　　　　　　　112007574

佳評如潮

　　日常生活中，有很多「決定」或「習慣」看起來很自然，卻牽涉到複雜的腦部的機轉。這幾年，大腦影像學就像是夜視鏡，讓人們可以在黑暗當中「看到」以前不能看到的活動──我要說的是「你不能體會或沒看過，並不代表他不存在」：亞曼醫師就像是一位腦部夜間的探險科學家，讓你看到大腦的活動，並進一步明瞭為何如此。例如，我們大腦前面有一個叫做前額葉的地方，亞曼醫師的SPECT影像科學可以清楚解釋為何有些人這地方出問題，會有注意力或衝動問題，為何容易暴力或口不擇言，又為何缺乏組織能力，甚至常常有憂鬱情緒控制問題……。

　　我很高興很多精神科和核醫醫師推薦這本書，這些臺灣最優秀的腦部影像科學家推薦亞曼醫師能將複雜的腦部科學理論與專業術語，用淺顯易懂的語言讓大家了解情緒與行為的運作，並如何改善大腦。我相信未來腦部科學能在某方面藉影像學讓一般民眾了解並改善自己，就像你不需要知道太多電腦科學，就能利用它讓你的工作更有效率。

　　我清楚目前大腦醫學還是有些令人感到生畏，或是覺得它像科幻小說一樣遙不可及。但是相信我，如果你身邊或是你自己有一些症狀像是：恐慌、憂鬱、躁鬱、偏執、注意力不足、經前症候群、暴力、肥胖、失眠、暴食、購物狂、愛翻舊帳、跟蹤狂、自殺、情殺、外遇、婚姻危機、工作不順、親子關係緊張……

　　好好傾聽與多翻翻幾次這本書！

　　畢竟雖然你在二十年前看到路邊有人對一個黑色盒子講話時會覺得這人怪怪的，但是現在你已經知道無線藍芽科技了，跟幾千公里外的人通話已是尋常之事。科學與教育的典範轉移需要時間，香港教育界前陣子邀請亞曼醫師與香港父母演講親子問題，很榮幸我被邀請，雖然因為有事未能成行去聽演講，但是我期待有一天臺灣能更重視心理與腦部教育，讓大家更了解自己，幫助別人。或是像是這本書提到的一樣──了解自己的大腦，改變你的一生。

──**林耿立醫師**，松德精神科診所

腦影像檢查打開了一扇能窺探精神疾病背後大腦病變的大門，對各種精神疾病或症狀的生物病因，加注了更具體的醫學實證。亞曼醫師在書中使用了許多實例，分享他於各種精神疾病與個性特質的兒童及成人，進行一種腦影像檢查（SPECT）的臨床經驗，如注意力不足過動症、焦慮症、強迫症、憂鬱症……。他除了簡潔地串聯大腦部位的功能與異常時的現象，闡明藥物治療過程的大腦機制與變化，也屢屢述及運用認知行為及養生來調適心態、觀念以及情緒，此書能讓您輕輕鬆鬆地迅速掌握大腦的奧祕與乾坤。

——**陳映雪醫師**，臺北榮總精神部特約門診教學主治醫師

　　本世紀藉由腦影像科技的研究，可以「看到」許多異常行為與情緒背後的腦內變化，知道不同腦區及迴路的功能，以及藥物與生活方式能如何改善這些症狀。本書在這方面作了很好的說明，實用性高，非常值得一讀。

——**黃宗正醫師**，臺大醫院精神醫學部主任

　　由於神經影像學的發展，使得人類對於行為及情緒變化的機制能更進一步的窺探與了解。亞曼醫師使用臨床最常用的腦血流量之神經造影（SPECT）生動而活潑的闡明行為／情緒變化過程中腦部的相關活性，讓讀者們很容易了解深奧的心理活動之腦功能內涵。這是一本很值得一讀再讀的書，讀者可以透過圖象，更清楚的抓到腦活動與行為關係之精髓。

　　神經影像與行為間的關係是我們探究人類心靈奧祕重要的工具之一，本書在這方面是本很值得推薦的書籍。

——**楊延光教授**，成大醫學院精神學科特聘教授

　　經由亞曼醫師多年跨領域的專業知識，不但可以清楚的讓人們知道，許多過去在臨床上認為是極為羞於見人，或是被誤以為是受到詛咒的疾病，許多情況是先天，許多情況是後天，有些實質病變的區域經由手術可以改善，有些情況可以經由藥物得以控制，服藥種類、劑量和長短則可經由臨床和影像綜合判斷，就如同書中一位病患所言：「有注意力缺陷症不是我的錯，這只是個健康問題，就像有些人需要戴眼鏡一樣。」

亞曼醫師除了提出許多科學上的實例，更在書中介紹許多觀念和做法。我感謝自己有機會接觸這本書，更樂於將本書推薦給大家。

——**閻紫宸醫師**，林口長庚醫院分子影像轉譯研究中心主任暨核子醫學部主治醫師

這本書是目前最完整也最具體的大腦和情緒建議手冊，病患和父母可以學習並試著幫助自己療癒。

——Corydon Clark，精神科醫生

健康的頭腦是健康人生的先決條件，亞曼醫師提供了一個實用的指南。

——Earl Henslin**博士**，《你是爸爸的寶貝女兒》作者

創新的技術、臨床的知識，和真誠的諮詢集合而成的一本增強腦力的使用手冊。

——Emmett E. Miller**醫師**，《深層治療：身心醫學之精髓》作者

這本書出色極了！亞曼醫師是位先驅。

——Jonathan Walker，精神科醫生

革命性的一本書。

——Martin Stein**醫師**，喬治華聖頓大學精神科臨床副教授

一本具前瞻性的著作。亞曼醫生透過新型腦部造影技術，讓人們能看到患有憂鬱症、焦慮症、暴躁、衝動和強迫症的腦部看起來的樣子，並給了許多對抗這些問題的實際建議，也提供許多有助於充分利用頭腦並改善生活的工具。

——Rob Kohn，伊利諾大學芝加哥校區精神科與神經科醫師

開啟一扇大門，藉由評估及對策來改變你的生活。

——Robert D. Hunt **醫師**，范德堡大學精神科臨床副教授

序言

本書自一九九九年一月出版後，亞曼行為醫學診所收到數不清來自美國、加拿大甚至歐洲讀者的回應：包括成人、青少年以及年僅三歲的小孩，他們有憂鬱症、焦慮問題、攻擊行為、注意力缺陷症、躁鬱症、強迫症，以及創傷後壓力症候群，運用這項新造影技術，這些病患和其家屬終於可以「看到」造成他們情緒和行為症狀的腦部問題。與其責怪自己個性脆弱或患有精神病，他們得以更清楚地了解自身掙扎痛苦的來源，並獲得更針對性、更有效治療的適當幫助。

診所裡所有的人都很高興地知道這本書對人們的生活有著如此正面的影響，我們診所的三個例子顯示了這本書對許多人很有幫助，而且它可能也有機會幫助到你。

絕望到極點的中東男子

一九九九年二月初，當時我正在電腦前看腦部造影的結果，我們診所的一位精神科醫生喬治‧路易斯（George Lewis）帶來一位從中東飛到美國找我的男子。這位男子年近六十，眼眶泛著淚水向我介紹自己：一月十四日那天，他決定要自我了斷。他覺得心情十分抑鬱，沒有辦法跟任何人好好相處，暴躁的脾氣讓情況更糟糕。雖然有看精神科醫生和服用藥物，但他對病情的改善並不抱任何希望。當他躺在床上盤算著自我了斷最好的方法時，他的女友正在看電視節目「今日」，而我剛好上那個節目介紹這本書。他看到我解釋一個被診斷出憂鬱症和憤怒情緒的病患腦部掃描，聽到我說患有這些毛病的人有希望痊癒，因為**許多「心理疾病」事實上是腦部問題**，而且透過新的造影技術，我們可以在看清許多問題後，提出更針對性、更有效的治療。這個病患買了書回去，做了測量表後，他發現自己可能左顳葉（他的憤怒就是從那裡來的）、深層邊緣系統（造成憂鬱症）有問題；另外，他猜想他的前額葉皮質區可能也有問題（讓他有注意力不足以及難以控制衝動的問題）。

他決定來我的診所看看，我們評估過程的其中一個項目就是幫他安排一個腦部單光子放射電腦斷層掃描（SPECT檢查），結果他的預測完全正確。他左顳葉的活動量不是很好，深層邊緣系統過度活躍，而前額葉皮質區則是活動量不足──我們常常看到在臨床症狀上有憂鬱、憤怒情緒、自殺行為和注意力有問題的病患有這種掃描結果。路易斯醫師讓他接受混合藥物療法，並以電話與他保持密切聯繫。三週內，他沒有再出現自殺的念頭，變得比較樂觀，心情也煥然一新，也更專注了。他告訴路易斯醫師說我們救了他一命。

遠從以色列來求救的婦女

三月初，一位以色列婦女來美國渡假時買了這本書，她的一生飽受脾氣爆怒、週期性憂鬱和注意力問題所苦。看過這本書並做完測量表後，她預測自己左顳葉、邊緣系統和前額葉皮質區有問題。她在以色列的醫生建議她做心理諮商，但花了很多錢卻一點效果都沒有。她到我們診所找布萊恩‧高德曼（Brain Goldman）醫師幫她看病，醫師安排SPECT檢查她的腦部功能，掃描結果跟她預測的差不多。高德曼醫師讓她開始接受藥物治療，並搭配書中所描述的補腦對策，接著用電話跟電子郵件的方式定期跟她保持聯繫。幾週內她就回報心情已經平靜許多，更能控制自己的脾氣，也變得比較專注。**除非她的腦部運作正常，不然世界上任何的心理諮商對她的幫助都是有限的。**

對精神疾病有偏見的媽媽

幾個月後，我在西北大學的一場教師研討會上進行學術講演。有一位婦女在演講結束後來找我，並告訴我她非常喜歡這本書。她說在看這本書之前，一直認為患有憂鬱症、焦慮症或被負面想法所困的人只是意志薄弱，這本書讓她**用不同的眼光看待遭受這些疾病所苦的人。**

看完這本書後沒多久，她的女兒從學校打電話回家，告訴她最近很沮喪，還有想要自殺的念頭。這位媽媽告訴我，如果沒有看過這本書的話，她會叫她女兒像樣一點，上教會時要更認真禱告，但因為閱讀過這本書，她懷疑她女兒

扣帶系統出了問題,並幫女兒找醫生做評估檢查。她的女兒被診斷出得了強迫症,在治療後有了一百八十度的轉變。她很高興這些新資訊幫助了她女兒,也避免讓她因忽略而錯失治療。

當我最初在學術圈裡討論腦部造影研究時,遭到許多人嚴厲的批評:「你說你看得出精神疾病是什麼意思?你大概是瘋了才會覺得腦部造影技術跟**家族動力學**(編註:探討家族成員在家族內一切互動和行為現象的理論)有關係!」這些批評終於平息了,我在這本書裡說的是真的。一九九八年我在精神醫學期刊發表五篇經同儕評核過有關腦部SPECT造影的文章;我很榮幸被世界上最受人敬重、精神醫學必讀書目之一的《現代精神醫學》邀請,擔任人腦功能性造影這個章節的合著人;一九九九年春天,核子醫學團體邀請我到他們的例會演講,當時核子醫學會的大老——丹尼斯・帕頓(Dennis Patton)醫師,在某次例會上介紹我是**腦部造影領域的先驅**而且人們將來會研讀我的研究。

在我心中,我們的研究和臨床工作最令人滿足的地方,毫無疑問是看到人們**透過更了解自己的腦部功能而變得更有效率、更討人喜歡、更有能力**。很多人說我們的研究走在時代的尖端,但我們總是感性的告訴自己:「我們在尖端的刀口上犧牲很多。」我真的很高興我們的研究愈來愈受到重視,也希望它能繼續幫助許多人。

目錄

佳評如潮 003

序言 006

引言 011

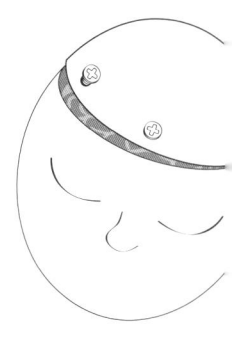

Chapter 1 大腦健康的人更幸福 027
——大腦不生病，才有美好人生

part1 重整5大腦區，搶救你的生活品質

Chapter 2 憂鬱夜難眠 | 深層邊緣系統 041
——正向思考、記憶管理給你好情緒

躁鬱症、憂鬱症、食慾不振、暴食、失眠、經前症候群、與社會隔離、產後憂鬱、暴力行為、空巢症候群……

Chapter 3 真危機還是假恐慌 | 基底核系統 087
——腹部呼吸、引導式觀想，每日放鬆不焦慮

恐慌症、注意力缺陷症、帕金森氏症、手指失認症、妥瑞氏症、痙攣、肌肉痠痛、頭痛、書寫困難、創傷後壓力症候群、廣場恐懼症、衝突恐懼症、精細動作問題、過度積極或消極……

Chapter 4 分心不是我的錯 | 前額葉皮質 115
——找出焦點、找刺激，全神貫注變成功

考試型焦慮、社交型焦慮、注意力缺陷症、思覺失調症……

Chapter 5 停不下來的執著 | 扣帶系統 153
——祈禱、逆向心理學，不再死鑽牛角尖

長期憂鬱、偏執狂、負面思考、慣性拒絕、鑽牛角尖、強迫症、暴食、酗酒、嗑藥、沉迷賭博、購物狂、認知僵化、開車時火氣大、泛強迫症障礙……

Chapter 6 我不笨、不壞，也沒瘋 | 顳葉 187
——莫札特、唱歌跳舞，跟著節奏變幸福

健忘症、暴力行為、自殺、宗教狂熱、癲癇、多寫症、面孔失認症、幻覺、妄想、閱讀障礙、社交障礙、阿茲海默症……

part2　遠離大腦污染源，跨越人生黑暗期

Chapter 7 恐怖行為背後的暗黑大腦　213
——暴力、自盡、跟蹤狂

Chapter 8 乾皺坑洞的中毒大腦　225
——毒品、酒精侵蝕你的腦

Chapter 9 毒癮↔大腦↔暴力　245
——拒絕毒物濫用，大腦就能抑制暴力

Chapter 10 搞定大腦，拯救婚姻危機　257
——好話恆久遠，愛情永流傳

part3　訂做一個健康腦，今後幸福無憾

Chapter 11 護腦100招，預防不幸人生　283
——讓大腦健康的生活撇步

Chapter 12 不要鐵齒！就醫的時機與管道　289
——該找醫師就要找醫師

Chapter 13 當你想當的那個人　301
——創造表裡合一的自己

附錄
什麼是SPECT　305
認識相關藥物　311

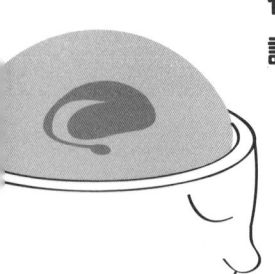

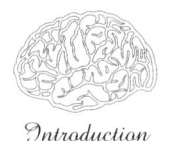

Introduction

引言

沒有人欺負他、虐待他，
沒有家族遺傳的嚴重精神疾病病史，
也不曾受過頭部外傷，
然而，原本快樂、活潑的安德魯突然變了⋯⋯
九歲的他畫自己在樹上上吊，也畫自己射殺了其他小朋友！
他甚至還莫名其妙地攻擊一個小女孩，
就連他自己也不知道，
為什麼他會動手打人？

直到大腦裡那一顆高爾夫球大小的囊腫被移除，
安德魯從手術中醒過來後，對著母親笑了！
那是，他這一年來，
第一次露出笑容！

你的大腦是靈魂的硬體——匯聚了身為人類的一切精華。除非你的大腦運作正常，否則你無法隨心所欲。大腦的運作方式會決定你能有多開心、多有效率，能否與他人好好相處。你的大腦模式會伴隨你過去的快樂與痛苦經歷一起來幫忙（或搞砸）你的婚姻、為人父母的技巧、工作，還有宗教信仰。

當你焦慮、心情沮喪、有強迫症狀、動輒發怒或容易分心時，可能以為這些問題全部來自於你的想法。換句話說，你會認為這只是單純的心理問題，但其他人和我研究的結果顯示，這問題跟腦部的生理機能有關。此外，還有一個好消息是，我們有證據顯示，你能改變這個生理機能——你可以針對許多問題對症下藥。

直到最近，科學家也只能推測大腦在我們個性和決策能力上所扮演的角色。過去我們因為沒有先進的工具能透視腦部，而常做出許多錯誤的假設，錯估腦部對我們生活的影響，但隨著精密腦部造影技術的發達，我們現在可以很快地回答有關大腦在行為上所扮演的角色的問題，這在現實生活中很具實用性——從你與家人和同事之間的相處關係，到了解為何你是如此獨一無二。

我從事腦部造影研究已十年（編註：到二〇二三年已有三十多年），起初是利用精細的量化腦電波（EEG）來研究大腦，接下來的八年，我用核子醫學中的腦部單光子放射電腦斷層掃描（即SPECT）來研究，這種技術可測量大腦血液流動的情形和新陳代謝活動的模式（更多SPECT見三〇五頁）。

這十年既令人振奮卻又令人洩氣！

令人振奮的是，透過這些研究，我們有了大腦與行為具有關聯性的實質畫面證據，例如憂鬱、焦慮、注意力渙散、偏執和暴力的傾向（在過去大多被認為基本上只是心理問題），徹底改變了我和其他人實行精神醫學的方式。我們現在可以向病患及其家屬出示腦部問題的實質證據，讓他們更能夠接受並配合治療。與以往相較，有更多的資訊可以幫助我們針對一些複雜的病例問題提出更有效的治療對策。我們還利用這些研究資料來教育大眾有關毒品、頭部創傷，甚至負面思考對大腦的影響。這真是令人驚喜連連的時期！

只是，也有令人洩氣的時候，這些新見解流傳的速度比我期望的慢了許多，科學界對這種思想上巨大的轉變很自然的產生排斥。當一個科學家發現新知時，他要先接受同儕評核，而這得花上好幾年的時間。我很高興自己和其他這個領域的先鋒持續被醫學及科學界所接受。同時，從這個研究中獲得的知識正幫助北美各地的人們——它也可以幫助你！

眼見為憑

我並非與生俱來就是當腦部造影學者的料。自奧克拉荷馬州陶沙市的歐洛·羅柏斯大學醫學院畢業後，我在華盛頓特區的華特瑞德陸軍醫學中心擔任過實習醫生及住院醫生。我總相信靈性健康與精神健康有緊密的關聯，我受過的專業訓練並未與此念頭有任何衝突，但卻不知道這層關聯性具有的意義。之後，我在夏威夷的檀香山拿到兒童與青少年精神病學的研究獎金，在那裡學習有關兒童身心發展初期遭受壓力會造成一輩子影響的問題，那時我便開始寫有關運用心理衛生的原則於日常生活中（感情、工作或是自身）的論文，我想教大眾如何在日常生活中讓自己變得更有效率。研究成果讓我被著名的精神病學促進協會選為會員，並獲得美國精神病學會頒贈研究獎。

一九八六年時，我設計了一個名為「突破自己：如何每一天都是有效率的一天」的課程，目的是為了發現並克服造成與成功失之交臂的行為問題。這個課程非常成功，而且幫助了數千名讀者，可是還有很多人需要幫助，於是我將這個課程的原理推行至國內各地的團體機關，以及我行醫領域裡的病患，許多人感到很有幫助，對他們自己本身、感情上，以及工作上皆有正面的影響，但也有人覺得並沒有獲得需要的幫助。我對這些「抗拒」的個案感到很灰心，並一直不斷地問自己：「這些受益良多的人跟覺得毫無幫助的人之間的差異為何？是因為有人準備好要改變而有些人還沒準備好嗎？有些人拒絕改變是因為根深蒂固的心理因素嗎？這個課程只對某些性格的人有用而無法對其他性格的人有用嗎？」我開始尋找答案，當找到答案時，我所設定的人生方向也跟著改變了。

一九九○年，我在加州費菲市（舊金山東北方六十四公里）處的一家精神病醫院工作，擔任雙重診斷治療單位（照顧有藥物濫用和精神問題的人）的主任，也幫其他病患看診。在某一天的總查房討論會上，我聽到當地的核子醫學科醫生——傑克·帕爾帝（Jack Paldi），正在講解有關腦部SPECT造影的議題。**SPECT醫學是測量腦部血液流動和活動程度的核子醫學研究**，帕爾帝醫師秀出患有痴呆、憂鬱症、精神分裂症，以及頭部創傷的人的功能性腦部造影片子，並與一般正常人的片子加以比較。

我不知人的大腦是否就是我那些抗拒的病患身上所缺的那片拼圖？我猜想：假設這些力圖振作的人的大腦無法「跑」我試圖給他們的新程式，是否就像一臺電腦，除非速度夠快且有足夠的記憶體，否則它不能「跑」複雜的軟體一般。帕爾帝醫師演講內容一個令我感到驚訝的地方，是他展示了治療前與治療後腦部造影的片子——接受藥物治療後的腦組織功能上真的不一樣了。我想了解更多有關這方面的知識。

> 有注意力缺陷問題者，大腦前額葉皮質的活動量比一般人低落許多——很多我們歸咎於心理因素的問題，其實可能是生理問題。

就在帕爾帝醫師演講的同一個星期，美國國家衛生研究院的亞倫·薩麥特金（Alan Zametkin）醫生在《新英格蘭醫學期刊》上發表一篇有關以正子放射斷層掃描造影術（PET）來研究發生在成年人身上的注意力缺陷症（attention deficit disorder，ADD）的文章。因為注意力缺陷症是我的專長領域，所以這篇文章引起我的興趣。薩麥特金醫生用實例說明：相較於正常成年人的前額葉皮質活動量較為活躍，患者前額葉皮質的活動量明顯低落。這就是許多人以為是心理因素造成，其實是生理問題的實質證據！那週第三個幫助我彙整我所學的事件是：我認識了莎莉。

大材小用的莎莉

莎莉，四十歲，因為有憂鬱症、焦慮與自殺的念頭住進了醫院，並由我負責照料。根據和莎莉的臨床會談情形來看，我發現她有許多成年型注意力缺陷症的症狀，像是注意力持續不久、容易分心、缺乏條理和坐立不

莎莉的SPECT造影結果

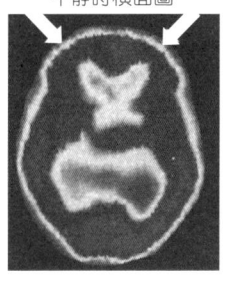

平靜時橫面圖

活動良好的前額葉（箭頭處）。

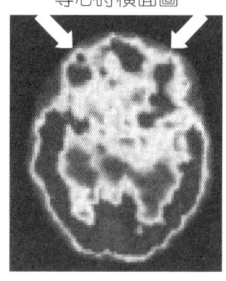

專心時橫面圖

活動低落，尤其是前額葉皮質。

安等。她有一個患有注意力缺陷症的兒子（診斷成年人的注意力缺陷症時很常發現的一個線索）。雖然智商高達一四○，莎莉卻大學沒畢業；她的工作是讓她大材小用的實驗室技工。

我幫莎莉安排了SPECT檢查，結果顯示異常：當她平靜時，腦部活動整體來說是良好的，尤其是前額葉皮質的部分，可是當我們要求她回答數學問題時（這個測驗是為了測試她專注的能力），她整個腦部的活動很明顯地低落下來，尤其是前額葉皮質的部分！

根據這個檢查結果，我幫莎莉開了低劑量的利他能Ritalin（成分：methylphenidate），這是一種用來治療兒童和成年型注意力缺陷症的中樞神經興奮劑。她的反應非常良好，情緒好多了，專注力也變得比較持久，最後莎莉重返校園並取得學位。她再也不覺得自己是個表現未達理想的人，重新體認到自己只是一個有健康問題、需要治療的人。看到自己的SPECT檢查結果對莎莉的影響很大；她說：「有注意力缺陷症不是我的錯，這只是個健康問題而已，就像有些人需要戴眼鏡一樣。」

莎莉的經驗讓我相信，SPECT可能對被診斷出有情緒、學習或行為障礙而感到羞恥的人很有幫助。莎莉能理解這些問題不全是自己的心理因素，掃描以及治療後的結果徹底改變她對自己的看法。

受到莎莉治療結果良好這個好兆頭的鼓舞，我也幫抗拒性最強的病患們安排了SPECT檢查。當我利用SPECT來確認病患的腦部到底是哪裡出了問

題，並針對那個部分治療後，許多過去被認為是「治療失敗」的病患們開始有了改善。

一九九〇這年間的一連串事件後，我和同事開始對許多不同的病患進行臨床研究；我們確認了前人的研究結果，並將知識領域擴展到新的方向，尤其是暴力、偏執，以及「難搞的個人修養」方面。

改變大腦，改變你的人生

在研究中，我親眼見證了許多腦部SPECT造影顯示異常的結果，這些異常影響到人的行為舉止。腦部異常讓病患的努力付諸流水、讓他們的生活無法改善，甚至還發出干擾的信號，試圖阻擾他們想要改變的企圖。我見證了許多異常腦部功能在獲得改善的過程中，也改變他們的生命，甚至唯一的靈魂的那一刻。過去曾經治療失敗的病患，一個接著一個藉由標靶藥物強化腦部運作功能，開始有了改善。

> 不同的大腦部位影響我們的行為舉止，只要能透過營養補充、針對性心理治療、藥物強化腦部運作，就能培養改善現狀的能力。

這是一個簡單不過的概念：頭腦正常運作時，你也正常運作；當頭腦不太對勁時，你也跟著不太對勁；研究意涵卻很深奧：腦部各個不同部位影響著我們的行為舉止。利用SPECT技術，我能更有效率地指出問題所在，並提供更適當的治療；看了這些掃描片子，使我開始挑戰從我還是一個天主教小男孩時就已深植內心對人、性格、自由意志、善與惡的看法。

當我們透過藥物、營養補充，以及針對性的心理治療來強化腦部運作後，之前原本無法改變的人，逐漸培養出新技能和行為的能力，他們漸漸能善用活躍運作的腦部活動，也變得較有能力改變現狀（他們其實一直很有心要改變）。這些在我思想上的巨大轉變，為曾經「被放棄」的病患們帶來了無窮的可能性。

過去八年以來，我進行過的腦部研究超過五千個，這些腦部研究教會我一件事：無論你多努力，沒有一個強壯的腦袋，人生中無論是愛情、工作、學業，還是你對自己的想法，甚至對上帝的感覺，都將難如你所願

的順利。事實上，**想要心想事成，第一步就是了解大腦的運作模式並強化它。**藉由加強病患腦部的實際運作功能，我也藉此強化他們生活中大大小小事情順利成功的潛力。首先，加強腦部的硬體和電路系統，然後幫它灌新軟體。腦部造影研究讓我對腦部有深入的了解，徹底改革我對病患的理解和治療的方式，這些洞悉即是本書的根據所在。

我是世界上少數有核子腦部造影執照的精神科醫生，目前在加州北部一間大型神經精神病學診所擔任醫療主任，每月約有八百位病人來我們診所接受醫療評估及治療，我們的病患來自全球各地，而且我們是在注意力缺陷症、學習障礙、頭部創傷、暴力，以及強迫症領域上被認可的專家。雖然我是精神病醫師中的異數，但我相信自己的專業在不久的將來會愈來愈普及，這麼有用又有趣的專業不該只在少數診所中才有。

▌認識你的腦袋

本書的目的在於解釋腦部如何運作、有了問題後會怎樣，以及如何強化腦部功能。我們將會介紹與人類行為表現最為相關，也決定每個人獨特之處的大腦五大系統。

首先了解的是**位於腦部中央的深層邊緣系統（deep limbic system），它是建立親密關係和情緒控制的中樞**，對於人類來說，與他人建立關係是不可缺的，因此如果腦部這個部分運作不順，就會出現心情不好以及負面情緒的問題。你接下來會學到，某些味道和清楚的思緒可以幫助腦部這個部分的運作，這也說明為何與正面思考的人相處，對保持健康良好的深層邊緣系統是必須的。

基底核（basal ganglia），位於腦部深處的大塊組織，控制著人自主反應的速度。當腦部這個部分過於活躍，常常會造成焦慮、恐慌、恐懼感，以及逃避衝突的念頭。由於天生遺傳到過於活躍的基底核，我常不由自主地緊張焦慮，以我的親身經歷來看，焦慮根本不是個好事，所以我要提供你許多鎮靜基底核的好點子。另一方面，當基底核活動低落時，人們常會有注意力和控制精細動作方面的問題。

位於腦部前端的**前額葉皮質（prefrontal cortex）是你的主管**，腦部的這部分能幫助你專注、計畫、控制衝動、做出好（或壞）決定。當腦部的這個部分活動低落時，人們會變得無法監管自己，而且還會有無法集中專注、分心、缺乏條理、注意力無法持續的問題。學習如何正向地活化前額葉皮質，讓你更條理井然。

　　我將縱向**穿越腦部額葉中間的扣帶系統（cingulate）稱為換檔器**，它讓你將注意力從一個觀念轉至另一個念頭，交替於不同的行為態度間。當腦部這部分過度活躍，人們會將自己困於某些念頭或行為的死胡同。了解扣帶系統的功能可以幫助你面對重複不斷的困擾。看過這本書後能幫助你或其他人更容易應付煩惱、死腦筋，以及過度專注的行為問題。

　　最後就是位於眼球後方、太陽穴之下的**顳葉系統（temporal lobes），它與記憶、語言學習、表情的辨識，以及情緒的控制有關。**當這個部分有問題，尤其是左半邊的顳葉出現異常狀況時，人會變得容易發火、情緒不穩定、記憶力不佳和有學習問題。強化腦部這個部分，有助於能夠首次感受生命中發自內心的寧靜。

　　一個很重要的事實是：**沒有一個大腦系統是獨自運作的，它們錯綜複雜地相連接著彼此，當你影響了一個系統，很有可能也將影響到其他的系統。**此外，有些腦部研究學者的大腦系統區分方式與我書中所述不同，我的方式與我們診所採用的一致，這樣的方式很適合我們的病患。

　　這本書以專業的角度描述並解釋這五大專有名詞──前額葉皮質、扣帶系統、深層邊緣系統、基底核，還有顳葉系統。掌握這些系統會讓你對自己的行為反應及其對策有全新的認識。

　　在介紹完每個大腦系統後，我都會提供針對行為、認知、營養和藥用的處方，以強化其功能。這些處方既實用又簡單有效，是由我過去十年來六萬個病患的臨床經驗，以及我的同事的研究所得累積而成。

如何解讀SPECT造影

　　SPECT腦部造影可用許多不同的方式呈現。傳統上腦部可以從三種切

健康的3D腦部SPECT攝影

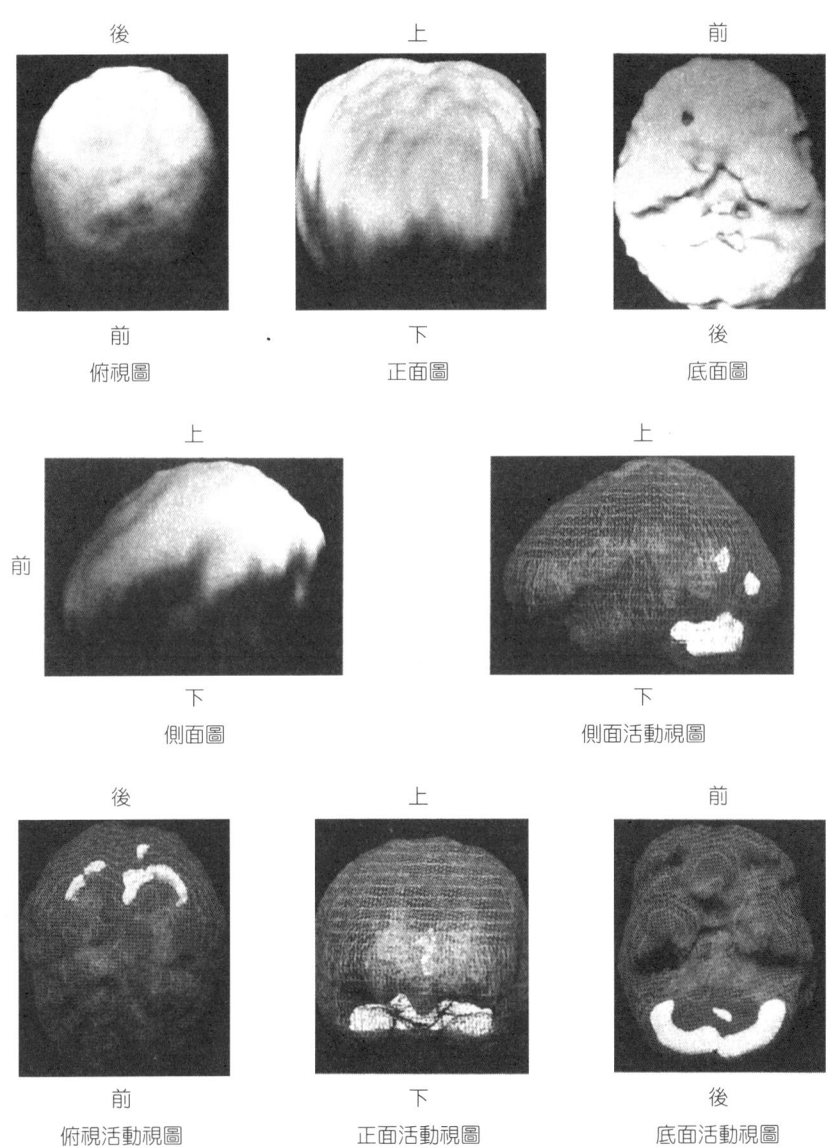

最後四張造影的背景格狀,表示腦部中一般水準的活動量,淺色代表腦部最活躍的15%,後腦通常是最活躍的部分。

面來觀察:水平面(俯視圖)、冠狀面(從前到後的切面),還有矢狀面(從左至右的切面)。當內科醫生看著手裡的SPECT造影,他們看到了什

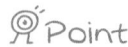

本書裡的黑白圖片大部分是兩種3D腦部影像

1. 3D表面造影（3-D surface image），這種影像顯示腦部皮質的血液流動情形，有助於將腦部活動健康的區塊、減弱的區塊加以顯像，幫助我們觀察如中風、腦部創傷和濫用藥物的後果——正常的3D表面掃描，顯現整個腦部皮質表面具有良好、完整且對稱的活動狀態。

2. 3D活躍造影（3-D active brain image），將平均水準的腦部活動與活動量最大的前15%加以比較。這種影像有助於將過度活躍的腦部區塊加以顯像，過度活躍的腦部區塊可見於如癲癇、強迫症、焦慮問題以及某些憂鬱情況——正常的3D活躍造影顯示腦後部（小腦、視覺或是枕葉皮質區）活動量增加（以淺色表示），而其他區塊活動量則一般（以背景格狀表示）。

麼？我們可以從顏色陰影來檢視腦部對稱及活動程度（依照醫生的偏好用不同的顏色，包括以灰階影像來表示），並且與我們所知道的正常腦部作比較。（編註：看大腦的「底面」影像圖時，左右側會相反）

醫生通常由以下三種方式中的其一，來注意腦部是否有不正常的地方：⑴腦部某些區域過度活躍、⑵活動低落或毫無活動、⑶腦部該對稱的地方卻沒有對稱。

有些人可能會納悶：讀者是否應自行判斷，並著手處理腦部的問題？答案是肯定的。我認為盡量多了解自己的腦部運作，會讓多數人獲益匪淺，本書談到的許多問題是大多數現代人所面臨的，例如悶悶不樂、焦慮、易怒、執拗和心神不寧，**多數不需要專業協助**，倒不如用有效又針對大腦的處方，增加大腦的效率，因為腦部控制著我們的行為，所以強化大腦的功能，可以幫助絕大多數人的一生變得更有效率。

這本書能讓你明瞭日常生活中，大腦的運作能力是否嚴重受損（在學校、工作上、感情上）。向稱職的專業人士尋求適當的協助，是非常重要的一件事，放著問題惡化不予理會可能會毀了一生。不過，事實上全美有超過兩百五十種以上不同的心理治療方式，尋找正確的協助並不簡單，而

且還讓人一頭霧水。我在這本書也提供了如何尋求適當協助的細則和關於SPECT的相關問題。

研究人腦一直是我最重要的個人挑戰，一九九三年我第一次在醫學會議上發表我們診所的發現時，遭到某些醫生同業嚴厲地批判，說我們不能從腦部模式來推斷行為模式。他們缺乏對這振奮人心的技術的熱情一直困擾著我，卻無法阻擾我從事這項研究。我從腦部裡看到的是真實的，而且它改變了我許多病患的人生，因為我不喜歡這些會議上彼此競爭的環境，所以決定保持低調，盼望他人也會做這個研究。就在那時，九歲的安德魯找上我們診所。

> 民眾是否應自行判斷並處理腦部問題呢？答案是肯定的。多數人面臨的憂鬱、焦慮、易怒，不需專業協助及藥物治療，透過本書大腦五大區的處方箋即可改善。

一個老想著自殺的9歲男孩──安德魯

安德魯是一個非常特別的孩子。他是我的乾兒子，也是我外甥，他一直是個快樂、活潑的孩子，直到一年半前，他的性格丕變，並來到我們的診所成為我的病人。他看起來很憂鬱，有嚴重的情緒失控問題，並常向他媽媽抱怨自己有自殺和傷害人的念頭，這對一個九歲的小孩來說十分不尋常。他畫他在一棵樹上吊死、用槍射殺其他孩子的圖畫。當他沒有什麼特別原因，在棒球場攻擊一個小女生後，他媽媽雪莉在深夜哭著打電話給我，我叫她隔天把安德魯帶來見我。於是，安德魯的父母從南加州的家直接開八小時的車來到這裡。

在跟安德魯的父母還有安德魯談過之後，我發覺事情有些不太對勁，我從來沒有看過他這麼難過或生氣過。安德魯對自己的行為並沒有多作解釋，他沒有被虐待的記錄，其他的孩子也沒有欺負他，家族中沒有嚴重的精神疾病病史，最近也沒有遭受頭部創傷。不同於多數的臨床情況，我很了解安德魯的家庭良好，他的父母很慈祥、有愛心又和藹可親。到底出了什麼問題？

大部分的精神病醫生可能會讓安德魯接受某些特定的藥物治療，並安排心理諮詢師進行心理治療。那時我已經做了超過一千件以上的SPECT檢

查，所以我首要做的是完成安德魯腦部的檢查片子，我想弄清楚我們面對的是什麼問題。

由於對其他精神病醫師的敵意仍記憶猶新，因此我也想過安德魯的異常有沒有可能全是心理問題？或許是我不知情的家庭問題造成；或許安德魯只是在假裝，因為他哥哥是個會讀書又擅長運動的完美孩子；或許安德魯會有這些想法跟行為，是為了避開身為黎巴嫩家庭中次子那種不安的感覺（我個人對這方面有些了解）；或許安德魯想要感到強勢──這些行為都與支配問題有關。最後，我還是決定聽從自己的邏輯推斷，一個九歲大的孩子通常不會想自殺或傷害別人。我需要掃描他的腦部，如果結果一切正常，再來深入探索潛在的情緒問題。我帶安德魯來到掃描中心，握著他的手陪他做SPECT檢查。

安德魯消失的左顳葉

3D底部表面圖

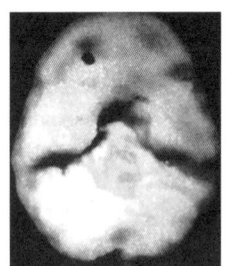 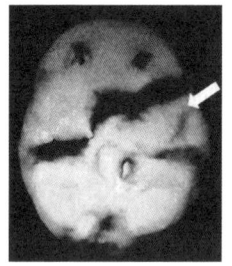

正常的結果。　　　　　　　　　　安德魯左顳葉消失了。

安德魯坐在一張椅子上讓技師進行靜脈注射，幾分鐘後，正當他忙著用筆電打電動的同時，微小劑量的放射性同位素已從針筒注射流至體內。沒多久，安德魯被帶到隔壁房的造影室，他爬上診斷臺平躺下來，造影攝影機緩緩圍繞著安德魯的頭部旋轉十五分鐘。

當安德魯腦部的片子出現在電腦螢幕上的瞬間，我還以為哪個步驟出了差錯，他居然沒有左顳葉！在確認檢查沒問題，掃描的品質也正常後，我終於確認：安德魯的左顳葉是真的不見了！

他長了一個囊腫嗎？一個腫瘤？還是先前中風過？看著螢幕，我一方

面為安德魯感到憂心，一方面也因為找到了安德魯攻擊行為的原因而鬆了一口氣——我和其他的研究者的研究都認為左顳葉異常與攻擊性有關。隔天，安德魯做了核磁共振攝影（MRI），發現了一個像高爾夫球大小的囊腫（濾泡性囊腫）在原本應該是左顳葉的地方，我知道這個囊腫需要切除，然而要讓其他人也認真看待這個問題並不容易，事實上結果仍令人感到灰心沮喪。

那天我打電話給安德魯的小兒科醫師，告訴他臨床檢查的結果和腦部檢查的發現。我叫他去找個最棒的人選，幫安德魯把腦裡的那個囊腫移除。他找了三個小兒神經科醫生，三個都說安德魯的負面行為可能與腦中的囊腫無關，他們不建議安德魯動手術，除非安德魯出現「真的症狀」。當小兒科醫師轉達這件事時，我氣炸了！真的症狀？我這裡有一個有殺人跟自殺傾向的小孩，他失去控制自己行為的能力而且還會攻擊人！

我跟舊金山的一位小兒神經科醫生聯絡，他也這樣說。後來我打電話給我一個在哈佛醫學院、同樣也是小兒神經科醫生的朋友，然而她的說法也一模一樣，她甚至也用「真的症狀」這個說詞。我幾乎是很不客氣地打斷她的話：「安德魯的症狀要怎樣才叫真的？」她說：「噢，亞曼醫生，當我說真的症狀，我是指像癲癇或是語言障礙的症狀。」專業醫學真的不能接受腦部與行為有關嗎？我對此感到驚恐不已，但也不打算把事情擱著，等這個孩子把自己或別人殺了。我打電話給加州大學洛杉磯分校的小兒神經科外科醫師佐治‧拉札瑞夫（Jorge Lazareff），告訴他有關安德魯的事。拉札瑞夫醫師告訴我，他曾替三個有左顳葉囊腫的小孩開過刀，他們三個都有攻擊行為的問題——他好奇左顳葉囊腫與攻擊行為是否有關連。在評估過安德魯的狀況後，他同意把安德魯的囊腫切除。

> 攻擊行為可能與左顳葉的囊腫有關，然而一般小兒神經科醫師卻要等兒童出現癲癇或語言障礙症狀時才願意為病患動手術。

當安德魯從手術麻醉後醒來，他對著他媽媽露出微笑，這是他一年以來第一次的微笑。他的攻擊念頭消失了，脾氣也變回以前七歲時討人喜愛的模樣了，他很幸運，有人這麼愛他，在他出現行為偏差時，注意到他的腦部狀況。因為這個非常私人的經驗，我決定將SPECT研究與大眾分享，無

論我會遭遇到多大的責難。有太多的兒童、青少年還有成年人，就像安德魯一樣，明明是腦部異常，社會卻輕而易舉地將他們當成壞人。

▌革命性的發現

如今，不過就幾年的時間，這個狀況在兜了個圈子後仍舊回到原點，我在全美各地的醫學院、全國醫學會議，甚至在著名的美國國家衛生研究院，向數千名醫學及心理衛生領域的專家提出本書揭露的資訊，我出版了有關這種研究的醫學書籍，也在期刊上發表相關的文章。一九九六年時，我受邀在美國發展小兒科醫學學會發表醫學專題演講。雖然還有許多相關研究要進行，但許多醫生同業已看到SPECT研究可以改變我們原本對一個人行為的了解，並且提供新想法，幫助腦部有問題的人們，查出問題所在並提供治癒方法。

> 我們總是太快就把人類的行為問題歸咎於他們的性格或人格有缺陷，事實上這可能並非他們所願，而是大腦出狀況。

其實他們沒有那麼壞

這本書會讓你明白，人類的行為遠比世俗下的歸類法則要複雜多了。我們實在太快就將人的行為歸咎於他們性格不好，但促使他們這麼做的原因可能不是他們所願，而是他們的腦部生理機能出了問題。

舉例來說，有一個青少年因為有自殺及暴力的傾向而被帶來我這邊，他顳葉有問題，他的這個問題對抗癲癇藥治療的反應良好。追根究底，他不是一個壞孩子，就像他後來跟他媽媽說的一樣：「我一直想要有禮貌些，但我的腦袋不允許我這麼做。」有多少蹲在少年觀護所裡的孩子證實若接受正確的治療，其實根本就是好得不得了的孩子？**有時候人們不討喜、不勤勞、不開心、不平靜、不服從，或是不友善，不是因為他們不想要，而是因為他們的腦袋出了某些問題**，而「某些問題」原則上是可以處理的。

當一個人接受治療，卻沒有明顯改善時，不是診斷錯誤就是治療師

所採用的治療原理過時，所以狀況才會持續惡化。當人們納悶：「我到底是怎麼回事？」「我是不是不夠努力？」「是不是我不夠好？」「還是我不夠格過得好？」「我甚至連找人幫忙都還是一樣沒用！」我發現多數人是真心希望自己能好轉，當他們遇到挫折被困住時，通常不是因為不夠努力、沒好好認真想，或是不夠積極。對很多人而言，即使是專業的我們，仍沒有正確的答案。

一直到最近，科學家才有精密的儀器來檢測腦部的活動。歸屬於解剖醫學的MRI和電腦斷層掃描攝影（CAT）掃描自一九七〇年代時就有了，雖然它們可以檢測出腦部的生理狀況看起來是什麼樣子，卻無法提供有關腦部活動情形的資訊。有時候可以藉由測量腦部電波活動的EEG多補充一些資訊，但有關腦部深層構造的活動資料卻不夠精密。

另一方面，SPECT的影像卻可以良好地呈現當你試圖啟動腦中各區塊的功能時，這些區塊的活動情形如何。有了這種儀器，我和全國其他醫生同業，就可以將腦部不同區塊功能過度活躍以及活動不足的情形，與某些病患異常行為的關係聯接起來，現在還有叫機能性磁振造影（fMRI）和PET的腦部檢測儀器，也對研究腦部功能很有幫助，各自有其優點及缺點，考量費用、使用性還有有效性，我選擇SPECT作為我們的診斷工具。

如何正確使用本書

有件很重要的事情你必須了解：**異常的SPECT掃描結果不能作為不良行為的藉口**。SPECT增加我們對行為的知識與了解，但它無法告訴我們所有問題的答案，許多腦部有問題的人從來沒有對其他人做出危險或是傷害的行為，這些片子需要依照臨床情況來解讀。

並不是所有科學家都同意本書中所有的內容，這些內容大多數是根據大量的臨床經驗和研究而來。據我所知，亞曼行為醫學診所的腦部造影科因精神病因素而進行SPECT檢查比全世界各地的診所都還多──在醫學領域中，經驗是最好的良師之一。其次，我很榮幸能與核子醫學科的傑克‧帕爾帝醫師一同研究，他對將所學用於精神病治療滿懷熱情。第三，我們使

用的SPECT造影機是目前市面使用的機器中最好的一種，比舊款的機器能提供更多更好的資訊。

　　本書的目的並非鼓勵讀者上醫院要求做SPECT檢查，你不需要藉一張SPECT片子讓自己從這本書獲益匪淺。事實上，如果你去的是一個對SPECT不是很有經驗的醫學中心，造影的結果對醫生而言其實沒有太大的意義。我的目標是利用SPECT的腦部造影結果，幫助解釋各式各樣的人類行為，無論是異常還是正常，這些造影結果發現，許多長久以來被認為是本質上心理問題的憂鬱症、恐慌症、注意力缺陷症，其實是可以利用藥物搭配傳統的心理與社會治療模式而治癒的健康問題。希望透過提出腦部如何運作的新見解，能讓你對自己和別人的感受和行為有更深入的了解，也希望你能利用特別為大腦設計的補腦處方來充分發揮腦部的運作，每天過得更好。

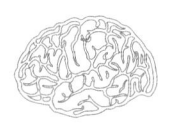

Chapter 1
大腦健康的人更幸福
－大腦不生病，才有美好人生－

米雪兒，一個三十五歲的護士，
跟丈夫分手分三次了，
每次都是在月經來的前十天左右跟丈夫分開，
最後一次，
她竟為了一件小爭執就拿刀攻擊她老公……

當我開始進行腦部造影的研究工作時，就決定要研究自己家人的大腦模式，包括我媽、我阿姨、我太太、我三個孩子，還有我自己；我想知道自己所了解的大腦模式，是否與我認識且非常熟悉的這些人有關聯。

我的親身經驗

我很快地就發現，掃描自己的腦袋瓜並不是一件很容易的體驗，即使已經有了豐富的人生歷練，我還是對整個過程感到緊張不已。如果我的腦部有問題怎麼辦？如果我的大腦模式是一個殺人犯怎麼辦？如果我的大腦裡什麼都沒有又該如何？掃描後，當我的腦部活動片在同事的電腦螢幕上放映出來時，我感到自己再赤裸不過了。那時候，我真寧願光屁股也不要腦袋給人看光光。

> 通常大腦模式的問題會世代相傳。

直到看到幾乎所有的腦部區塊都是活躍的活動狀態，我才鬆一口氣，但我注意到自己的基底核（一個大腦深部的結構，負責控制身體的焦慮程度）右邊有個區塊過度活躍，就像聖誕樹上的燈飾引人注目──我的基底核運作過頭了。順帶一提，我媽（有點焦慮的傾向）跟我阿姨（臨床診斷患有恐慌症）都有相同的大腦模式（基底核右邊活動較多），如同研究所發現的，這些問題時常**世代相傳**。

大腦裡的聖誕樹小燈對我別具意義，雖然沒有嚴重到要就醫治療，但事實上我一生都為輕微焦慮症所苦。過去，我只要一緊張就會啃指甲，就連現在有時候覺得焦慮時，都還是改不掉這個的習慣。我以前覺得在治療會談結束後跟病患開口說收費是一件很困難的事情，也認為在一群人面前講話非常可怕（現在我很喜歡）──我第一次上電視時感覺糟透了，因為雙手冒汗得很嚴重，所以整個訪問過程中，我不知不覺地一直將雙手放在褲子上摩擦。

就在我的第二次電視訪問──上全國都有播送的CNN電視臺桑牙Live秀前，我差點恐慌發作。當我坐在洛杉磯CNN攝影棚裡的演員休息室等著正式錄影時，心中充滿了負面的思想，我開始預測待會兒自己會搞得一團亂：我可能會說很白痴的話、講話結結巴巴，不然就是在兩百萬人面前表現得

像一個蠢蛋。謝天謝地,我立刻就明白自己是怎麼回事,我提醒自己:「我治療過患有這種問題的人!用腹部呼吸,想想正面的念頭,記住你表現稱職的那些時刻。」並要自己放鬆:「至少節目結束後,多數的人會回頭想他們自己而不是你,無論你表現多好還是多差。」最後,我成功地處理了自己的焦慮,那個訪問也變得非常愉快。

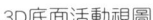

亞曼醫師受焦慮影響的腦部

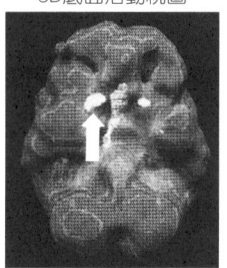

注意基底核右邊活動增加(箭頭處)。

　　我也很痛恨衝突,這點並不令人驚訝:**任何會造成不安感覺,如焦慮的情況,都會讓基底核有問題的人想盡辦法逃避那個狀況**。避開衝突對我的人生有負面的影響,造成我在學校或當醫生時,無法處理一些棘手的問題。當我嘀咕著自己基底核右邊活動有增加的情形時,我發現這是世襲的模式(我媽和我阿姨有相同的SPECT結果);明白這件事,幫助我發展並利用基底核處方,克服焦慮的腦部生理模式。這些模式有時很隱約微妙,有時候卻明顯至極,這裡還有四個例子來強調大腦與行為的關係:

▌經前症候群讓她拿刀追殺老公

　　米雪兒,一個三十五歲的護士,跟丈夫分手分三次了,她每次都是在月經來的前十天左右跟丈夫分開,第三次時她的煩躁、憤怒還有激烈行為累積到一個臨界點,竟然只因為一件小爭執就拿刀攻擊她丈夫。第二天早上,她先生就打電話到我的辦公室。

我第一次見到米雪兒，是她月經結束後的好幾天，那時情況明顯地都緩和下來了。她嚴重的脾氣問題通常會在她月經來後的第三天消失，在我辦公室裡，她看起來是個溫和又輕聲細語的女性，很難想像才幾天前，這個女人拿著一把切肉刀找她先生算帳。因為她的狀況很嚴重，所以我幫她做了兩次SPECT檢查：第一次是她下次月經來的前四天──她情況最糟的時候；第二次是她月經來後的第十一天──月經週期中她最平靜之時。

　　我的同事和我發現，米雪兒腦部左邊的問題與她易怒甚至暴力的傾向頗為符合，她月經來前的腦部檢查顯示，深層邊緣系統（情緒控制中心）靠近腦部中央的地方很明顯地過度活躍，尤其是左邊的部分。深層邊緣系統上的局部性問題（其中一邊而非兩邊），常常與週期性憂鬱和易怒有密切的關係。當米雪兒狀況比較好時──月經來後第十一天所做的第二次掃描結果出現了戲劇性的變化，她的深層邊緣系統是正常的！

　　經前症候群（PMS）真的存在，會有經前症候群並不是女人憑空想像，因為她們腦中的化學性質已經有了微妙的改變，並產生她們無法控制的反應。**深層邊緣系統的女性荷爾蒙雌性素接受器的密度較腦部其他部分高，會讓有些女性在青春期、月經來前、生過孩子後或更年期期間，很容易受到雌性素變化影響而變得脆弱。**

　　有時候雌性素的變化會造成劇烈的影響。對米雪兒這樣的女性而言，經前症候群可能讓人變得衰弱甚至具有危險性，正因為如此，我們更要多加注意。我在曾經被我諮商輔導過的夫婦身上，看到與米雪兒夫婦一樣的狀況：當女人週期順時，夫妻相處一切順利；當週期不順時，他們吵翻天又疏離得不得了。

　　我通常會開一種叫Depakote（成分：divalproex）的抗癲癇藥物給有週期性情緒疾病如躁鬱症的人服用，因為米雪兒的SPECT結果顯示深層邊緣系統的左邊有個聚焦區塊（我常在有週期性情緒疾病的人身上看到），所以我讓她服用Depakote。

Depakote非常有效地幫她平穩自己的情緒，大約九個月後，我們試著讓她停止服用Depakote，結果症狀又復發，她丈夫和她的好友在一個月內就打電話

> 有一些女性的經前症候群會特別的嚴重，原因就在於大腦的某個部分出了問題！

求我讓她繼續服用Depakote。神奇的是，連續服用Depakote兩年後，米雪兒就能漸漸停藥且不再復發了。

米雪兒受經前症候群侵襲的腦部（月經前後）

3D底面活動視圖

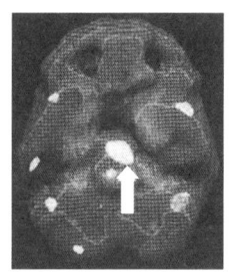 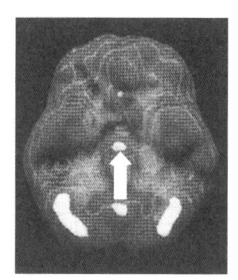

左邊是月經來前四天的圖片，注意深層邊緣系統的活動升高（箭頭處）；右邊是月經結束七天後的圖，注意深層邊緣系統的正常活動（箭頭處）。

治不了的拔牙癖

　　布萊恩，六歲，在掉了人生第一顆牙的那晚他非常興奮，並把牙齒細心地放在一個壓在枕頭底下的小袋子裡，等待牙仙子的到來。第二天早上，布萊恩欣喜若狂地發現袋子裡有一塊錢，一整天他反覆不停地想著牙仙子。布萊恩好開心，事實上，他放學後偷偷自己拔了一顆牙。他媽媽很驚訝布萊恩又掉了一顆牙，但還是照樣在袋子裡放了錢。兩天過後，布萊恩自己拔了第三顆牙，他媽媽開始擔心了，因為她看到布萊恩用力拔還沒有鬆動的牙齒，她告訴布萊恩如果他自己拔牙齒的話，牙仙子是不會來的，她教他不可以再這樣，那天晚上牙仙子沒有來。

　　一個月後，布萊恩還是無法忘懷牙仙子，於是他又自己拔了三顆牙齒，他媽媽把他帶來給我看是怎麼回事。布萊恩家裡有酗酒、憂鬱症和強迫症病史，行為治療對制止布萊恩不要再動手拔牙的效果並不是很好，而且布萊恩很愛唱反調，在學校的表現也不好，老師說布萊恩「總是會在某一些事情上鑽牛角尖」，沒辦法專心於課業。

個體治療幾個月之後，情況仍沒有改善，所以，我幫布萊恩安排做SPECT，以進一步了解他的腦部運作機能，檢查結果顯示他的額葉中間上面的部分（扣帶系統）有明顯活動增加的情形。腦的這一個區塊可以幫助我們將注意力從一件事轉移到另外一件事，當它過度活躍時，人們就可能會執拗於某些想法或是行為。由於布萊恩腦部的這一區塊過度活躍，所以我讓他服用低劑量的樂復得Zoloft（成分：scrtraline，一種溫和的抗憂鬱劑，冷靜腦部這一區塊的效果為人所熟知），幾個星期之內，強行拔牙齒的行為消失了，而他在學校也變得比較能專注了。

布萊恩有強迫行為的腦部

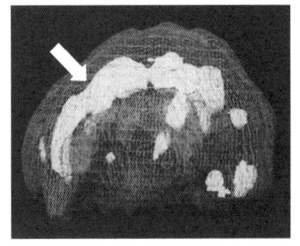

3D側面活動視圖

注意扣帶系統有明顯的活動增加。

▌失控的大腦，失控的婚姻

賓利這一家找上我，是因為他們家裡有兩個孩子出了些狀況：

十歲的溫蒂上課老愛講話、不寫功課，又常常不專心；七歲的查爾斯經常不乖乖地坐在座位上、打其他同學、上課分心、忘東忘西、似乎很愛惹麻煩。老師們在查爾斯就讀幼稚園時就一直跟孩子的爸媽——鮑伯和貝琪說，他們應該要找專業協助。

在會談的時候，賓利夫婦告訴我，他們堅如磐石的婚姻與和樂，也很少有爭執發生。

這兩個孩子都被診斷出一種叫做注意力缺陷症的疾病,這是一種遺傳性的神經生理疾病,在美國五％的孩童有注意力缺陷症。注意力缺陷症的特點包括注意力無法持續、注意力渙散、做事沒條理,有些時候還會伴隨有過動和容易衝動的症狀,但並非每一個患者都有同樣的情況。我們告訴父母跟孩子有關注意力缺陷症這個疾病;老師亦參與討論,幫助了解孩子的狀況;我們也開了藥;父母還參加了訓練課程,幫助自己在家時更有效地對待孩子。

> 注意力缺陷症是一種遺傳性的神經生理疾病,美國約5%的孩童有注意力缺陷症,臺灣則有7%的孩童有這個問題。

　　幾個禮拜後,溫蒂對治療的反應相當好,她在學校的表現比較好了,功課能夠較快速並正確地完成,在課堂上也比較守規矩;但查爾斯就不是這麼回事,不論在學校還是家中,行為方面的問題還是持續出現,治療似乎完全沒效。

　　在幾次個別會談時,我發現查爾斯的壓力很大:雖然他父母一開始跟我說他們的婚姻相當和樂,但事實上他們幾乎每晚吵架,所以他很擔心他們會離婚。查爾斯告訴我,他們互相比大聲、摔門,還威脅要離家,「當我很擔心我爸爸媽媽會離婚時,就沒辦法專心寫功課。」我跟查爾斯的父母討論這個訊息時,他們立即承認彼此——的關係是不太好,但卻不認為這跟孩子的問題有什麼關聯,他們完全不了解自己的婚姻讓查爾斯有多不安,但最後他們仍同意接受每週一次的婚姻諮詢。

問題在父母身上

　　我的辦公室裡有兩張沙發,光看一對夫婦怎麼坐在沙發上,就能告訴我很多有關他們的事情:如果他們坐同一張沙發,代表他們敞開心房;坐在不同的沙發,代表較不願意。這對夫妻他們各自坐在兩張不同沙發的兩端,竭盡所能的遠離對方。

　　我覺得幫人做婚姻諮詢很有意思,而看到夫妻和家人的感情變得更親近、更好,讓人很有成就感,我幫助他們確認彼此在情感上所訂定的目標,並且教他們為達到目標時所需的技能,但幫鮑伯・賓利和貝琪做婚姻

諮詢一點也不有趣，他們兩個常常火氣很大。近九個月中，每一次會談他們都吵著要離婚。儘管接受治療，他們每天晚上還是吵架，我很好奇他們為何還沒分手。

如果我沒有給他們明確的架構以及一些干預做調停，這些面談都會是特定一種模式：先跟我說完這個禮拜他們大吵特吵了什麼之後，貝琪會把以前的事情拿出來一直講，無視我試圖鼓勵她並引導到一個比較積極有建設性的方向。她很難讓過去的事件或不滿的事情一筆勾銷，她一直記著她跟鮑伯還有其他人的陳年恩怨，還會一直拿同樣的問題出來講。

另一方面，鮑伯似乎一直都不是很專心，只要貝琪一開口講話，他就會看別處，彷彿他在離我們很遙遠的地方。我發現我常常要將他的思緒帶回治療會談上，他一開始講話通常就是講一些惡毒的事情，接著思緒又開始不知道神遊到哪裡去了，這種情況總會讓我想起會落跑的駕駛：闖了禍，然後就從肇事現場跑掉。

記恨的腦袋＆分心的腦袋

經過九個月毫無效果的「婚姻治療」，查爾斯的狀況變得更糟了，有一天在查爾斯與我的個別會談結束後，我把他的父母叫來我的辦公室。「聽著，我知道你們都很努力想辦法改善，但問題一直沒有改善，家裡的緊張氣氛對你們的孩子造成傷害，尤其是查爾斯。你們要不就心平氣和地離婚，給自己跟查爾斯一些空間；不然就讓我幫你們的腦部做掃描，看看我是不是漏了一片生理拼圖，好拼湊出你們婚姻的謎團。」他們同意接受完整的腦部檢查。

因為我已經認識這對夫妻九個月了，因此當我看到他們腦部的掃描片子時，檢查結果顯示的臨床意義真是再明白不過了。事實上，我有點懊惱自己為什麼沒早點這麼做。貝琪腦部的扣帶系統過度活躍，造成她無法轉移注意力而頑固地把自己困於某些想法或念頭。相反地，鮑伯平靜時的腦部模式運作一切正常，但當他要專注於複雜的工作時，腦部前面的地方本應隨著專注而增加活動，卻反而完全靜止下來。這代表著他愈努力專注在

貝琪身上，他的注意力愈是不知道又飄去哪裡，他常想藉由引發衝突來刺激腦部。鮑伯的症狀跟檢查結果顯示他有注意力缺陷症——就像他的孩子一樣（注意力缺陷症通常是一種遺傳性疾病）。

貝琪過度專注的腦部

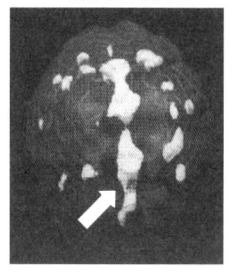

3D俯視活動視圖

注意扣帶系統有明顯的活動增加。

現在我了解這對夫妻有生理上的問題，至少部分的問題是生理因素所致，如果精神治療一點效果都沒有的話，我需要活化他們腦部的生理機能。我讓貝琪服用百憂解Prozac（成分：富魯歐西汀fluoxetine），百憂解就像樂復得一樣，能降低扣帶的過度活躍情形，並讓人能夠更自然地將注意力從不同的事情上轉移自如，變得較不會自困於某些想法和行為——通常我把這些藥物當作腦部要排檔時用的「潤滑油」。我讓鮑伯服用利他能，它是一種興奮劑，可以幫助有注意力缺陷症的兒童及成人集中、專心於手邊的事情，以及變得較不衝動。我相信有很多人會強烈反對使用藥物來進行婚姻治療，但我相信對於此案例來說，這是必須的。

這對夫婦服用藥物三個星期後，他們的關係出現了戲劇般的轉折：第一個線索是來自他們坐在同一張沙發，坐在彼此身邊；第二個線索是貝琪將手放在鮑伯的大腿上（一個非常樂觀的徵兆）。這個結果反映出藥物治療讓事情變得很不一樣：貝琪不再嘮叨，也不再「窮追猛打」了；鮑伯也變得比較專心，較不挑起事端，再也沒有肇事逃逸，他變得比較細心體貼了。令我高興的是，在大腦運作得比較正常後，他們能夠充分利用我們的婚姻治療改善彼此的關係——他們經常花時間與彼此相處、對彼此的教育方

式較能取得一致的意見,恢復甚至較以往更為頻繁的性生活。當貝琪和鮑伯變得比較好時,查爾斯的狀況也有了改善。**多少以離婚收場的婚姻或長期的不幸,是因為腦部的運作模式干擾著他們的親密關係。**

鮑伯受注意力缺陷症影響的腦部

3D底面圖

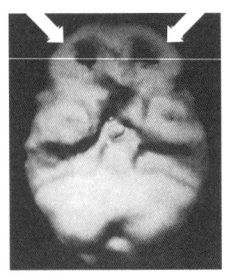 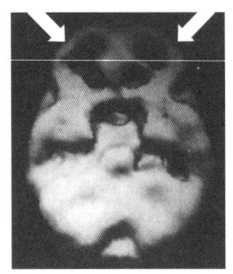

平靜時,注意前額葉的活動良好(箭頭處)。　　專心時,注意前額葉的活動明顯驟降。

▎車禍的後遺症

　　威利是那種跟什麼人都很合得來的人。學生時期,他有大學獎學金等著他,未來似乎有著大好前程——直到一場車禍意外,車子衝撞欄杆使他的頭部撞上汽車的儀表板,雖然當下頭一陣昏,但似乎第二天就沒事了。三個月後,他又出了一場車禍——為了避開一條狗,車子因為緊急轉向而衝出了街道,他的頭狠狠地撞上擋風玻璃,這次他被送進了急診室。

　　檢查過後醫生告訴他不用擔心,只是有點輕微的腦震盪而已,但接下來的幾個月,威利發現這個輕微的腦震盪在他的生活裡造成嚴重的破壞。原本是很友善的威利,發現自己會為了微不足道的事情突然失控,他整個態度和行為舉止都變了。該耐心的地方,他現在卻成了急性子;該是和藹可親和沉著時,他卻永遠一直憤怒著——他易怒和持續不斷的怒火開始使他疏遠自己的朋友及家人。

　　他的怒火找上了他的大學室友,並且開始很奇怪地圍繞著食物打轉。難以理解地,威利的胃口改變了,在三個月內,他就胖了三十二公斤;

他老是一直覺得肚子餓,很想狼吞虎嚥地吃光屋子裡任何一丁點的食物。當威利的室友受夠威利吃光家裡的食物,並要求他只可以吃自己出錢買的東西後,他覺得室友試圖利用剝奪他的食物需求來傷害他;威利心中充滿了負面又偏執的想法,覺得這個人是「想將他嘴裡的食物搶走」。在他心裡,唯一能保護自己不受敵人傷害的方法,就是攻擊敵人。有天下午,他拿著一把大菜刀和一把切肉刀站在前門口,等著那個曾經是朋友的那個人。「本來是要立即毀掉他的!」威利事後這麼說。

即使是深深地被偏執所懾服,威利部分的內心還是神智正常的,他彷彿從高處往下,看到了自己站在門後,手裡還拿著武器!他知道自己失控了,在鑄下大錯前他一定得阻止自己。他拿起了電話打給一個朋友,他的朋友給了他我的電話,阻止了這個一觸即發的危機。

威利向我描述他兩次意外,以及性格突然而來的轉變,我便立刻安排他做腦部檢查。正如我預期的,他的腦部檢測結果異常,有兩個地方過度活躍:一個是左顳葉,**左顳葉功能異常時常會有偏執跟暴力的問題。**第二個地方是在額葉中上方(扣帶區),腦部這個部分的功能是讓人能夠自由地將注意力從一件事轉至另一件事情,當這個部分過度活躍時,人的思想就會不輪轉,陷入死胡同裡。我一看到威利腦部的檢查結果,就明白為什麼他個性上會有這些轉變:偏執、脾氣暴躁、扭轉不掉對他室友存有的負面的想法。

威利受頭部創傷影響的腦部

3D側面活動視圖

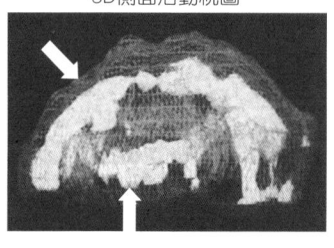

注意扣帶和左顳葉有明顯的活動增加(箭頭處)。

下個步驟就簡單了，我開了藥來減緩他的症狀：有針對顳葉異常的抗癲癇藥物，還有幫助他腦筋不再只想著負面念頭的溫和抗憂鬱劑。經過幾個禮拜的治療，狀況完全不一樣了，威利開始恢復他以往的幽默感，也重新開始跟朋友和家人互動，當我在寫本書時，距離他發生的那兩場車禍已經有六年的時間，目前仍用藥物控制因創傷而引起腦部問題的他，會是你遇見最友善的人之一。

大腦創造世界

大腦是我們感覺以及行為的所在地，你的大腦創造你的世界──這是一般人對腦的基本評價。

事實上，**你的大腦才是真正在感受與體驗世界的部位，凡事的起端與終端都是在大腦**，它的運作情形決定我們的生活品質：心情會有多快樂、與別人相處的情況如何、事業是否能成功，大腦也很可能決定了你與上帝之間疏離與否。我們大腦模式預定了將來我們會成為怎樣的先生或是太太、學業是否順利、是否容易對自己的小孩發脾氣，或者是否有努力達成目標的雄心抱負。

多數的我們並不像治療前的威利，或是處於經期最糟糕的那段時間的米雪兒那樣，脾氣暴躁如同吃了炸藥一般，我們也不會拿把菜刀或是切肉刀對付惹火我們的人。多數的我們是溫和、善良、講道理、想與人建立有意義的關係，並在日常生活中有所成就的。當我們的大腦模式正常穩定時，我們原則上有能力做到上述的事情，然而當行為異常，就像先前描述的個案一樣的時候，通常都是我們身體裡頭的那部電腦──大腦的模式出現了問題。

這些個案病歷證明：我們大腦實際上的物理活動模式對我們如何思考、感覺、時時刻刻的行為表現，都有驚人的影響。我們一直到最近才確認了這些模式，以及如何利用行為與藥物處方來治療它們。

很不幸地，有很多專業醫師缺乏「我們的腦部如何運作」這方面的詳細資料，他們認為他們病人的行為，主要是環境上的壓力或是條件造成，

而且他們不會考慮腦部生理機能異常為成因的可能性，舉例來說，威利可以跟治療師一直講有關他幼時訓練上廁所的事情到天荒地老，但這對他一點幫助都沒有。

我認為我們需要一個較為完整的態度來看待心理療法，我相信**我們需要了解腦部生理機能的角色，以及其他例如壓力及環境條件等因素**後，才能幫人們設計出成功的治療法。

在第二至六章當中，我會教你認識有關腦部的五大系統，了解這些系統，能幫助你以不同於以往的全新方式，了解自己還有別人，這些系統的活動情形，提供許多我們稱之為人性的行為根據。這幾章開始時，會先描述大腦每個區塊的功能以及其大約的位置，接著我會探討每個區塊如何構成我們每日的行為以及造成某些健康問題，例如憂鬱症或是焦慮症。這五章當中都會有一個檢查表，幫助你確認你自己或是你所愛的人是否可能符合某個情形。在第二至六章的最後，我將會探討特定的治療法和強化腦部的處方箋。

Part1
重整5大腦區，搶救你的生活品質

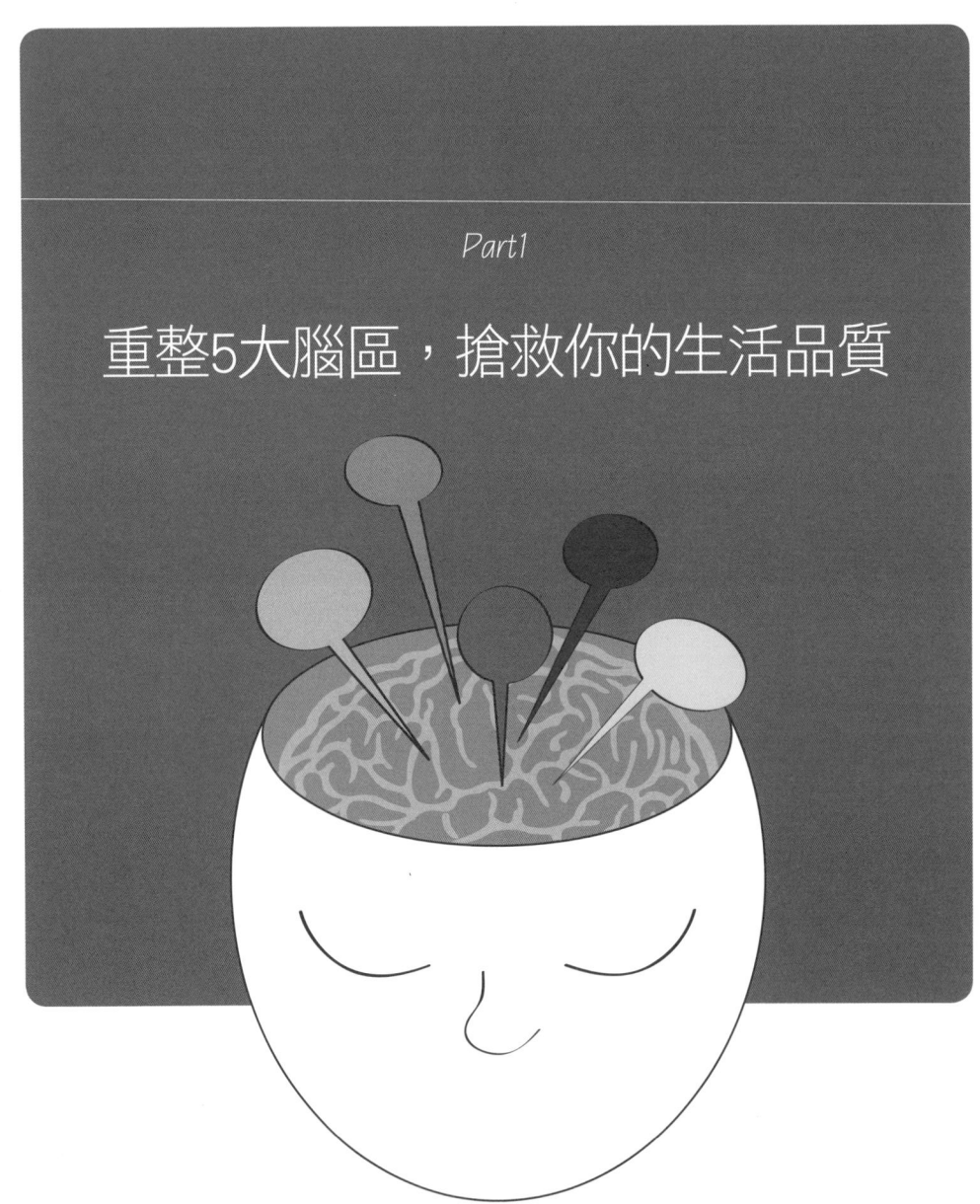

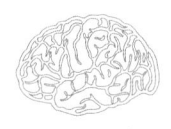

Chapter 2

憂鬱夜難眠

−正向思考、記憶管理給你好情緒−

覺得很疲倦卻無法入睡──**失眠** P49

飲食習慣改變──**食慾不振、暴食** P49

從孩子誕生後開始無止盡的憂鬱──**產後憂鬱症** P50

無緣由的憤怒、復仇計畫、攻擊行為、自殘──**暴力行為** P52

空虛感在兒女們離家後愈演愈烈──**空巢症候群** P52

凡事往壞處想,不想與人群接觸、孤立自己──**憂鬱症** P53

喜怒無常、失眠、腦筋停不下來──**躁鬱症** P55

生理期來臨時就變了一個人──**經前症候群** P57

> **Point**
>
> **資深的深層邊緣系統**
> ◎決定情緒的基調
> ◎透過內在心理狀態過濾外在事件（產生情緒色彩）
> ◎標記具有內在重要性的事件
> ◎儲存具有強烈衝擊性的情緒記憶
> ◎調節動機
> ◎控制食慾與睡眠週期
> ◎促進建立人際連結關係
> ◎直接處理嗅覺
> ◎控制性衝動

深層邊緣系統位於腦部中央附近，它的大小差不多就像一個核桃，但卻功能多多，而且這些功能對人類的行為舉止和存亡與否，具有關鍵性。

我用「深層邊緣系統」這個名詞來區別「邊緣系統」這個典型名詞，邊緣系統一詞包括了扣帶迴和深層顳葉，而這兩部分會分別在其他章節中討論。根據這裡的定義，深層邊緣系統包括丘腦、下丘腦和其周圍結構。如同序文中所述及，我已經將書中所討論的腦部五大系統加以簡化了，這腦部五大系統事實上比書裡所呈現的更精密複雜且相互關聯。通過臨床診斷，我們發現這些部分對解釋觀察到的許多行為很有幫助。

親密關係和情緒的調味料

以進化的觀點來看，這是哺乳動物腦部中一個較為「資深」的區塊，讓動物能夠感受並表達情緒，它讓動物不受限於腦幹中所發出的那些一成不變的行為及動作指令，使其不同於古時的「爬蟲類腦」。在較高等的動物身上──尤其是人類的周邊大腦皮質的演化，賦予我們解決問題、計畫、組織與理性思維的能力，為了讓這些能力在人類世界產生效果，我們還需

深層邊緣系統

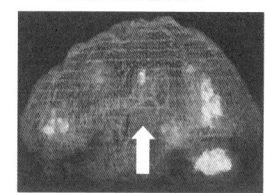

側面圖　　　　　3D側面活動視圖

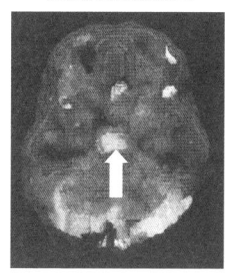

3D底部活動視圖

要有熱情、感情以及渴望，才能付諸實現。只要你想要，深層邊緣系統可為我們添加正面或負面的情緒調味料。

決定你的心情

腦部的這個部分與設定情緒的基調有關，**當深層邊緣系統活動低落時，通常是比較正面、抱持樂觀念頭的想法**；當它衝過頭或是過度活躍時，負面的想法便會占據人的腦海中。

事實上，一開始我和診所裡的同事對於發現深層邊緣系統和負面情緒的關係頗為吃驚，我們原以為，當腦部掌管情緒的這個部分活動過度，可能與各式各樣的強烈情緒有關，而不僅是與負面情緒有關。然而，一次又一次，在從SPECT研究發現這個區塊過度活躍時，都與研究對象的憂鬱和負面思考相互關聯——似乎當深層邊緣系統忙得不可開交時，便會讓人籠罩在痛苦的情緒之中。全球其他從事憂鬱症研究的機構，其新研究的結果也證實了這項發現。

依照情緒自動解讀遭遇

深層邊緣系統上配有的情緒色調,是一個解讀我們每天遭遇的過濾器,它會依照你的心境解讀這些遭遇。當你悲傷時(深層邊緣系統過度活躍),你很容易地會用負面的眼光來解讀事情,舉個例子來說,當你跟一個深層邊緣系統過度活躍或處於負面思考狀態的人交談,即使內容中立或很正面,這個人還是很可能用負面的角度來解讀談話的內容。反之,當腦部這個部分很「冷靜」或運作正常時,就可能會用中立或是正面的角度解讀談話的內容。

用情緒來標記事件對人類的生存很重要,我們賦予生命中所發生的某些事件的價值與意義,會促使我們採取行動(如追求心儀的對象)或選擇逃避(離開過去曾傷害我們的人)。

經前症候群就是有關情緒色調的典型例子,如前所述,我們的研究發現月經來之前的五到十天內,隨著荷爾蒙的減少,深層邊緣系統變得很活躍,這個系統被啟動後,便會以較為負面的方式解讀事情。

我有個友人的太太,經前症候群很嚴重。朋友告訴我,他太太在月經週期第一週時,看他的眼神充滿了愛和依戀,他做什麼她都說好,她一天比一天更惹人愛憐;可是月經來的前十天,情況完全不是這麼回事,她不想讓他碰她,她的臉色變得完全不一樣了——是陰沉再加「不要惹我」的神情,他做什麼幾乎都是不對的,她情緒化地負面看待大部分的事情。然而,下一個週期開始幾天後,她又變回那個積極、深情又溫柔的人了。

記憶重要事件

根據研究報告顯示,強烈衝擊性的情緒記憶,不論是正面還是負面,都與深層邊緣系統和深層顳葉有關。如果你曾經歷過讓你心理受到創傷的意外事故,如車禍或目睹家裡失火,甚至遭受過父母或另一半的虐待,記憶中負面的情緒部分會被儲存在深層邊緣系統中。不只如此,假如你中了樂透、以優異的學業成績畢業,或是親眼看著自己孩子出生,這些記憶也

會被儲存在深層邊緣系統裡。我們心情基調的部分成因是來自情緒記憶裡的各種經驗累積：**有多些平穩、正面的經驗，較能有正面的感受；生命中愈多創傷，愈會有負面情緒**，這些情緒記憶與我們如何情緒性地標記每日遭遇有密切的關係。

掌管食慾和睡眠

深層邊緣系統也會影響動機與幹勁，它幫助你在早晨時奮發振作，激發你，讓你精神抖擻的度過一天。根據我們的經驗，腦部這個部分的活動過度與情緒低落、無精打采有關，而這些狀況常在有憂鬱症的人身上看到。深層邊緣系統，尤其是其中的下視丘，掌管著身體睡眠以及食慾的週期，良好的睡眠和食慾對維持身心健康是不可或缺的，這兩個如果出了問題，通常都是因為深層邊緣系統異常的緣故。

> 當你的睡眠或食慾出現問題，通常是因深層邊緣系統異常而引起。

建立人際關係

深層邊緣系統也與人際關係和社交連結密不可分，當動物的深層邊緣系統受損時，牠們就不會與自己的後代和諧相處。在一項對老鼠所做的實驗中發現，當深層邊緣系統受損時，老鼠媽媽們不會餵食和照顧小老鼠們，反而會把小老鼠們當成沒生命的東西，在籠子裡拖來拖去地玩。

深層邊緣系統會影響我們與人的相處，它能讓我們在社交方面與他人交往互動，而你在這方面的能力是否良好又會影響你的心情。人是群居動物，與他人相處融洽時，我們對自己和生活都會感到愉快，因此與人建立人際關係的能力，在我們的情緒與生活品質上扮演著重要的角色。

直接處理嗅覺

深層邊緣系統也直接處理嗅覺，在五種感官系統中，只有嗅覺系統是

由感覺器官直接傳達某些信息到腦部處理的系統；來自其他感官（視覺、聽覺、觸覺以及味覺）的信息在傳送至最後一關的腦部各區塊前，會先傳送到「中繼站」。由於你的嗅覺結果直接傳送至深層邊緣系統，不難理解為何氣味對我們的感覺有如此深刻的影響，產值億萬的香水和除臭產業所倚賴的就是：**美好的氣味令人心曠神怡，也讓人們想親近你；味道不好就會讓人敬而遠之。**

⊕鬍後水的神奇妙用

在我十六歲跟後來成為我太太的女孩交往時，就親身體驗過深層邊緣系統與嗅覺之間的關聯。她是個信奉天主教的女孩，而我則是典型的血氣方剛少年，對身體上的親密接觸特別感興趣。有天晚上因為鬍後水用完了，便借用了我哥的「英倫皮革」鬍後水，我去接她約會時，注意到了不同之處。我車子的前座是一條長條椅座，她通常會坐在靠近乘客車門的那端，但那天晚上她就坐在我身旁，在我伸出手前她就握住了我的手；我還沒靠上去她就先靠上來。她比以前更令人想緊緊擁抱且更柔情似水，無需多說，從此我成為「英倫皮革」的忠實愛用者。

控制性慾

情感上的牽繫、氣味、性慾，都與深層邊緣系統密不可分。拿破崙曾經寫信給約瑟芬要求她在打戰歸來前兩個禮拜都不要洗澡，他要她的味道強烈，因為這股味道會激起他的性慾。**正面、性感的氣味應該對緩和深層邊緣系統的活動很有幫助，並且強化我們對愛意的氛圍。**過度活躍的深層邊緣系統往往會使人憂鬱，因此常造成性慾低落，多年來，我一直認為性慾低落與深層邊緣系統的過度活躍有關，讓人更容易罹患憂鬱症。

我仔細研究了一位有憂鬱症問題的成年男性病患的SPECT，檢查結果顯示他的深層邊緣系統有活動增加的現象，我請他與妻子熱烈做愛，之後的一小時內再幫他做一次掃描，我發現他的邊緣系統的活動明顯減低了，高

> 做愛有助於抒解憂鬱狀況，並增進情感的牽繫。

潮就像是發生在深層邊緣系統上的小型癲癇發作，可以紓解或是緩和邊緣系統的活動量，性慾對人類維護情感是有益的。

當一個人與另一個人有肉體關係時，兩人腦中會產生腦內神經的化學變化，促進邊緣系統及情感上的連結。也正因如此，逢場作戲的性行為對多數人而言，在身心整體上是行不通的，即使兩人可能決定「就純粹只是想玩玩」而發生關係，但發生在腦中另一種層次的變化，可能會讓兩人完全不想要這麼決定。**性能增進情感上的牽繫，無論兩方有意與否。**其中一人，通常是女方，會不自主地滋生情愫，而在逢場作戲的關係結束時受到傷害。通常是女性受傷最深的其中一個原因，是因為女性的邊緣系統比男性大，所以比較可能產生情感上的牽繫。

⊕無法自拔的婚外情

我曾治療過一位叫芮妮的女性病患，她的性慾很強，丈夫無法讓她感到滿足，雖然多年來一直有其他的男人對她放電，但她始終沒背叛丈夫。有天，純粹是出於心情鬱悶的緣故，她決定跟一位同事展開婚外情，一開始兩人就約定這只是一段純粹為了肉體歡娛的純性愛關係。剛開始的幾個月看起來還行得通，但後來芮妮變得更想跟他在一起，於是要求從原本的一星期一次變成一星期兩次。但芮妮沒有得到正面的回應，她的外遇對象抽身離去。她變得愈是無法自拔，他就愈想疏遠。雖然一開始芮妮和外遇對象有共識，然而最後她變了但他卻沒有，讓芮妮覺得被利用了。

了解我們的身體與心理如何運作很重要，芮妮如果知道她的邊緣系統並不如她所願，對隨意性愛的做法不會如此開明，就會明白自己最好跟丈夫共同想辦法解決性生活的問題，而不是隨便找個炮友解決性事。

決定男、女差別

如同前面所敘述，目前研究已經證明女性的深層邊緣系統平均比男性大，這讓女性具備了一些優勢，但也有些不利的條件。**因**

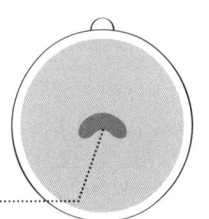

婚外情

為女性的深層邊緣系統比較大，所以會對自己的感受有較深刻的體認，而她們也較男性擅長表達自己的感受，與他人建立關係的能力也好得多（這也是為什麼照顧小孩的工作主要是女性來做──世界上沒有一個國家社會主要是由男性來照料孩子）。

女性的嗅覺較敏銳，可能是由於演化上母親需要能夠辨識自己的骨肉，但較大的深層邊緣系統也讓女性在某種程度上較容易感到鬱悶，尤其在荷爾蒙有劇烈變化的青春期、月經尚未來時、生產完後與更年期。

女性自殺率比男性多了三倍，但男性自殺成功率卻比女性高三倍，部分原因是由於男性使用較為暴力的手法（女性較常採取服藥過量的方法，男性則是用槍或是上吊），而且比起女性，男性通常較少會與人往來──與人疏離讓自殺成功的風險增加了許多。

轉化情緒

深層邊緣系統，尤其是位於腦底部的下視丘，負責將我們的情緒狀態轉化為實際上的輕鬆或緊張感受。**下視丘的前半部透過副交感神經系統向我們的身體發出安撫的信號，而其後半部則透過交感神經系統發出緊張或恐懼的信號**。當下視丘的後半部受到刺激，會產生非戰即逃的反應，這是當感到危險或恐懼時，激發我們準備好要戰鬥或逃跑的原始反應，通常在看到或是經歷情緒性、實質的威脅時會立即啟動運作：心跳加速、呼吸加快、血壓上升、手腳變得冰冷以利將身體末梢的血液送往大塊肌肉（進行戰鬥或是逃走）和瞳孔放大（以便看得更清楚）。

深層邊緣情緒的轉化過程是非常強烈且迅速的，無論是面對明顯而來的具體威脅，還是暗潮洶湧的情緒威脅。腦部的深層邊緣系統與前額葉皮質緊密地聯結著，看起來就像是個轉換站，讓情緒（深層邊緣系統）和理性思考解決問題（皮質）交替派上用場。當邊緣系統發揮派上用場時，情緒就居主導地位；當邊緣系統冷靜下來時，皮質就比較能發揮作用。目前的研究顯示，深層邊緣系統活動增加和前額葉皮質（尤其是左側）停止運作，與憂鬱症相互關連著。

Point

深層邊緣系統的問題
◎喜怒無常、易怒、臨床憂鬱症
◎負面思考增多
◎負面觀點看待事件
◎動機低落
◎負面情緒湧現
◎食慾以及睡眠問題
◎性反應減退或是增加
◎與社會隔離

病症

深層邊緣系統的問題通常與它本身的功能有關，你有沒有認識凡事都往壞處想的人呢？悲觀可能是由於深層邊緣系統出了問題——當腦部這個部分過度運作時，情緒過濾器就會被負面想法所影響。

當一個人從他／她與別人的互動中走開時，其他十個人都覺得是正面的，但受深層邊緣系統問題影響，悲觀的他／她卻會認為這樣的情形是負面的。此外，因為**深層邊緣系統也影響動機，使得人們有時候會對生活和工作產生一種「我不在乎」的態度**，他們沒有氣力去關心；因為他們對結果不抱希望，所以也缺乏毅力去完成任務。

因為負責掌管睡眠和食慾的中心位於深層邊緣系統，所以當深層邊緣系統出狀況，可能會造成睡眠和飲食的改變，不是過量就是不足。舉例來說，典型的憂鬱症患者最為人知的地方，就是他們沒有食慾也睡不好，即使他們已長期身心疲勞；但在非典型的憂鬱症患者身上，則是有睡眠跟飲食過量的問題。

有三個由於深層邊緣系統異常造成的問題值得分別另闢章節說明：情感連結破壞、情感性疾患，以及經前症候群。

睡眠及飲食問題

情感連結破壞

情感連結和邊緣系統的問題常常如影隨形,人類社會中最基本的情感連結,就在母親和嬰兒之間。然而,孩子出生後不久的荷爾蒙變化,可能造成母親的邊緣系統或情緒出現問題:輕微的稱為產後憂鬱傾向,嚴重時則是產後憂鬱症或產後精神病。出現這些問題時,母親腦部中的深層邊緣系統會出現異常的活動(這種異常活動會發生在動物和人類身上),接著嚴重的情感連結問題就會產生。母親可能會在情感上疏遠嬰兒,這可能會導致嬰兒無法正常發育,出現「發育不正常」——如體重過輕或發育遲緩的嬰兒,大多數都有不太理睬自己小孩的母親。

在這種情形下,母親易因深層邊緣系統異常造成嬰兒的發育出問題;另一方面,深層邊緣系統的問題可能由外在事件破壞情感連結所造成。這些外在事件在生命的任何一個階段都有可能發生,以下這三種最常見:

⊕ 死亡

父母、配偶或子女的去世會引起強烈的悲哀和傷痛,在這些親屬關係中,往往存在著一層緊密的神經化學關係,這通常是由記憶中的情感回憶與經驗累積而成。當連結斷裂時,深層邊緣系統的活動便會遭到破壞。**許多經歷傷痛的人都說真的感到疼痛,這種感覺並非憑空想像,因為悲痛時常啟動位於深層邊緣系統旁邊的疼痛中心。**

有一個很有趣的現象是,比起那些與亡者吵鬧不休、關係惡劣至極者,與亡者關係良好的人通常比較能夠從悲痛中恢復。其中主要的原因是,良好的關係往往伴隨著美好的回憶,重溫這些回憶有助於療傷止痛;當過去的關係不好時,就變成重溫惡夢了,在他們的內心深處,仍在試圖彌補錯誤或療癒傷口,但是為時已晚,而心裡的內疚感也會妨礙撫平傷痛的過程——唐娜就是個好例子:

> 比起那些常與亡者吵鬧不休、關係惡劣至極者,與亡者關係良好的人通常較能夠從悲痛中恢復。

唐娜和母親的關係非常糟,隨時隨地都在為一些雞毛蒜皮的事吵鬧不

休，然而即使關係惡劣，母親過世後的那年卻是她生命中最艱熬的時光。她先生很不明白她為何會感到如此悲痛，唐娜總是說她母親既自私又不關心她。其實他不明白唐娜的悲痛不只在母親的逝世，還有她再也無法建立一段她一直渴望的母女關係——死亡斬斷了所有希望。

喪偶是愛人逝去的創傷，這不同於失去其他所愛的人時所造成的創傷，如果你與某人有固定的性關係，那麼他的離世將會令你痛苦萬分，因為深層邊緣系統的情感連接斷裂了。**配偶已經成為我們深層邊緣系統化學連結的一部分，得花一些時間才能讓這條連結消失，你的深層邊緣系統會思念那個人的觸摸、聲音還有味道。**

深層邊緣系統連結關係的建立，不單只依賴親密的性關係而已，有個我們常忽略的「深層邊緣系統的連結喪失」，就是失去家裡的寵物。許多人與家中寵物非常要好，就像跟生命中其他具重要意義的人一樣要好，寵物往往給予我們無條件的愛，觸動我們內心深處那個充滿愛心的自己。我常想如果掃描時能夠抱著我的貓或輕撫我的狗，一定對幫助邊緣系統冷靜下來有很正面的效果。

> 不要認為那些因為失去寵物而極度憂鬱的人太誇張，這是大腦逼得他們無法控制地思念所造成的。

很不幸地，當我在寫這章時，莎曼姍——我養的狗——因為癌症去世了。我們全家人都非常哀痛，流了不少眼淚，尤其是我的女兒們和太太。我們全都無法好好睡，沒人有食慾；任何會令我們想到莎曼姍的事情，都會立刻讓我們淚眼婆娑，感到無盡悲傷和失落。我認識一些有養寵物的人在寵物死後變得非常憂鬱，憂鬱到想自殺，甚至變得不可理喻。有時候，理解這種深刻的悲痛對療癒是必要的。

⊕離婚

離婚可能是一個人一生中所經歷到最沉重的壓力來源之一，對許多人而言，因離婚導致失去配偶而造成的痛苦，比喪偶來得更大。前面曾提到，人與人間的邊緣系統連接是十分強烈的，我認為這也是許多受虐婦女無法立刻離開她們丈夫的原因，她們跟這些男人有了孩

產後憂鬱症／悲痛

子，睡同一張床鋪，也住在同一個屋檐下，若破壞位於腦內部核心的這條連結，可能讓人有支離破碎般的痛苦，彷彿如果沒有這個男人，自己也不完整了。她可能會陷入睡眠及食慾問題、憂鬱、易怒和孤立自己。

　　我曾經治療過一位婦女，她嫁給一個控制慾很強、愛生氣、對她永遠都不滿意的男人，有天他告訴她，他要為了別的女人離開她（對她的邊緣系統造成嚴重的傷害），她變得非常抑鬱，於是她把頭放在爐火上並點上了火。她很幸運獲救並被送往醫院，一直等到她的深層邊緣系統開始痊癒，她才感覺到自主，體認到自己甚至不喜歡另一半，為了一個背叛她的男生自殺一點都不值得。

　　即使是提出分手的一方，也會感到壓力，並時常經歷一陣子的憂鬱期，因為經歷分手時，兩個人的邊緣系統裡頭的「化學連結」都會斷裂，但提出分手的人在當下可能並不了解這件事，所以也沒有預期將會有一段難過的日子在後頭。對某些人而言，分手是痛苦至極到可能會引發強烈憤怒與復仇念頭的。事實上我發現，當婚姻無法好聚好散時，兩人在這世上最痛恨的人不過就是彼此了，他們會失去所有的公平理性，想盡辦法去傷害對方。這樣負面的反應究竟是如何引發的？化學的連結斷裂時會加劇深層邊緣系統的運作，人會變得不只是悶悶不樂，還會過度敏感，容易小題大做，當然火氣就大了，他們知道分手是無法避免的，所以便不自覺的以憤怒跟攻擊的方式來處理分手這件事。

⊕空巢症候群

　　當子女離家時，父母會感到非常難過和空虛，有許多父母食慾不振而且難以入眠。真讓人搞不懂，這些父母對孩子們青春期的叛逆行為仍記憶猶新，原本以為子女終於離家，可以鬆口氣過自己的日子了（曾有人提出一個看法──子女青春期讓親子關係惡劣，可能是大自然既定的機制，幫助雙方從子女自兒童時期所建立的緊密連合，轉變成成年期完全獨立），然而，無論在孩子青春期時，父母跟孩子的關係有多糟糕，彼此之間的連結依然存在著，所以分開時心裡還是難受。

> 當大腦的深層邊緣系統出問題時，最常出現的症狀就是憂鬱症！

我曾經治療過一個男性，在獨生女離家上大學之後得了臨床性憂鬱症，即使他婚姻幸福、工作愉快、身體各方面也很健康，但他感到難過、動不動就哭、難以入眠、變得容易生氣，也無法集中注意力——全都是憂鬱症的症狀。我另外一個女性病患在兩個兒子相隔一年陸續上了大學後，變得非常憂鬱，感到既寂寞又不被重視，於是以外遇來減輕自己的痛苦。她因為外遇而造成婚姻破裂，意圖自殺，差點結束了自己的一生。

憂鬱症

缺乏連結與憂鬱症往往互相有關係，悶悶不樂的人通常不喜歡與人往來，而且老是把自己孤立起來，與世隔絕的情形通常會持續發生，因為人愈是孤立自己，腦部的連結活動就會愈來愈少，這讓憂鬱的狀況更惡化，也增加了持續社會孤立的可能性。

據我們所知，**憂鬱症的產生是由於缺乏特殊的神經化學物質或神經傳導物質（幫助大腦運作的化學物質），尤其是腎上腺素和血清素**。根據我的經驗，缺乏這些物質時會導致新陳代謝加快或深層邊緣系統發炎，進而造成與憂鬱症相關的問題。你可能已經從本章注意到，深層邊緣系統出狀況時產生的所有症狀中，憂鬱症似乎是一個共通因子，這是因為深層邊緣系統與情緒的關係密不可分，當它過度活躍時，接踵而至的問題就會如同滾雪球般影響深層邊緣系統的其他功能。

⊕拒絕吃藥的艾瑞兒

艾瑞兒找上我是因為她的憂鬱症狀已經持續兩年了，她感到疲倦、睡眠不足，也總是負面思考、提不起勁兒，而且開始有自殺的念頭。最讓她丈夫難受的症狀是她對性完全失去興趣，他正打算與妻子離異，因為他認為妻子對他已無任何熱情。不然呢？他已經不記得她上次想碰他是何時的事了。

在我掃描過她的腦袋後，我一點也不驚訝地發現她的深層邊緣系統動得太快了。這個結果是一個很有用的工具，可以讓她先生

抑鬱／自殺／過度敏感／憤怒／復仇／空巢症候群／憂鬱症

客觀地看待問題：他的**妻子疏遠他並非不愛他，而是因為腦中的某些化學物質失衡**。最重要的是：這個問題是可以解決的。

抗憂鬱劑通常對深層邊緣系統中活動增加的部分問題能發揮效果，但有些人不願意接受藥物治療，艾瑞兒就是其中一個。她受到一九九一年媒體報導所影響，那時新聞和談話性節目最夯的話題，就是百憂解是一種可能會使人發生越軌行為的危險藥物，甚至有報導說百憂解會讓你想殺了你媽！我認為這些譁眾取寵的報導非常不負責任，尤其是造成許多患有憂鬱症的人，不敢治療這種有藥可醫的疾病，阻止他們去尋求必要的協助。

藥物可能會造成副作用的這件事，不該變成全面禁止使用這種藥物，在許許多多的狀況下，好處遠多於壞處。如果你對這種藥物存疑，那麼考慮一下這個事實：抗憂鬱劑可能會造成便祕或胃腸不舒服，但自殺（通常都是未治療憂鬱症的結果）現在是全美的死因第八名。

艾瑞兒決定不服用藥物，不過她有遵照我特別設計來治療憂鬱症的深層邊緣系統的行為處方（行為改變能左右腦中的化學物質），因此成功地克服了憂鬱症；但是，非藥物處方並非對人人都有效，有些人還是需要服藥。讓我強調一個重點：**憂鬱症是可以療癒的**，如果你深受憂鬱症所苦，請向專業人員尋求協助，幫手就在那裡等著你。

⊕莉安的產後憂鬱症

莉安在第一個孩子出生後十五個月來找我，在孩子出生幾個星期後，她開始出現噁心、不願與人往來、一陣陣地哭泣，還有憂鬱的症狀。三個月後她求助於心理治療，可是效果不是很好，她的憂鬱情形持續惡化到她變得無法照顧自己的女兒，渴望當好媽媽的她找上了我。

診斷出嚴重的憂鬱症後，我讓她服用百憂解並開始幫她做精神治療，她的症狀在治療幾週就緩和了。幾個月之後她想中斷治療，她認為服用百憂解等一連串的作法是憂鬱症患者做的事，她不希望自己的事眾所周知，或是被貼上「憂鬱症患者」這樣的標籤。她停止治療後的幾個月內並沒有惡化，但接著她的症狀又出現了。

> 憂鬱症病患不一定要一輩子吃藥，但有時候貿然停藥反而容易復發。

莉安受憂鬱症影響的腦部

3D底部活動視圖

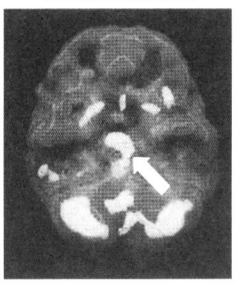

注意邊緣系統活動增加（箭頭處）。

當莉安再來找我時，她還是不願意相信自己有任何「不對勁」的地方，而且仍然排斥接受藥物治療。在我安排她做腦部檢查來評估她深層邊緣系統的狀況後告訴她，她的腦部哪個區塊有明顯的活動增加，讓我可以利用這項證據來說服她再繼續服用百憂解一陣子。

這個案例說明了一個重點，這也是我個人和許多精神科醫生的經驗，我們都不認為病患一旦開始服用藥物就得一直服用下去，但是，有些藥物，像是百憂解，必須要服用一段時間之後才能成功地根除問題。如果一個憂鬱症病患能夠持續服藥夠久的話——例如莉安的案例是服用兩年（時間長短因人而異），停藥後也無復發的機率就會很高。

躁鬱症

⊕ 不相信自己有病的莎拉

莎拉住院接受治療時是五十三歲，一個月前，家人因為她的妄想和怪異行為把她送進精神病院——她把家裡所有的電線都扯下來，因為她聽到牆裡頭有聲音。除了上述情形之外，她難以入睡、腦筋停不下來，而且還很容易發火。她的醫生診斷她患了躁鬱症（一種週期性的情緒性疾病），並且讓她服用鋰（lithium，一種抗躁藥物）以及一種抗焦慮藥。結果良好，之後她就被送回家了，但是莎拉跟莉安一樣，不

躁鬱症

願意相信自己有什麼毛病,於是她把兩種藥都停了。她的態度甚至得到她家人的支持,大剌剌地跟她說不需要吃藥,醫生開這些藥只是為了逼病患要一直回診,然而他們的意見實在欠缺熟慮,在停藥的幾個星期之內,她的怪異行為又復發了,於是他們就把她送來我工作的醫院。

莎拉受躁鬱症影響的腦部

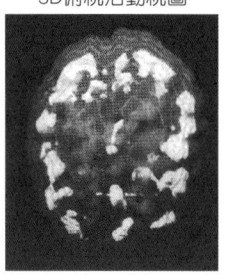

3D俯視活動視圖

注意整個皮質上分布不均的病灶。

我第一次看到莎拉時,她神經質得不得了。她認為所有的人都想傷害她,所以試盡所有辦法逃離醫院。再一次,這只是她的妄想:她擁有特殊的力量,所以其他人試圖奪取她的特殊力量。有時候,她還看起來非常「飄茫」。為了讓自己弄清楚她的狀況,也為了說服她相信有些問題是生理性的,我幫她做了SPECT檢查。

進行檢查並不容易,我們試著掃描了三次,前兩次她都把靜脈注射拔掉,說我們想毒害她,一直到第三次才成功,因為有姊妹陪在身邊,一直聊天安撫她。SPECT的結果顯示,莎拉的深層邊緣系統整體都有過度活躍的情形,尤其是左側特別嚴重(深層邊緣活動增加的病灶),而且整個皮質都明顯有分布不均的過度活躍情形。我的經驗告訴我,**週期性情緒性疾病通常與深層邊緣系統上的特定區域,以及整個腦部表面分布不均的過度活躍有關。**

對莎拉的家人來說,這是個強而有力的證據,證明她的問題是生理性的,所以當她拒絕服藥時,她的家人現在願意鼓勵她吃藥了,在她接受他們的建議後,她的行為又回復正常了。當她一覺得她好些、比較能控制自

己時，我把她腦部的檢查結果拿給她看，透過更加了解這個問題，她接受後續的回診治療並且繼續服藥。

有時我會在病人開始接受治療的幾個月後，再掃描一次病人的腦部，為了比較藥物對他／她腦部的生理機能造成什麼變化。雖然莎拉新的檢查結果顯示狀況大幅改善，我仍注意到左顳葉上有一個地方活動增加，而且莎拉也一直抱怨會有茫然的感覺。我把她的藥換成Depakote，這是一種抗癲癇藥，但也有用來治療躁鬱症，她不只精神狀況持續改善，茫然感也消失了；五年後只要少量的Depakote就能讓莎拉過著正常的生活。

莎拉的個案說明了對躁鬱症患者來說一個非常重要的臨床問題：這種疾病通常對藥物治療的反應不錯，但問題是許多人症狀一有改善，就覺得自己很正常，而不願相信自己曾有毛病；當他們覺得自己再也沒問題時，就很難說服他們得繼續服藥，然而如我們所看到的，過早停藥事實上會增加復發的機率。運用腦部檢查結果，讓我能夠向病患生動地解說腦部的生理狀況，以及治療的重要性，減少病患再度復發——腦部檢查是一項利器，用來鼓勵病患合作以利療癒。除此之外，腦部檢查也幫助我說服病患不要因為他們的病症而自責。

經前症候群

過去幾年來我們掃描過許多有經前症候群的婦女，在她們經期前——即狀況最糟糕的時候，以及月經開始後的一星期，我們發現掃描的結果有很大的不同。當她們心情好時，深層邊緣系統既平靜又沉著；但在她經期就要來臨前、心情不好時，深層邊緣系統則是活躍得不得了。

臨床上和透過SPECT檢查，我看過的經前症候群有兩種模式，兩種治療方法不同於彼此。第一種是在深層邊緣系統有局部活動增加的情形，與週期性的心情變化有關。**深層邊緣系統左側活動較為活躍時，與生氣、易怒及外放的負面情緒有關；深層邊緣系統右側活動較為活躍時，則是與悲傷、情感抽離、焦慮和其他壓抑性的負面情緒有關。**左側異常比較會對與女性互動的人造成困擾（因為她會直接就生氣發

經前症候群

飆），而右側過度活躍則比較是內心的問題。局部的深層邊緣系統問題會在經期期間變得更嚴重，通常會使用鋰或抗痙攣藥來治療，如Depakote、鎮頑癲Neurontin（成分：gabapentin）、樂命達Lamictal（成分：lamotrigine）或癲通Tegretol（成分：卡巴馬平carbamazepine）。這些藥物能撫平情緒、緩和緊張壓力、降低易怒性，並幫助人們對自己感到自在舒服些。

第二種經前症候群則是深層邊緣系統和扣帶迴都有活動增加的情形。扣帶是腦內負責注意力轉移的部位，有這種經前症候群模式的婦女通常會抱怨劇增的悲傷、憂愁、不停重複的負面想法和言語（嘮叨），還有認知僵化。這種模式通常對能增加腦中血清素含量的藥物如樂復得、Paxil（成分：paroxetine）或百憂解（參考第五章中處方十一）有良好反應。

你的腦袋有問題嗎？

請參考這張行為表並評估你自己（或是你要評估的那個人）在各項行為上的強度。利用下面的評分標準並在旁填入適當的數字，如果有超過五項或是五項以上是3或4的話，則表示深層邊緣系統很可能有問題。

0＝從未　1＝偶爾　2＝有時　3＝經常　4＝非常頻繁	
感到悲傷。	自殺念頭。
喜怒無常。	哭泣。
負面思考。	對大家感到好玩的事沒興趣。
精力不足。	睡眠習慣改變（睡太多或太少）。
容易發怒。	食慾改變（吃太多或太少）。
對他人不感興趣。	自尊低落。
對未來感到無望。	性慾減低。
感到無助或是無力。	對氣味或異味有負面的敏感反應。
感到不滿或是無聊。	健忘。
過度的罪惡感。	注意力差。

深層邊緣系統處方箋

[失眠、食慾不振、暴食、產後憂鬱、暴力行為、空巢症候群、憂鬱症、躁鬱症、經前症候群……]

> 最後，弟兄們，凡是真實的、莊重的、公正的、純潔的、可愛的、聲譽好的，無論是什麼美德，什麼稱讚，這些事你們都應當思念。
>
> ——《聖經・腓立比書》4:8

如上面所討論，深層邊緣系統處理我們的嗅覺、儲存具有強烈衝擊性的情緒記憶，而且還會影響睡眠和食慾週期、性慾，以及人與人之間的連結關係。為了治療深層邊緣系統的問題，我們必須針對幾個不同的處方著手；下面針對深層邊緣系統問題的處方，是根據我個人以及與病患的臨床經驗，還有我們對身心如何運作的基本知識而來。

處方一
消滅所有負面思考──ANTs（螞蟻）

我們整體的心理狀態會有一個特定基調或韻味──深受我們思考方式所影響而形成。當深層邊緣系統過度活躍時，它會把我們的心情過濾器設定在「負面」的地方。憂鬱的人會有一個接著一個的氣餒想法，當他們考慮未來時，會感到焦慮且悲觀，這些人就是要找出不滿意的地方，他們眼中的自己、別人還有這個世界，都是黯淡無光彩的。他們總是為自然衍生的負面思考所苦，也就是ANTs（automatic negative thoughts）──你心中的螞蟻。自然衍生的負面思考是憤世嫉俗的、陰沉的，而且抱怨的想法似乎就這麼自以為是的沒完沒了下去。

自然衍生的負面思考容易使人感到憂鬱，並且相信宿命論。「我知道我星期二的考試不會過。」這種宿命論念頭會讓那些負面的預言成真：如有人相信自己一定不會考過，他可能不會太努力念書，然後他就會考不及格；如果你一直悶悶不樂，你就不會預期好事會降臨在你身上，因此你就不會努力去讓好事成真。憂鬱的思緒所造成的內心壓力可能讓你做出疏遠他人的行為，造成更加孤立自己；另一方面，正面的思考與態度能幫助你

散發幸福感,讓別人較易與你親近。正面的想法也會幫助你過得比較有效率,你看,你整天心思放哪,可以決定你的行為——原來唱衰自己,還是鼓勵自己的都是你。這裡有些典型的螞蟻例子:

「你都不聽我說。」
「雖然我們今年業績不錯,但這並不代表什麼。」
「你不喜歡我。」
「這樣下去不是辦法,我知道不好的事情就要發生了。」
「我覺得你好像不是很關心我。」
「我應該要做得更好才對,我是個失敗者。」
「你很傲慢。」
「你遲到是因為你不在乎。」
「這是你的錯。」

要治癒深層邊緣系統的問題,得糾正我們每分每秒的思考模式,很可惜,我們沒辦法弄個教室來教導自己如何好好的思考,或是挑戰腦袋裡頭的想法。多數的人並不了解想法有多重要,而讓思考模式隨意發揮,你是否知道自己的每一個想法會發出電子信號至腦袋各部位?想法其實具有物理性質。它們是真實的!它們對我們身體中的細胞都具有相當的影響力。當你的心頭滿是負面想法的烏雲時,會影響到你的深層邊緣系統甚至引發問題,例如易怒、喜怒無常、憂鬱等。教會自己以正面的方式控制並引導思考,就是最有效的方法之一。

這裡有些實際循序漸進的思考原則,我會在做心理治療時,利用這些思考原則來幫助我的病患治癒深層邊緣系統的問題。

Step1 了解你的想法是真實的

- 你有個想法。
- 你的大腦釋放化學物質。
- 一個電子信號傳送至腦部的另一端。

・你意識到你正在想事情。

想法是真實的，而且它們對你的感覺、行為舉止，都具有相當重要的影響力。

Step2 注意負面思考如何影響你的身體

每當你有了生氣的念頭、不愉快的念頭、傷心的念頭或光怪陸離的念頭時，你的大腦會釋放讓你身體感到不舒服的化學物質，並且啟動深層邊緣系統的活動。回想一下你上次火大時身體覺得怎麼樣？多數人生氣時，他們的肌肉會緊繃、心跳加快、手心冒汗，甚至會開始感到有點頭昏——你的身體對每個負面的想法都會有所反應。

美國國家心理衛生研究院的馬克・喬治（Mark George）醫師在一份有關腦部功能的研究報告中，詳細地說明了這個現象。他研究十位正常女性在三種不同狀況時的腦部活動：當她們想著快樂的念頭、中立不帶有任何立場的念頭，以及悲傷的念頭時的三種狀況。想著快樂的念頭時，這些女性的深層邊緣系統呈現平靜的狀態；想著悲傷的念頭時，深層邊緣系統上的活動明顯增加——有力的證明你的想法絕非無關緊要！

Step3 留心正面思考如何影響你的身體

每當你有個愉快的念頭、開心的念頭、懷抱希望的念頭或善良的念頭時，你的大腦就會釋放出讓身體感到舒服的化學物質（並且讓深層邊緣系統平靜下來）。回想你上次想到很開心的事情時，身體覺得怎麼樣？多數人高興時，他們的肌肉會放鬆、心跳放慢、手掌乾燥、呼吸也比較緩和，你的身體也會對好的念頭有所反應。

Step4 觀察你的身體對你的每一個念頭會如何反應

我們知道透過多項記錄儀、測謊機也可以得知你的身體會對想法做出反應，在進行測謊時會利用儀器來測量人的手溫、心跳、血壓、呼吸數、肌肉張力，以及手心出汗程度。

測試者提出一些問題像「你是不是偷了那輛車？」如果那個人真的偷了車子的話，他的身體就會呈現「壓力」反應。他的手會變冷、心跳加速、血壓升高、呼吸變急促、肌肉緊繃、手心也變得更濕。

這些反應幾乎都是立即發生，不論他有沒有回答什麼。記得，深層邊緣系統是負責將我們的情緒狀態，轉化成實質的輕鬆感覺或是緊張感，相反亦是如此。如果他沒有偷車的話，他的身體應該感受到一種「放鬆」反應，他的手變熱起來、心跳變慢、血壓下降、呼吸會變得既緩慢又深沉、肌肉會放鬆，而且手心也會比較乾爽。再次地，他的身體又是立刻地針對他的想法做出反應。

你的身體不只在你被要求說實話時會這麼做，而是會針對你「每個」想法這麼反應，無論這些想法是有關工作、朋友、家庭或是任何事情。

Step5 將不好的念頭視為污染

想法是非常強有力的，它們可以讓你的身心感到愉快，也可以讓你感到不快，你身體裡頭的每一個細胞都受到你每一個念頭所影響，這就是為什麼情緒沮喪的人常常會出現生理狀況，如頭痛或是胃痛。有些醫生認為常常有負面想法的人較為容易罹患癌症，如果你能想想愉快美好的事情，你就會感覺身體比較好些。

負面想法對身體就像是一種污染，好比洛杉磯盆地的空氣污染會影響每一個在戶外的人一樣！是的，負面思考會污染你的深層邊緣系統、你的心情還有你的身體。

Step6 自然而來的想法未必都是真的

除非你可以限制自己在想些什麼，想法就是這麼自動產生的。「它們就這麼發生」，但是，就算它們就這麼自然而成，這些想法未必是正確的，你的想法不是每次都會全盤吐實，有時後它們還會欺騙你。我曾經治療過一個覺得自己很笨的大學生，因為他考試考得不是很好，但是我們發現，根據他的智商測驗的結果，他幾乎就是個天才！你不

> 檢視閃過腦海的念頭是否對自己有益，不要相信每一個想法都是正確的。

需要相信每一個閃過你腦海的念頭，重要的是你該想想這念頭對你有益，還是有害。然而，如果你從不質疑自己的想法的話，你就會「相信想法」都是真的。

Step7 跟負面想法頂嘴

你可以訓練自己的想法，讓想法既正面又充滿希望，或是任由它們變成負面想法，使你心煩意亂；一旦搞清楚自己的想法，你可以選擇想好念頭然後感到好過些，或是選擇想不好的事情然後感到爛透了。沒錯，一切由你決定！學著改變自己的想法，並且學著改變自己感覺的方式。

學習改變自己想法的一個方法，就是察覺到念頭是負面時立刻反駁它們，我現在解釋給你聽：如果你只是想到某個負面的念頭，卻不加以挑戰，你的心就會相信它，身體也會依此做出反應，但如果你糾正負面想法的話，你就能擊退負面想法對你的影響。

Step8 消滅ANTs（螞蟻）

把這些入侵到你心中的負面想法，當作是野餐時來騷擾你的螞蟻。一個負面想法就像野餐時跑來一隻螞蟻，沒什麼大不了；兩、三個負面想法就像兩三隻螞蟻，就變得比較惱人了；十或二十個負面想法就像來了十或二十隻螞蟻，你可能就會收拾東西走人。無論何時，一旦你發現這些自然衍生的負面想法時，你應立即粉碎這些念頭，不然它們會毀了你的人際關係、自尊、心靈潛力。

粉碎這些「螞蟻」的一種方法就是把它們寫下來然後再加以反擊，舉個例子來說，如果你發現你正在想：「為什麼我先生都不聽我說？」把這個念頭寫下來，然後寫一個合理的理由，像是：「他現在沒有聽我說，可能是因為其他的事情使他分心。他時常聽我說話。」當你把它們寫下來並反擊它們時，你便將它們的力量奪走，並讓你自己感到好過一些。有些人跟我說他們沒辦法反擊這些負面想法，因為他們會覺得自己在自欺欺人，於是一本初衷地相信腦海裡頭的想法都是事實。記得，想法有時會欺騙你，就這麼相信腦海裡的想法前，一定要檢查一下才是。

一定要消滅的9種螞蟻

這裡有九種想法，欺騙你、讓你以為狀況比實際情形還要糟糕，把這九種想法當作是九種不同種類的ANTs（螞蟻），每當你能分辨出螞蟻的種類時，你就可以將牠們影響你的力量趕走。我有將其中某些螞蟻標註紅色記號，因為牠們特別危險。隨時注意這些螞蟻，並將牠們消滅掉。

1號螞蟻：絕對／絕不的想法

這種想法是當你覺得某些事「絕對」會重複發生，或是你覺得你「絕不」會得到你想要的東西時產生，舉例來說，如果你的伴侶很愛生氣，她心情不好時，你可能會想：「她老是對我發火。」事實上她可能偶爾才對你吼一次，但「她老是對我發火」這個想法是如此負面，讓你覺得好傷心跟難過，進而啟動了深層邊緣系統。這些以偏概全的字眼如「絕對」、「絕不」、「沒人」、「每個人」、「每次」、「每件事」，通常都是錯誤的。這裡有些「絕對／絕不」想法的例子：

「他總是奚落我。」
「都不會有人要打給我。」
「我永遠都沒辦法加薪。」
「大家都利用我。」
「每次我碰你，你都拒絕我。」
「我的小孩都不聽我的話。」

絕對／絕不想法的螞蟻很普遍，如果你發現自己正在想這些極端的絕對事物，立刻停止這樣的念頭，讓自己回想一下那些不准自己抱持著以偏概全態度的例子。

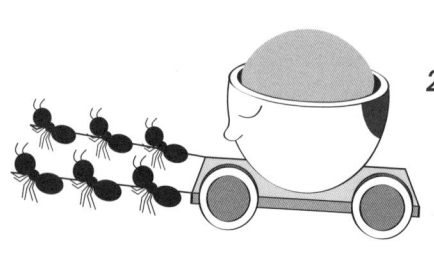

2號紅色螞蟻：專注於負面事物

這種情況是當你的想法只反映一件事不好的那一

面,完全忽略好的一面,比方說,我曾經治療過幾位患有憂鬱症的專業演講人,他們在演講結束後會請聽眾填寫意見表,如果收回來的一百份意見表中,有兩份評語非常差,但其他九十八份都說非常棒時,你猜演講人會注意哪些意見?只會注意負面的那兩份!我告訴他們,要多注意他們比較喜歡的,而不是他們比較不喜歡的意見。向他人學習是很重要,但也要抱持一個中庸、正面的態度才是。

你的深層邊緣系統可以從艾琳娜‧波特(Eleanor Porter)的著作《波莉安娜》這本書學到教訓:

波莉安娜在擔任傳教士的父母都過世後,便搬去與阿姨一起住,即使失去了父母,她卻能利用樂天的態度幫助許多負面思考的人。她教他們玩一種在任何情況下,都要找到值得感到快樂的事情的「快樂遊戲」──她爸爸以前在波莉安娜失意沮喪時教她這個遊戲:她一直想要有一個洋娃娃,可是她的父母太窮買不起,她爸爸就向傳教士的資助單位申請要一個二手洋娃娃給她,陰錯陽差之下,他們寄來的卻是一副枴杖。「誰收到枴杖會高興啊?」他們心想,後來,他們覺得他們應該感到高興,因為他們不需使用枴杖。

在書中這個簡單的遊戲改變了許多人的態度及生活,波莉安娜對牧師的影響尤其深刻,在她來到這個小鎮前,牧師佈道的內容都是有關嚴酷的苦難和詛咒,但波莉安娜告訴牧師說她爸爸告訴她《聖經》裡頭有八百段「快樂經文」,如果上帝常談到喜樂,一定是他希望我們常感到喜樂。

老是只想著負面的那一面會讓你感到不開心,而玩快樂遊戲──凡事往好處想,則會讓你感到愉快些。我不是建議你用樂天的角度看這世界,只是希望你能在經常感受到負面想法的世界中積極找尋正面的看法,讓你的世界多些平衡和樂觀態度。

3號紅色螞蟻:未卜先知

這是指你總是預言接下來會發生最糟糕的狀況,舉例來說,在你跟

另一半討論一件重要的事情之前，你就預測他／她不會對你想說的事感興趣，只不過有這種念頭都可以讓你變得緊張起來。

我把未卜先知稱作紅色等級螞蟻，因為你預測壞事會發生，就是在幫助這些壞事發生。比方說，你在下班開車回家的路上就預測家裡可能一團亂，好像也沒有人會歡迎你回家；等你回到家時，心裡已做好吵架的準備。如此一來，一旦回到家看到東西沒放好或沒人跑來幫你開門，你可能就會真的爆發出來，然後把整個晚上都給毀了。未卜先知的螞蟻真的會搞砸你心情愉快的機會，提醒一下自己，如果真的能未卜先知的話，現在早就是中了樂透的大富翁了。

4號紅色螞蟻：過度解讀他人的心思

這種螞蟻是即使別人沒跟你說，但你相信你知道別人心裡怎麼想你時產生。解讀他人的心思，常常是人與人之間產生問題的一個普遍原因，我都告訴人們：「請不要解讀我的心思，我自己都不是很搞得懂我在想什麼！」如果你有諸如「她在生我的氣」、「他不喜歡我」、「他們在講我」的這些想法時，你就知道你是在解讀別人的心思。

我常告訴大家，當人家臉上擺著一張臭臉時可能只不過是因為他／她便祕！你不能解讀任何人的心思，你永遠不可能真正地知道他們的心裡想些什麼，除非他們親口告訴你；即使關係非常親密，你還是不能解讀對方的心思，如果你有碰到不了解的事，直接問清楚弄個明白。與解讀他人的心思的螞蟻保持距離，牠們的傳染性非常強的。

5號螞蟻：憑感覺思考

這種螞蟻在你對自己的負面感覺深信不疑時出現，你告訴自己：「我覺得這樣，所以一定不會錯。」感覺是一種非常複雜的東西，而且通常來自過往的難忘記憶。感覺有時候會騙你，感覺不見得都是真實的，它們就只是感覺而已，但很多人即使沒有證據，還是很相信感覺，憑感覺思考通常都是用「我覺得」做開頭，像是「我覺得你好像不愛我了」、「我覺得好蠢」、「我覺得不會有人再相信我了」。每當你有很強烈的負面感覺

時，檢查一下，找出這些感覺背後的證據，你有沒有真正的理由需要這麼覺得？還是你的感覺只是基於過去的事物而來？什麼是真的？什麼只是感覺而已？

6號螞蟻：罪惡感作祟

　　罪惡感不是個有益的情緒，尤其對深層邊緣系統而言，事實上，它常常造成你去做你並不想做的事情。罪惡感作祟時你會想到「應該」、「必定」、「應當」或「必須」這些字，這裡有些例子：「我應該多花一點時間在家裡」、「我應該多花一點時間陪孩子」、「性生活應該更頻繁一些」、「我得把辦公室整理一下」。出於人的天性，每當我們覺得我必須做些什麼時，我們常常不想去做。

> 每當我們覺得「我必須」做些什麼時，我們常常不想去做，所以用「我想做……」的想法替代會比較好。

　　應該要用「我想做……」、「做這件事與我的目標一致……」、「做這個有利於……」這些措辭來取代心中的罪惡感。將之前的例子改成「我要多花一點時間在家裡」、「多花一點時間陪孩子對我對孩子都是好事」、「我要讓伴侶感到性福美滿，因為他／她對我很重要」、「把辦公室整理一下對我是好事」，會對你很有幫助。罪惡感是沒有生產力的東西，把這種沒必要又妨礙你達成目標的麻煩情緒給扔了。

7號螞蟻：貼負面標籤

　　一旦你在自己或別人身上貼上負面標籤，你就沒有看清狀況的能力了，負面標籤的例子包括「混蛋」、「呆瓜」、「自大」、「沒擔當」等。負面標籤對我們非常不利，每當你叫自己或某個人是混蛋，或是自大的人時，心裡頭就將那個人歸類成以往你所認識的那種人，沒辦法視他為一個獨立的個體並理性地對待他。所以，離這些負面標籤遠點！

8號螞蟻：個人解讀

　　個人化，是指你在一些無關緊要的事情上硬加了自己的意見：「我老闆今天早上沒理我，她一定是在生我的氣。」「我兒子出了車禍，早知道

我就應該要多花一些時間教他怎麼開車,都是我的錯。」除了深層邊緣系統所選擇的負面說法之外,還有許多理由可以解釋他人的行為;也許,你的老闆沒跟你說話只是單純因為她在忙、心情不好,或是正在趕時間。你永遠沒辦法完全了解別人做某些事的原因為何,試著不要個人化地解讀他人的行為。

9號螞蟻:責怪──*最毒的紅螞蟻*

責怪對我們非常不利,當你為了生命中的問題,責怪某件事或是某個人,你就成了這些事件中被動的受害者,讓你無力改變自己的狀況。很多人的感情生活出了問題,都是因為發生問題時指責對方的不是所造成,沒有人想要為問題負責,當家裡或是工作上出了問題時,他們會試著怪罪別人,很少會承認是自己的問題,通常你會聽到:「……不是我的錯。」「如果不是你這樣的話,事情也不會發生……。」「我怎麼會知道……。」「……都是你的錯。」

指責遊戲的基本原則差不多就是:如果你當時不這麼做的話,我現在就不會陷在這個困境中,這是你的錯,不是我的問題。

一旦你為自己生命中的問題責怪別人時,你就變得無力改變任何事

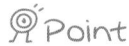Point

九大螞蟻種類一覽

1.絕對╱絕不想法:想的都是絕對、絕不、沒有人、每個人、每次、每件事這些字眼。

2.專注於負面事物:只看到事情不好的那一面。

3.未卜先知:預言接下來會發生最糟糕的狀況。

4.解讀他人的心思:相信自己知道別人在想什麼,即使他們沒說。

5.憑感覺思考:對負面感覺深信不疑。

6.罪惡感作祟:想的都是應該、必定、應當、必須這些字。

7.貼標籤:把自己或是別人貼上負面標籤。

8.個人解讀:把無關緊要的事情加上自己的意見。

9.責怪:將自己的問題責怪到別人頭上。

情，指責遊戲會破壞你對自身力量的認知。離這些責怪想法遠一點，希望解決自己的問題前，你得先為自己的問題負起責任才行。

處方二
餵飽吃掉負面想法的食蟻獸

你的想法絕非無關緊要，它們可以幫助也可以傷害深層邊緣系統，如果放任不管，負面想法可能會在你的身體裡傳染開。每當你發現負面想法時，你得消滅它們，不然它們會毀了你的感情生活、工作，甚至你生活的全部。首先你需要在它們發生的當下就察覺它們的存在，並且導正好它們，消除它們對你的影響。如果一個負面想法未受到任何挑戰，你的心就會相信它，身體就會跟著反應。

「螞蟻」有個很不合邏輯的特徵，把它們攤在眼前並用帶有察覺性的態度檢視，你就能發現有這些想法是一件多離譜的事情。你可以掌握自己的人生，而非讓過度活躍的深層邊緣系統產生的負面思想左右你的命運。

有時人們覺得反駁粗暴不愉快的念頭很困難，因為他們覺得這些鐵證如山的事實一定是真的，如果不繼續相信這些想法就是在欺騙自己。

再一次提醒，要分別什麼是真的，什麼是假的，你必須察覺到這些想法的存在，並用睿智的觀點看待它們，大多數的負面思考是自然衍生且不易被察覺，你其實不是在選擇該如何反應，而是被你大腦的壞習慣逼著選擇。為了分辨出真偽，你得提出質疑，不要相信你聽到的每一句話──即使是你的心裡話。

我常會問病人他們的螞蟻數量，多？少？減少中？還是增加中？注意控制負面思考的情形以維持健康良好的深層邊緣環境。

每當你察覺有負面想法要進入你心中時，訓練自己察覺出它的存在並寫下來，寫下自然衍生的負面情緒後並加以駁斥，就可以將它們對你的影響力抹去，讓你的情緒食蟻獸把這些螞蟻都消滅掉。

以下是當你感到焦慮、緊張、憂鬱或忙翻時消滅所有ANTs／餵飽心中的食蟻獸練習。

練習──消滅螞蟻（ANTs）

範例：

ANT	ANT種類	消滅ANTs
你從不聽我說。	絕對／絕不想法	你不聽我說時我感到灰心，但我知道你以前都有聽我說，而且你以後還是會聽我說。
老闆不喜歡我。	解讀他人的心思	我沒聽說。她可能今天很忙吧！老闆也是人啊！
全班到時候都會笑我。	未卜先知	他們或許會喜歡我的報告。
我好笨。	貼標籤	我有時候做了一些不是很聰明的事，但我不笨。
我們的婚姻有問題都是你的錯。	責怪	我得正視自己這部分的問題，找尋讓我可以改善問題的方法。

換你了！

事件：（把與你的想法跟感覺有關的事件寫下來。）

....

....

....

....

ANT （寫出你自然產生的負面想法）	ANT種類 （確認荒謬想法的類型）	消滅ANTs （反駁荒謬想法）

處方三
待在能提供正面思考的人身邊

你有沒有過拿起一個罐子時發現爬滿螞蟻呢？過沒幾秒鐘牠們就爬到你身上，你會連忙把牠們撥掉。如果你常跟存有負面想法的人相處，類似的狀況就會發生。你原本可能興致勃勃的走進一個房間，但沒多久負面思考的人身上的螞蟻就爬到你身上了，他們的負面小螞蟻會跟你身上的負面小螞蟻看對眼，然後再生一堆負面小螞蟻！這決不是你所樂見的──所以盡量讓自己跟正面思考的人相處。

練習──找出正面思考的朋友

想一下你現在的生活，你身邊的人是怎麼樣的人？他們信任你並且讓你覺得自己很好嗎？還是常讓你覺得自己很糟，看輕你的想法、希望和夢想呢？列出十位最常與你相處的人，然後註明他們支持你的程度和你希望他們以什麼方式更加地支持你。

我大二那年突然有了念醫學院的想法，那個時候我是演講社的社員。有一天我把我想要當醫生的夢想告訴了社團教練，她一開口就告訴我，她有個弟弟在密西根州立大學念書，但是最後沒有念醫學院。「而且，」她說，「我弟弟比你還要聰明得多了。」這句話的意思再明顯不過：你沒機會的！

　　就算有人鼓勵，要下這麼大的決心也非常困難。教練這般令人沮喪的評語讓我的信心大受打擊，我無精打采的回家，那晚，我告訴我爸爸發生了什麼事，他只是搖搖頭告訴我說：「聽著，你有決心，要做什麼你就去做，如果我是你，我會少跟那個教練往來。」

　　如果你將生活視為一條崎嶇的道路，路上的障礙物自是愈少愈好，負面思考的人會設下不必要的障礙等你克服，因為你得想法子逼自己擊敗他們的疑問、反對、譏諷的言詞。花時間跟這些人在一起只是徒勞無功，使自己追求目標的意志變得消沉，讓你難以邁向你所嚮往的道路。另一方面，有些人會賦予你信心，讓你相信你可以，這些人會振奮你的信心並且讓你鼓起勇氣追求你的理想和夢想。

　　態度是會傳染的，這個說法一點也不誇張，而且它的影響力實在是不容小看。許多人覺得參加正面思考課程的感覺很好，因為一屋子的學員都會彼此鼓勵、稱讚彼此，但若其中一人回家後，家裡的人取笑他白費心機做那些事，並且說他只是在浪費時間，而且永遠都無法達成他的目標的話，正面思考課程所獲得的效果馬上就煙消雲散。

> 他人的情緒和想法也會直接影響我們腦部深層邊緣系統活動。

　　當你花很多時間與那些人相處，你便以某些方式與他們建立起連結關係，如同先前所述，他人的情緒和想法可以直接影響你的深層邊緣系統，如果你跟某個人共進晚餐大約一個半小時後，開始覺得自己很差勁，接著你就會記住這件事，每次跟這個人吃晚餐的時候你都會覺得自己差勁得不得了——你不是在幻想，是你的深層邊緣系統受到他／她的影響。

　　下定決心不再與那些會對你帶來不良影響的人往來，並不代表你必須責怪他們，這只是代表你有權為自己選擇更好的人生。

　　我相信像戒酒無名會這類社福團體之所以會成功，邊緣系統的連結

建立是一個重要的關鍵因素。多年來,臨床專家都知道幫助像患有酒癮這種嚴重問題的人,最好的方法之一,就是把他們跟有相同問題的人聚在一起,認識彼此,藉由學習彼此的經驗、互相打氣度過難關,酗酒成性的人就可以找到脫離困境的方法。

掌握有關疾病的資訊雖然很有幫助,但與他人建立新關係以及情感的連結,可能也是治療過程中重要的一環。其他疾病如癌症也有相同的情形,史丹佛大學醫學院精神病的大衛·史匹葛爾(David Spiegel)醫師曾研究有關支援團體對患有乳癌婦女的效果,結果發現參加這種團體的患者,存活機率比沒有參加的患者明顯高出許多——原來我們的深層邊緣系統運作情形攸關生死,那多花些時間跟那些能強化深層邊緣系統運作狀況的人在一起,遠離那些讓深層邊緣系統發炎的人吧!

處方四
多花時間和孩子相處

一九九七年,《美國醫學學會期刊》所出版的一項研究中,明尼蘇達大學的麥克·雷斯尼克(Michael Resnick)博士和其他的研究人員發現:覺得父母很愛他們並且親子關係良好的青少年,在青春期發生懷孕、濫用藥物、暴力、自殺問題的比率都明顯比較低。

父母與孩子間親子關係的連結是如此重要,其重要性甚至超過傳統上所認定會導致行為問題的因素,如單親家庭,或是與子女相處時間過少。研究的結論指出,青少年是否會有危險性行為、藥物濫用、暴力或是自殺行為,取決於他們覺得與父母和老師之間的關係程度(深層邊緣系統的連結)如何。

> 青少年是否會有暴力、自殺等行為,取決於與父母、老師間的關係好壞。

《今日美國日報》在一九八〇年末期曾報導:父母平均一個星期與子女說話的時間不超過七分鐘,在這麼短的時間內絕對無法建立起邊緣系統的連結,也無法建立親子關係。孩子需要父母實際的陪伴,想想你單獨和父母相處時的光景,那時你是否覺得自己既重要又特別呢?

有些父母抱怨孩子太忙,而且沒興趣與父母相處。遇到這樣的情形時,我會建議父母把問題向孩子提出來,讓孩子知道他們在父母心中的重要性,正因如此,父母需要花時間與他們相處。當然,如何與孩子度過一起相處的時間至關重要,如果你只是花時間說教或是審問孩子,雙方都會覺得不舒服,而且以後雙方可能都會想避免接觸了。

練習——特別時間

以下這些是我發現對於改善親子相處,非常有效的一個練習,這個練習叫做「特別時間」,這項練習可以在極短的時間內將你和子女的關係變得緊密,以下是特別時間的作法:

1. **每天花二十分鐘跟孩子一起做他／她喜歡的事情。**重點是,要以正面的態度接近孩子,告訴他們:「我覺得我們在一起相處的時間不夠多,你對我而言很重要,所以我們每天都要有特別時間,好好相處才是。你想做什麼呢?」要記得,這段時間的目的在於與孩子建立起邊緣系統連結和關係,所以盡量建立正面的連結和關係。

2. **在特別時間裡,沒有父母式的命令、問題、指示。**這很重要:這是建立起關係的時間,不是管教偏差行為的時間,舉個例子來說,如果你們在玩遊戲,而孩子打算作弊時,你可以糾正一下他的行為,你可以說:「我看到你把遊戲規則改了,那我也要照你的規則來玩。」記得,特別時間的目的是為了改善與子女的關係,而不是說教,當然,如果孩子在其他時間作弊的話,還是應該要即時糾正。

3. **盡量多注意孩子們的良好行為。**這遠比發現他們的不良行為,更能培養孩子正確的行為。

4. **少說多聽。**

我朋友有一天打電話給我,跟我抱怨下班回家之後,他十八個月大的女兒都不太想理他,他跟我說他覺得這鐵定是什麼母女連心的關係,小孩大了之後就不會這樣了。但我告訴他,這可能也代表他和女兒相處的時間不夠,他如果有跟女兒花些特別時間相處,女兒就會對他敞開心房,變得比較親近。

朋友接受了我的建議,他每天都花二十分鐘跟女兒一起做女兒想做

的事情（通常是在房間裡玩積木），也會花時間聽她說話並且回應她說的話；三個星期之內，他女兒的行為明顯有了改變，每當朋友回家時，他女兒會跑過來抱他，而且整晚都黏在他身邊。

請記住，實實在在地花時間與孩子相處會對你們之間的關係有非常明顯的效果，且能保護你的孩子不會產生濫用藥物、暴力、自殺等偏差行為，避免日後不必要的困擾。

處方五
多交朋友

根據經驗，加強人與人之間的情感依附能幫助治療邊緣系統的問題。有份由美國國家衛生研究院所進行的大型研究，比較了三種治療重度憂鬱症的方法：抗憂鬱藥物、認知治療（跟我的螞蟻療法很類似）和人際心理治療（加強人際關係的能力），研究人員很意外地發現這三種方法在治療憂鬱症時其實療效相當。許多醫界人士都認為藥物治療效果遠比其他療法來得有效，更不用說三種並用時效果會多好。

不單單藥物跟專業治療師對治療深層邊緣系統過度活躍的病患很有幫助，其實病患間互相幫助彼此的行為也扮演一個重要的角色。你與別人相處的情形，可以幫助你也可以搞砸你的邊緣系統，你跟別人相處得愈融洽，你的心情就愈好。

練習──交朋友的10原則

我都教導我的病患們以下十項人際關係的原則，幫助他們讓深層邊緣系統變得健康又好用：

1. **負起鞏固良好關係的責任**。當感情或是與朋友之間出了問題時，不要當開口抱怨對方不是的人。負起這段關係成敗的責任，並想辦法改善這段關係，你會感到自己是有能力有所作為的，而這段關係很可能立刻會改善許多。

2. **絕不將任何一段關係視為理所當然**。讓一段關係別具意義需要精心經營，不再花心思重視彼此時，關係便出現裂痕。唯有專注付出，才有可能有所回報。

3. **保護你們的關係。**如果你貶損、輕視或是低估一個人，肯定會搞砸這段關係。善待對方，小心呵護你們的關係吧！

4. **以正面角度看待人。**每當你對某人的動機與意圖有所疑問時，盡量往好的地方想，這樣會幫助他／她的行為真的變得比較正面。

5. **讓關係保持新鮮度。**當雙方關係變得了無新意又枯燥乏味時，就會脆弱不堪一擊，在生活中找尋新鮮的點子讓彼此的關係增添新意，不要老是一成不變。

6. **隱惡揚善。**我們很容易注意到感情關係中我們不喜歡的地方在哪（這是我們的天性），而注意到我們喜歡的地方在哪，卻要花費好大一番功夫；如果你多花些時間注意關係中好的那一面，你就較能看到更多的正面行為。

7. **良好的溝通。**我深信多數的爭執追根究底都是由於溝通不良導致，請花時間真心聆聽，了解對方想說的為何，不要自以為是，問清楚意思後再做出反應。

8. **維持並保護彼此之間的信任度。**許多感情破裂都是起因於彼此之間的信任遭到破壞，就像發生外遇或其他不忠的行為。當下的傷害，即使不嚴重，也會勾起我們往日的沉重傷痛，使得我們不成比例的放大它帶給我們的打擊。一旦信任瓦解，請試著了解原因。

9. **面對困難。**為了避開爭吵而每讓步一次，你的力量就隨之削弱一些，如果你一直這樣，力量的大量削減會讓你開始憤恨這段關係。避免眼前的衝突往往會造成長期後患無窮的問題，心平氣和地忠於自己認為對的事，可以幫助你維持關係的平衡。

10. **為彼此保留相處的時間。**忙碌生活中，「時間」常是我們在重要感情關係中，第一個被犧牲的東西，感情真的需要花時間才得以維持運作，忙於工作和照顧孩子的許多夫婦，常發現彼此都沒把時間留給對方而開始關係疏遠。當他們找到時間共處時，他們往往發現彼此是真心深愛著對方。把你重視的情感關係當做是一種光陰投資，多年後你的投資會有報酬的。

處方六
抱抱有益身心健康

深層邊緣系統不只與情感連結有關，也和身體的連結有關。實質的肢

體觸碰對良好的健康極為重要，對某些人來說可能感到很驚訝，有些夫婦甚至可以長達十年以上不碰對方，我曾碰過這樣的病歷，而他們果然都有深層邊緣系統方面的問題，像是易怒及憂鬱。我得先糾正他們相敬如冰的行為，憂鬱的症狀才得以改善。

肢體的接觸也是父母跟小嬰兒建立關係過程中重要的一環，父母的撫摸、親吻、甜言蜜語還有眼神，都會給予嬰兒深層邊緣系統健全發展所需的愉悅、愛、信任和安全感，父母及嬰兒彼此間的連繫便是由此油然而生。若是缺乏愛和關懷，嬰兒無法發展出適當的深層邊緣系統連結，也就無法學習信任或是與他人建立起關係，他會感到寂寞而且沒有安全感，變得容易發怒、反應遲鈍。

觸摸對生命本身至關重要，在十三世紀時有個殘忍的實驗，德皇腓特烈二世想知道如果小孩在聽不到任何言語的情況下長大，他們最後會說出什麼話來，他把一些嬰兒從家裡抱走，找人餵食照顧並且嚴格禁止他們觸碰、撫抱或是跟嬰兒說話。

這些嬰兒一句話都不會說，因為他們全部都在會說話以前就死了，雖然這項語言實驗失敗了，但結局卻是個重大發現：觸摸對存活與否很重要。當時的歷史學者撒林貝尼（Salimbene）在一二四八年時寫到這個實驗，「他們少了寵愛就無法活下去。」

> 觸摸對生命至關重要，嬰兒少了觸摸便活不下去。

這個強而有力的發現不斷地被證實，最近的一次是在一九九〇年代初期的羅馬尼亞，在當地有數千名嬰兒好多年都無人觸摸，後來經過PET檢查（與SPECT相似的腦部檢查）發現，部分嬰兒的腦部整體都有明顯的活動低落情形。

連結關係就像是雙向道路，天生反應遲鈍的嬰兒可能比較不討父母的歡心，因為他們冷淡的行為可能會造成誤解，讓爸爸媽媽感到受傷和被拒絕，因此變得比較沒有興致去關愛自己的孩子，這種問題最典型的例子就是自閉兒。

精神病學家常將自閉兒的母親貼上「冷漠」的標籤，認為母親的冷淡回應是造成孩子患有自閉症的原因，然而，現在已有許多研究證明自閉症

是生理性疾病，而且跟人際關係的連結一點關係都沒有。這些研究指出，自閉兒的母親一開始也是滿懷愛心，但當她們得不到孩子的正面回應後，就變得比較含蓄冷淡。這種攸關親子間的連結能發揮作用的親情，彼此間是相互的。

成人之間的愛亦是如此，為了產生適當的連結，夫婦需要擁抱、親吻對方，說些甜言蜜語，並且以帶有愛意的眼神交流。只靠一方付出而另一方只是被動地接受是不夠的，具體表達愛意需要得到回應，否則另一方會覺得受到傷害、感到被拒絕，最後導致連結遭到破壞。

親密關係需要靠肌膚之親才能滋長，整個關係不能只是建立在兩個人各據一角，熱烈地討論股市（即使兩人都喜歡聊股市）而已。如果沒有足夠的肢體上的接觸，人類的親密關係就少了非常重要的一個要素，少了它，愛終究會走味，導致一方想要退出，另尋愛情。

美國的《生活》雜誌有一期便以觸摸作為封面主題報導，作者喬治·豪威·寇特（George Howe Colt）和安妮·赫利斯特（Anne Hollister）舉出許多說明觸摸具有治療力量的例子：「研究證實按摩可以改善絞痛、過動、糖尿病、偏頭痛……的狀況，事實上，除了上述情形，按摩對佛羅里達州邁阿密的觸感研究所所研究過的每種病症都有改善的效果。」

> 按摩能改善絞痛、過動、糖尿病、偏頭痛、氣喘、增強HIV陽性反應病患的免疫系統、提高自閉兒的集中力、降低憂鬱症青少年的焦慮感。

喬治和安妮指出：「按摩似乎能幫助氣喘患者呼吸變得更順暢、增強HIV陽性反應病患的免疫系統、提高自閉兒的集中力、降低憂鬱症青少年的焦慮感、降低燒燙傷患者對於將切除壞死部位所感到的憂慮……等等。按摩對老年人也很有幫助，可以減輕憂鬱、降低壓力荷爾蒙，以及孤獨感，他們會因此減少看醫生的次數、少喝點咖啡，而且比較會打電話找別人聊天了。」

觸摸對人類非常重要，可是，在我們冷漠又好訴訟的社會中，觸摸已經變得愈來愈少見了，多抱抱你的孩子、你的伴侶，以及你心愛的人吧！定期幫別人按摩，也讓別人幫你按摩，讓你的深層邊緣系統更健康，連結更加緊密。

處方七
芳香療法

你的深層邊緣系統是腦中直接處理嗅覺的部分，這也是為何香水和有香味的肥皂能吸引人，而使人不愉快的體臭會讓人逃之夭夭的主因。英國《柳葉刀》期刊曾報導過使用薰衣草精油芳香療法的好處，使用適量的薰衣草精油，其香氣可以減輕壓力與憂鬱，還可以幫助入睡。

進行芳香療法時會將特殊的香料放在蒸汽機、浴缸、枕頭還有薰香瓶中，這些芳香都有讓人感到愉悅的功效。不過用鼻子聞與吃下去的作用大不同，吃東西是經過胃然後到消化系統被消化（而且許多精油，包括薰衣草精油，吞下肚消化是非常危險的），而香味則是觸動嗅覺神經，直接傳送到深層邊緣系統。

以肉桂來說，全世界有許多國家都將肉桂用於烹飪，家母是黎巴嫩裔，烹調時常常在菜餚中加入肉桂，包括我最愛吃的葡萄葉卷這道菜。最近當我告訴她煮過的肉桂味被認為是天然的壯陽藥時，她拍著額頭說：「難怪我生了七個孩子，你老爸老是纏著我不放！」

> 煮過的肉桂味被認為是天然的壯陽藥。

有很多人都注意到某些特殊氣味會引發強烈又清晰的回憶，彷彿當時的感覺再度重現。原因很簡單：氣味和記憶都是在腦中同一個區塊處理，因為味道會啟動深層邊緣系統中的神經電流，它們會喚起我們對往事較為完整的回憶，讓我們清楚地想起過去的種種細節。

味道對人的心情也有影響，恰當的味道可以穩定深層邊緣系統。愉悅的香味就像是滅火器一樣，置身於花朵旁、甜美的香氣以及其他令人感到愉快的氣味中能對腦部發揮強而有力且又正面的影響效果。

處方八
建立一座美好回憶的倉庫

因為深層邊緣系統儲存著印象深刻的情緒記憶，這些記憶當中有些是

令人不快的回憶。心理治療師常採取的一種治療方法，就是讓他們的病患回顧過去的負面回憶，以便能再一次處理這些負面記憶。

不幸地，這種治療方法可能會被錯誤地引導，尤其是當病患極度憂鬱時，憂鬱的人會選擇性記憶，他們會傾向只記得與他們心境相符的事情，因為他們的深層邊緣系統過度活躍，情緒是負面的，所以記得的每件事全是負面的。回憶起過往的整個過程讓他們的人生就像是一場漫長的惡夢，讓他們覺得自己有充分的理由感到憂鬱，心理治療師有時候注意到患者有這種傾向，會將病患的行為解讀成他們在自尋煩惱，但還有另外一種說法，認為這是與身心運作有關。

當你在回憶某特定事件時，腦部所釋放的化學物質與當初把這件事記入腦中時所釋放的化學物質很類似，因為如此，回憶會讓人回到過去類似的心境和感受。

如果回憶起小狗被車撞，就會讓你陷入沮喪的情緒中。與父母關係不好或是童年記憶很悲慘的人，腦中已經有了負面的化學痕跡，所以他們還是會從負面的角度來看待全新的事件；每當有人欺負他們時，會引發腦中與早年經驗類似的化學反應，他們也會傾向忽視對他們微笑的人，不認為微笑是一種善意的表現，因為正面的訊息與他們所經歷過的事件並非前後一致。

這種模式很難改變，因為它已建立於整體看待生命的觀點上了；早年就已形成的模式，會不斷地使人負面看待事情，好說服他們自己是活在消極的世界裡。想要改變就必須藉由回憶正面的事情，才能改變腦中的化學物質，回想起愉快的事情時可以將內心調整得較為健康，接著腦裡頭會隨著正面的事件產生能量。

回想愉快的事就是一種療癒的過程，我都鼓勵喪失至親的人試以這種方式來療傷止痛，當某個人過世後，回想起過去的紛爭、吵鬧容易讓傷痛持續，因為它會讓人陷入負面的思緒而持續無法忘懷。一直惦記著壞事的話，情緒過濾器就會設定成把美好的回憶都排除掉的狀態，這樣會讓人只顧著遺憾的戀情而忘了多年來擁有的真愛。

對於那些不需要每日與憂鬱症奮戰的我們而言，有時還是會不經意地

放大生活中一些負面的事情,當不幸的事情真的發生時,又會想太多,對事情一點幫助也沒有。為了平衡負面的記憶並讓腦部的深層邊緣系統恢復健康,我們應該試著回想生活中充滿正面情緒的時光。

如果你曾與人長期交往,回想你倆共度的美好時光會讓你們的關係更加緊密,回溯正面的記憶能實質鼓勵我們做出強化彼此連結的行為,勉勵自己多抱持肯定的念頭。

換句話說──想想另一半的擁抱、這個禮拜他／她幫了你什麼忙、一個讓你特別感動的眼神或動作──這些都會幫助你正面的去感受,使你的行為舉止更討人喜愛。它可能會提醒你白天時打個電話給老婆、讓你想起在老公生日時送什麼禮物會讓他特別開心、在日子艱辛時彼此互相扶持。

練習──10個快樂回憶

請列出生命中十段最快樂的時光,仔細敘述,用愈多感官來形容愈好。你記得什麼顏色?空氣中瀰漫著什麼味道?有音樂嗎?盡量讓心中的想像更生動些,打個比喻來說,你就像在圖書館裡「生活經歷」的書架上找尋出那本正確的書。

處方九
來運動吧！

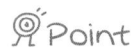Point

適當運動對身體還有其他好處

1.運動會讓你精力充沛，一點都不嗜睡。

2.運動會促進新陳代謝，讓你能控制食慾，使體重不會往上升。

3.運動會幫助腦部中的退黑激素正常分泌，強化睡眠週期。

4.運動會讓更多天然胺基酸中的色胺酸進入腦中，讓心情變好。色胺酸是血清素的前導物，許多憂鬱症患者都有色胺酸偏低的情形。色胺酸是較小的胺基酸，經常要和較大的胺基酸搶著透過血液進入腦部。運動時，身體的肌肉會消耗較大的胺基酸，減少色胺酸進入腦部時所需面臨的競爭，運動會讓你覺得比較舒服。

　　運動對深層邊緣系統非常有益，運動時會釋放出腦內啡讓人感到幸福，而且深層邊緣系統上有許多腦內啡接收器；運動也可以增加腦中的血液流量，為腦部帶來更多營養，讓腦部能正常運作。

　　回想一下血流跟營養物質給身體其他部位帶來什麼好處，瘦弱憔悴的身體會讓人不舒服吧？腦部亦是如此，良好的血液循環可讓深層邊緣系統回復至健康的狀態，進而讓情緒受到正面的影響。

　　定期運動的人據說會感到幸福滿足，這是長時間坐在辦公室的人無法體會的，他們會精神佳且食慾好、睡得安穩，而且時常心情愉快。多年來我發現運動這個處方對憂鬱症患者很有幫助，運動對那些無法服用抗憂鬱劑的人更是重要，有些人經醫生指示下以劇烈運動的方式來取代藥物治療，結果也讓自己和服用藥物的感覺一樣好。

　　現代人生活步調快速——工作時間長、尖鋒時間通勤往返而且還又是雙薪家庭——切記運動和照顧身體對健康的重要性，千萬別忽略了它們。某些事情上科技已處於對我們不利的狀態，因為它讓我們在日常生活中少了許多活動身體跟辛勞的機會了。

在電影《愛就是這麼奇妙》中，史提夫‧馬丁（Steve Martin）從屋子跑出來，跳上車子，開了九公尺到鄰居家，下車然後去敲鄰居家的門。也許有點誇張，但你想一下有多少次我們可以走去鄰近的商店買報紙，卻決定省時間開車去？這種缺乏運動的生活方式，正造成我們身體失去效率；換句話說，我們的身體本應該，但卻沒有燃燒脂肪。營養學家、生理學家和醫學界都同意，為維持少脂的體型、強健的心臟，以及結實的肌肉，持續運動的好習慣是不可或缺的。

許多人一聽到有人叫他們運動就抱怨發牢騷，認為運動既花時間又無聊。我的建議是多嘗試不同種類的運動，直到找到最適合自己的運動，看看你最喜歡的運動是什麼，但別忘了每日還是要做一些像是例行性的運動（走路、慢跑、騎車）；每週要做三次有氧運動（增加心跳讓更多氧氣進入肌肉中），每次至少二十分鐘。

> 每天要做走路、慢跑的運動；每週要做3次有氧運動，每次至少20分鐘，有助於讓你感到幸福。

有些人認為自己有打球的嗜好，運動量就符合所需，是不正確的觀念，事實上這要視運動的種類而定。我曾經治療過一位過胖的男性，我幫他擬了一份營養和運動計畫表，幾週後，他抱怨體重一點都沒下降，我問他運動的種類是什麼，他告訴我他每週打兩場高爾夫球，我跟他解釋，在高爾夫球場上走路並不能達到所需的運動量，因為那種運動不是持續性的運動——打者得常停下來擊球。他一臉驚訝的表情說：「等等，醫生，我不是走路停下來打球，我是從高爾夫球車下來打球，然後再上車，上車下車的運動量可不少！」

處方十
吃得營養：適當的脂肪和蛋白質很重要

過去十年來有許多關於食物、營養與憂鬱症的重要研究，而研究的結果卻讓大家感到訝異。我們一直聽到營養學家或新聞記者告訴我們要吃低脂、高碳水化合物的飲食，什麼東西上面都寫低脂，但是很可惜地，低脂不是一切問題的答案。

根據《美國精神病學期刊》的兩份研究顯示，膽固醇數值最低的男性自殺率最高。我們的深層邊緣系統需要脂肪才能正常運作，當然囉，脂肪有好有壞，有些對我們身體比較有益，比方說主要存在於魚肉中的Omega-3脂肪酸。除了適量的脂肪攝取之外，蛋白質也是健康的深層邊緣系統飲食裡不可或缺的，因為蛋白質是腦部神經傳遞介質的基本成分，多巴胺、血清素、正腎上腺素的指數過低都和憂鬱症和情緒性疾病脫不了關係。有些人如果攝取過多蛋白質會讓腦部限制進入腦中的腦蛋白數量，不足的時候則是會造成腦蛋白不足。豐富的蛋白質來源包括魚瘦肉、起司、豆類，還有堅果。

> 膽固醇數值最低的男性自殺率最高，深層邊緣系統需要脂肪才能正常運作。

血清素濃度過低會出現擔憂、情緒化、情感僵化，還有易怒（深層邊緣系統和扣帶的綜合問題）的狀況。要提高血清素濃度，應均衡飲食並搭配多種碳水化合物點心（全麥餅乾和麵包等），如果能配合運動，效果會更好。最近重獲美國食品藥物管理局核准上市的左旋色胺酸（L-tryptophan）也是種選擇，左旋色胺酸是一種存在於牛奶、肉類還有蛋類裡的天然胺基酸，我發現它對改善睡眠、降低攻擊性，以及改善情緒的控制都非常有幫助，重點是它沒有副作用，這讓它具備了比其他的抗憂鬱劑更加有利的優勢。

幾年前左旋色胺酸下市是因為某家廠商所生產的一批製品遭到污染，引發一種罕見疾病並造成數人死亡，左旋色胺酸本身跟造成死亡的原因毫無關係。我建議在睡前服用一千至三千毫克的左旋色胺酸。

最近有些人開始研究維生素B群中的肌醇（inositol），肌醇在健康食品店有販售，研究發現，一天服用十二至二十毫克的肌醇，對減緩喜怒無常和憂鬱有幫助，但是服用上述這些或是任何保健品之前，仍應該請教專業醫師。

正腎上腺素和多巴胺過低會出現憂鬱、精神不濟、無法專心、負面思考和精神恍惚的問題，要改善正腎上腺素和多巴胺濃度時，最好攝取含蛋白質的食物（如肉類、蛋類、豆類、堅果類還有起司），並且避免純碳水化合物的食物如麵包、義大利麵、蛋糕和糖果。我也會讓我的病患服用天

然的胺基酸如酪胺酸（tyrosine）（每天一千至一千五百毫克）來改善精力、專注力和脾氣衝動；還有苯丙胺酸（dl-phenylalanine）（每日三次空腹時服用四百毫克）來改善情緒化和易怒的問題。再次提醒，想服用這些保健品之前要先請教醫師。

處方十一
藥物治療

　　臨床憂鬱症、躁鬱症和嚴重的經前症候群，比大多數一般人情緒不佳時的問題來得複雜、困難多了，我先前所提出的深層邊緣系統處方不足以幫助較為嚴重的患者過著健康快樂的生活。為求有完整的療效，抗憂鬱藥物或是適當的草藥有可能是必須的。

　　檢查深層邊緣系統的活動是否正常化，就可以知道處方藥是否真的對治療憂鬱症有效，每當腦部邊緣系統的活動變正常，患者與病症相關的症狀就會減少。

　　近幾年來，已經有新的抗憂鬱劑上市，這些新藥比起原有的抗憂鬱劑適用範圍更為廣泛，副作用也更少，有些新藥還可以幫助我們改善生活中可能會遭遇的一些輕微無臨床症狀的問題，像是喜怒無常和負面思考等。附錄的「認識相關藥物」有目前抗憂鬱藥劑的相關資料，包括藥品名稱、成分名，以及用量。治療臨床性憂鬱症的時候，記得一定要持續服用足夠劑量的藥物一段時間後才能見效，一般來說，抗憂鬱劑要服用二到四週後才能見效，一定要跟你的醫生密切配合才是，如果突然停藥反而可能會導致不堪設想的後果。

> 治療臨床性憂鬱症，要持續服用足量的藥劑一段時間才能見效。

　　聖約翰草（Saint-John's-wort）是一種對憂鬱症治療效果良好，而且還可以讓深層邊緣系統緩和下來的草藥療方，在歐洲已經沿用多年，它是醫生最常開立也是副作用最少的抗憂鬱劑。

　　我建議成人的劑量是每日兩次含〇‧三％金絲桃素的聖約翰草，每次五百毫克。雖然聖約翰草的副作用比一般傳統的抗憂鬱劑的副作用來得

少，但它還是有副作用。有些人會變得對光敏感、變得比較容易曬傷，有些人會長痘痘，而且我還曾有一個病患在服用一個月後心跳明顯地變緩慢了。若你想服用聖約翰草來治療憂鬱症，應該要經由醫師指示。

然而，為了讓我的病患有最佳療效，我常常將本章所提到的深層邊緣處方搭配藥物一起治療。

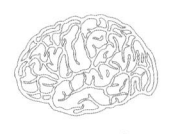

Chapter 3

真危機還是假恐慌
－腹部呼吸、引導式觀想,每日放鬆不焦慮－

字跡潦草、歪歪扭扭──**注意力缺陷症** P89

無法將心中的想法寫下來──**手指失認症** P90

肌肉僵直、表情木然、動作緩慢、手腳不靈活、顫抖──**帕金森氏症** P90

負面思考、焦慮、暈眩、呼吸不順、心跳加快──**恐慌症** P93

焦慮到不敢出門──**廣場恐懼症** P94

經歷重大災禍、憤怒、心神不寧、憂鬱──**創傷後壓力症候群** P96

不敢說出與人相反的意見──**衝突恐懼症** P97

動作、聲音抽搐、眨眼、痙攣、穢語症──**妥瑞氏症** P98

肌肉痠痛、顫抖──**精細動作問題** P99

頸部後方疼痛、偏頭痛──**頭痛** P100

提不起勁、工作狂──**過度消極或積極** P100

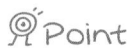

> **整合感覺、思考和動作的基底核系統**
> ◎整合感覺和行動
> ◎轉換並平順精細的動作行為
> ◎抑制多餘的動作行為
> ◎設定身體放鬆的速度或是焦慮的程度
> ◎加強幹勁
> ◎傳遞愉快／興奮

基底核是一組大型構造，朝向環繞深層邊緣系統的腦中央，基底核負責整合感覺、想法與動作，而且還幫助轉換以及平順動作行為。

調節身體和情緒的反應和節奏

我們的診所還發現，基底核與身體放鬆的速度或焦慮的程度有關；除此之外，它也調節動機並且與愉快和興趣的感覺息息相關。接下來，讓我們一一深入了解其功能。

整合感覺和行動

感覺、思考與動作的整合是在基底核進行的，這就是為什麼你會在興奮時跳起來、緊張時發抖、害怕時僵住或在老闆發飆唸你時舌頭打結。基底核讓情緒、思考與身體動作能平順地整合，當輸入太多事情時，這些運作就會鎖死。

我有個病人在舊金山發生的一場嚴重的重型機車車禍中，遭到嚴重灼傷。當他身體著火躺在地上時，旁邊就有人，卻因為害怕而只能呆站在原地動也不動，根本沒辦法上前幫助他。多年來他對他們的反應感到疑惑，不解為何沒有人願意上前幫助他，他納悶：「是因為這不關他們的事嗎？

基底核系統

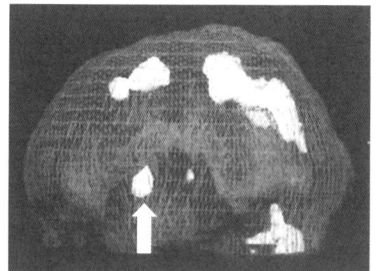
3D側面活動視圖

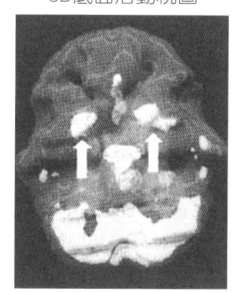
3D底面活動視圖

還是我不值得別人救嗎?」許多年來,這個人活在因意外造成的身體和旁人見死不救的傷痛中,一直到了解這事情的原委後才釋懷:殘酷的意外讓旁觀者的情緒深受衝擊,結果基底核難以承受,使得他們變得無法動彈,即使多數的旁觀者是想幫忙的。

當基底核過度活躍時(有焦慮傾向或病症的人),往往承受不住壓力大的狀況,時而呆掉或僵住不動(思考或是行動)。**當基底核活動不足、低落時(有注意力缺陷症的人)**,常常在壓力來襲的當下立刻反應,有注意力缺陷症的人常常在意外發生時第一個趕到現場,而且神態自若的面對緊張狀況。

我有個患有注意力缺陷症的朋友,他在危急狀況時反應比我快得多了(我天生基底核就過度活躍)。記得有次我們吃完飯到櫃檯結帳時,在我們前面的一位女士突然倒下來,朋友立刻趨前協助那位女士,我卻因突然而來的狀況楞在原地,我還有受過專業醫療訓練,朋友才沒有呢!我過去常會為了不能在這些情況下迅速反應而感到愧疚,不過,在知道這是我的腦袋瓜不允許我這麼做後,心裡就好過些了——原來是我的腦部基底核活動讓我難以在令人焦慮的狀況下迅速反應。

協調動作

轉換精細的動作行為並使之平順,是基底核的另一項功能,

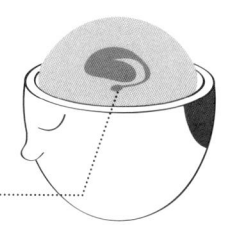
注意力缺陷症

這對於書寫文字和動作協調非常重要。再以注意力缺陷症為例，許多患有注意力缺陷症的成人和孩子字都寫得很醜，寫字對他們而言，既困難又很有壓力，所以字看起來總是歪歪扭扭或很潦草。事實上，很多有注意力缺陷症的成人和孩子都是寫英文印刷體而不是書寫體，他們覺得寫印刷體比較容易，因為寫印刷字體時不是一直連續不斷的寫法，而需中途停頓；注意力缺陷症的人也會抱怨他們很難將心中所想的謄寫在紙張上，這種狀況稱為手指失認症（手指無法分辨腦筋在想什麼）。

我們知道藥物治療對注意力缺陷症效果不錯，心理興奮性藥物如利他能、Dexedrine或Adderall，可以藉由加強基底核內神經傳導物質——多巴胺的分泌來改善症狀。這些藥物有時候在改善書寫力和加強一個人將思想化成紙上文字的能力上，效果驚人；而且，許多患者在服用這些藥物後整體的動作協調能力都有改善。以下是我的病人的例子：

Hello, my name is Tommy.

湯米，十四歲，治療前的筆跡。

Hello, my name is Tommy.

診斷出注意力缺陷症並服用興奮性藥物治療後的湯米筆跡。

抑制多餘的動作行為

另一個**有關基底核動作控制功能的線索，來自其他兩種疾病，帕金森氏症（Parkinson's disease）和妥瑞氏症（Tourette's syndrome）**。帕金森氏症是憂鬱基底核系統的多巴胺不足所造成，症狀包括滾藥丸式手顫（pill rolling hand tremor）、肌肉僵直、齒輪化（當試圖動到關節時，會有斷斷續

續的抽搐動作）、喪失靈活度、臉部表情木然和動作緩慢；若能服用促進多巴胺分泌的藥物，便可改善症狀，讓活動靈活些。基底核也和抑制多餘的動作行為有關，如果腦部這個部分異常，就會出現較高的妥瑞氏病症的風險，這種疾病通常會伴隨一種包含動作和聲語抽搐的症狀。

設定身體放鬆的速度或焦慮程度

在腦部造影的結果中，我們發現基底核也一定與設定身體「放空」或是焦慮的程度有關。基底核一旦過度活躍，就經常會伴隨著焦慮、緊張、警覺心強和恐懼感升高的症狀；活動低落時，則會造成積極性、活力和衝勁出現問題（降低）。

有趣的地方是，我曾掃描過一些非常積極的人士，如企業的執行長，他們腦部的這個部分都非常活躍，我們推論有些人可以將基底核活躍的活動情形轉化成努力動機，而成為社會上的「行動者」。就像我的母親，跟我一樣腦子這個部分比較活躍，也真的比較容易緊張，但她總是忙得不亦樂乎：她一個禮拜打高爾夫球四到五次，養大七個小孩似乎毫不費力，而且總是在幫別人處理一些事情。我相信，運用基底核活躍所帶來的多餘體力和活力有助於排解焦慮。

傳遞愉快&興奮

另外一個有趣的發現：**基底核可能與腦內的快樂控制迴路有關**，位於紐約州阿普頓的美國布魯克海文國家實驗室有個由諾瓦‧沃爾科（Nora Volkow）團隊所進行的腦部造影研究，觀察古柯鹼和利他能會影響腦部哪個部分，結果顯示兩者大部分都是被基底核所吸收。

古柯鹼會讓人上癮，而用於治療注意力缺陷症的處方劑──利他能卻不會。這項研究結果清楚顯示，古柯鹼是一種強烈的多巴胺促進劑，但效果來得快去得快，就像一陣強風吹來就消失無蹤，服用的人一開始會非常亢奮，當效果消失時，他／她就還想再多服用些；相

手指失認症／帕金森氏症

反地，雖然利他能也能促進基底核分泌更多的多巴胺，但它的作用較為緩和，消退時的速度也比較緩慢。

諾瓦‧沃爾科醫師的團隊發現，使用古柯鹼刺激基底核活動之後，會讓人有想一直服用這種藥物的強迫性欲望；另一方面，利他能可以強化幹勁、注意力和貫徹性，但又不會讓人亢奮，也不會變得更想一直使用（除非服用遠超過醫師處方所開的劑量）。事實上，在治療那些患有注意力缺陷症的青少年時，我碰到最大的問題反而是他們時常會忘記服藥。

濃到化不開的愛情也會讓腦部有像嗑了古柯鹼的作用，促使基底核大量釋放多巴胺。愛情真的能影響我們的生理狀況，我曾掃描過我的一個好友——比爾，那時他剛交了新的女朋友。三次約會後，他簡直是為她神魂顛倒。有天，他們倆在沙灘上摟摟抱抱一整天，之後他跑來跟我聊他的新戀情，他快樂得不得了，好像剛嗑過藥一樣。當比爾正在講話時，我的核子技術人員到我辦公室告訴我有多一劑同位素，如果還有人要做掃描的話，可以多做一個。

比爾受愛情影響的腦部

3D底面活動視圖

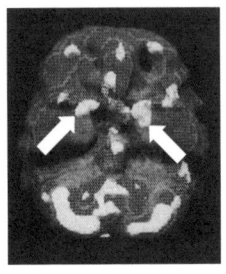

注意基底核左右兩邊活動增加（箭頭處）。

因為我先前曾經掃描過比爾的腦部當作正常的對照組，我決定再幫他掃描一次，看看他腦袋瓜裡的新戀情是什麼樣子。我很驚訝的發現，他的腦部看起來就像服用過大量的古柯鹼，基底核左右兩邊都有非常活躍的活動情形，幾乎快要到癲癇發作的程度。愛情對腦部的影響力果然驚人，就像會讓人上癮的藥物一般強烈。

Point

基底核系統的問題
◎焦慮、緊張
◎恐慌發作
◎生理上感到焦慮
◎總是預期最糟糕的狀況會發生
◎避免衝突
◎妥瑞氏症／痙攣
◎肌肉緊繃、痠痛
◎顫抖
◎精細動作的問題
◎頭痛
◎消極和積極

病症

　　過度的基底核活動會讓本來放鬆的身體再度抓狂，並且讓人感到焦慮、緊張、緊繃以及悲觀。

恐慌症

　　幾乎所有我們治療過的恐慌症患者在掃描腦部時都發現基底核活動增加的情形。以下是一個恐慌症的案例：

⊕專門預測壞事的專家──蓋瑞

　　蓋瑞約八年前來找我，最先是因為背痛而就醫，醫生檢查後發現他的腎臟上有很淡的斑點，就叫他去照腎臟X光。醫生這麼一說，蓋瑞就開始想：「醫生會發現我有癌症。」（注意他跳躍式

恐慌症

的邏輯！）他可不光是這麼想而已，「醫生會發現我有癌症，我得接受化療。」十秒鐘後，他表現得就像已經做了化療一樣，「我會把膽汁都吐出來，所有的頭髮都掉光，受病痛折磨，然後死掉！」他的腦筋在三十秒內就把這些事情全想過一遍，接著恐慌就發作了，他心跳加速、雙手變得冰冷，大口喘氣、滿身大汗。他對醫生說：「我不能照X光。」醫生很困惑地問：「你這是什麼意思？你來找我看病解決問題，我需要照X光才能……」蓋瑞回答：「不，你不懂我的意思，我沒辦法照X光！」這個醫生找到我的電話號碼，打給我說：「丹尼爾，幫我搞定這個傢伙。」

聽完蓋瑞的故事後，我知道他一直都有恐慌症，而且還是個專門預測壞事的專家，使得他恐慌發作。

治療蓋瑞時，我教了蓋瑞第一〇二頁裡頭提到的基底核處方，甚至還陪他去照腎臟X光，我對他做了催眠，讓他能平穩地完成檢查，他表現得很好，並且鬆了一口氣，順利地繼續完成所有檢查程序──直到檢驗人員憂容滿面的走進來，問他是身體的哪一邊會痛。蓋瑞抓著他的衣服，然後看著我，像是在說：「你這個混蛋！我就知道你在騙我，我就要死了！」我拍拍他的腿說：「蓋瑞，你聽我說，在你死之前，讓我看一下你的X光片子。」（精神科醫生也是內科醫生）我從X光片上看到他有一顆很大的腎結石，會讓人痛得受不了──但腎結石死不了的，但蓋瑞運作過度的基底核讓他總是預測最糟糕的事情會降臨，使他情緒備受煎熬。

> 基底核焦慮症狀，往往會讓原有的身體不適症狀更加嚴重，所以處理焦慮問題也相當重要。

基底核焦慮症狀會讓疼痛加劇，當蓋瑞因疼痛感到更焦慮時，疼痛信號會讓他肌肉收縮，輸尿管（從腎臟到膀胱的一條管子）的平滑肌收縮時會擠壓到腎結石讓疼痛加重。心理治療和Nardil（一種有抗憂鬱作用的單胺氧化酶抑制劑MAO）綜合療法，加上偶爾服用煩寧Valium，讓蓋瑞能夠過比較正常的生活。

會引發焦慮的情況也會造成基底核過度活躍的人因恐懼而裹足不前，最後變得無法出門，這種症狀叫做「廣場恐懼症」（agoraphobia，不敢身處於公共場所中），我曾治療過許多因為擔心恐慌發作而足不出戶的人，其中甚至有一位婦女長達四十年不出門。

⊕恐慌到無法出門的瑪莎

　　瑪莎是一位加護病房護士，被先生逼來接受治療。她第一次恐慌發作在三十六歲，那時她正在雜貨店裡。突然，瑪莎感到一陣暈眩而且呼吸不順，心跳得很快，覺得好像有什麼大事要發生了，她把購物車留在賣場裡，跑回車上哭了一個小時以上。那次以後，瑪莎恐慌發作的次數愈來愈頻繁，甚至嚴重到無法出門的狀態，她擔心發作時沒有人可以幫忙，最後，她還把工作辭了，讓先生負責帶小孩上學。瑪莎不願意吃藥治療，因為她母親過去治療恐慌症時服用煩寧上癮，而常對她很不好；瑪莎不希望自己有任何一點像她媽媽一樣。她相信她可以控制讓這些狀況不發生，但她先生發現她的失調狀況愈來愈嚴重，便帶她去看一個家庭諮詢師，諮詢師教她要練習放鬆，學著如何反擊自己的負面想法，但沒有用。

瑪莎受到恐慌症影響的腦部

3D底面活動視圖

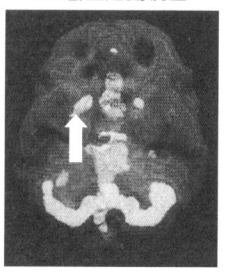

注意右邊基底核活動明顯增加（箭頭處）。

　　她的狀況惡化了，所以最後她先生帶她來找我。因為她拒絕服藥，所以我決定安排瑪莎做SPECT檢查，來評估她的情形並且讓她看看自己的腦部功能。

　　她的SPECT檢查結果顯示基底核右邊很明顯有局部活動增加的情形，這在恐慌症患者中相當普遍。有趣的是，有癲癇的病患的腦部也有局部活動增加的情形，因為恐慌發作與強烈的情緒累積有關，我同事和我都懷疑，是否基底核的問題等同於行為性的癲癇發作。

　　掃描檢查的結果讓我說服瑪莎接受藥物治療，我讓她服用

廣場恐懼症

Klonopin，一種用來控制癲癇發作的抗焦慮藥物，沒多久她就可以出門了，也再度回到職場，讓生活回歸正軌。除了服用藥物之外，我也教她一系列基底核處方，包括複雜的生理回饋療法、舒壓技巧，並且幫助她糾正自己像預言能力般的負面思考。幾年過後，她就完全停藥了，恐慌也再也沒發生過了。

創傷後壓力症候群

馬克，五十歲的企業主管，在企圖自殺不久後入院治療。他的妻子正開始辦理離婚手續；他覺得自己的人生好像四分五裂，他憤怒、充滿敵意、心灰意冷、心神不寧並且長期感到憂鬱；他的同事形容他「隨時都在發火」；他也抱怨一直頭痛。

馬克是獲頒勳章的越戰退役軍人，那時他是個步兵，殺過一百多個人。他說自己在越南時失去了人性，而且那些戰爭的經歷讓他變得麻木不仁。住院時，他抱怨自己飽受過去回憶的折磨。馬克有創傷後壓力症候群，加上他妻子現在要離開他了，他覺得沒有理由要活下去了。

因為他的症狀很嚴重，加上他在越南時頭部受過創傷，所以我幫他做了SPECT檢查，結果發現他基底核左側活動明顯地增加，是我所見過最活躍的腦部活動。

馬克受創傷後壓力症候群及頭痛所影響的腦部

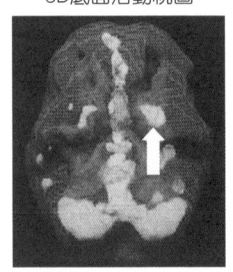

3D底面活動視圖

注意基底核左邊活動增加（箭頭處）。

基底核左側的異常結果常見於長期容易發怒或生氣的人,情緒穩定劑如鋰、癲通或是Depakote,有助於降低怒氣並且穩定住腦中的病灶區域。我讓馬克服用Depakote,幾乎是立刻地,他的頭痛問題消失了,並且開始感到比較穩定些;他不再斥責每個人,也變比較能夠從離婚以及越南所帶來的創傷中恢復過來。

在治療馬克的過程中,我發現他的越南經歷讓他的基底核一直設定在保持警戒的狀態——在戰地的那十三個月裡,他得一直保持警戒的狀態以免中彈。這些年以來,他一直沒有機會學習如何把大腦重新調整回正常的狀態,藥物和心理治療讓他感到放鬆,這是這二十五年以來,馬克第一次感到他真的已經離開戰場了。

害怕衝突

就定義來看,焦慮令人感到不快,所以焦慮的人往往會避免任何會讓自己感到不舒服的情況,處理衝突尤其讓他們感到不舒服。**基底核有問題的人往往會因衝突而不知如何是好,進而盡量想辦法避開衝突**;很不幸地,避免衝突會對你的生活帶來很嚴重的負面影響。

⊕沒有辦法解雇壞員工的羅倫
羅倫是附近的一間快餐店的老闆,他很討厭衝突,長久以來也有緊張與焦慮的感覺。為了避免與人起衝突,他沒辦法解雇不稱職的員工,這些問題也造成羅倫對於欺負他的人太過善良,所以讓他開始怨恨自己的優柔寡斷;多年來羅倫不曾說出婚姻中令他不快樂的事情是什麼,他會一直把事情壓下來直到他爆發為止——學習處理衝突是他治療的重點。

⊕逃避衝突而無法昇遷
類似的情形讓傾向逃避衝突的貝琪搞砸了工作。她在當地一家油品公司上班,她很優秀所以很快便升遷上去,直到她的職位必須面對權貴人士,這些人競爭心強,習慣面對衝突和競爭。貝琪以安

創傷後壓力症候群/衝突恐懼症

靜順從的態度來對應他們,她想辦法討好他們,因為她想避免公開衝突造成排山倒海而來的焦慮。猜猜結果為何?她的職業生涯停滯不動,她沒法子表達自己的意見,只要她的意見跟大家不一樣,她就什麼都說不出來。

貝琪最初是因為嚴重的恐慌症來找我,她不敢開車出門,因為害怕恐慌發作,所以她丈夫和她的朋友得開車載她出門。治療時,我教她如何面對衝突,教她如何面對這些人而不是躲開他們。結果,她開始會在會議中發言,讓自己身為公司一員,幫自己的立場辯護,高階主管開始注意到她的優秀表現。學習如何緩和基底核活動很重要,不然的話,焦慮和過去發生的事情會主導著你的一生。

難搞的妥瑞氏症

妥瑞氏症是一種很有意思的疾病,它把基底核和兩種看起來毫不相干的疾病串在一起:注意力缺陷症與強迫症。妥瑞氏症的特徵是持續一年以上動作和聲音上的抽搐:動作上的抽搐是不自主的肢體動作,像是眨眼、甩頭、聳肩、手腳痙攣;聲音的抽搐通常是指不由自主的發出噪音,像是咳嗽、喘氣、吹氣、吼叫,有時還會咒罵(穢語症)。**妥瑞氏症是會遺傳的疾病,而且可能是與幾個掌管多巴胺分泌相關的基因異常有關**,我們診所的妥瑞氏症患者以及其他地方的妥瑞氏症患者的SPECT檢查都發現:他們的基底核異常。

> 60%的妥瑞氏症有注意力缺陷症,50%有強迫症。

妥瑞氏症最驚人的一個地方是它與注意力缺陷症和強迫症高度相關,估計有六〇%的妥瑞氏症有注意力缺陷症,五〇%有強迫症,表面上看起來,他們是南轅北轍的兩種疾病,**注意力缺陷症是沒辦法專注,而強迫症則是太專注於自己的負面想法(偏執)或行為(衝動)**。

深入了解同時患有這兩種疾病的患者後,我發現兩者都與家族病史高度相關,舉例來說,注意力缺陷症患者常會有類似強迫症狀的親戚,而患有強迫症的患者則是家族中有人患有注意力缺陷症。甚至還有一種被稱為

過度專注注意力缺陷的非典型注意力缺陷症，患者會同時有不專心和過度專注的症狀。

幫助神經傳導物質加速形成一定要有多巴胺和血清素才行。在我們腦內似乎有一個讓多巴胺和血清素平衡的機制，而基底核是達成平衡的關鍵。多巴胺與運動動作、轉換注意力與認知彈性有關，如果有什麼事造成腦內多巴胺的水準上升時，血清素的效用就會減弱；當腦內多巴胺的水準下降時，血清素的作用就會提高。例如，我讓某人服用心理興奮性藥物來治療注意力缺陷症，它是藉著提高基底核中的多巴胺的分泌來達到效果，幫助患者專注、貫徹、有鬥志，但如果我給得太多，他會變得誇張、情緒化又執拗（血清素太少的症狀）；如果我給注意力缺陷症患者服用提高腦內血清素分泌的藥物，像是百憂解（一種選擇性血清素再吸收抑制劑），他的注意力缺陷症病情可能會惡化，還會有動機低落的情形。

因為基底核會影響多巴胺分泌（不足時會造成注意力缺陷症），也和轉換及抑制運動動作有關（不夠順暢時可能產生抽搐），過度活躍（與扣帶迴相連）則會有強迫症──基底核很可能與這三種疾病都密切關連。

使用某些抗精神病藥物如好度Haldol（成分：haloperidol）和Orap（成分：pimozide），對於阻擋多巴胺的分泌會有所幫助，但卻會使注意力缺陷症的病情惡化。心理興奮性藥物如利他能（成分：methylphenidate）、Dexedrine（成分：dextroamphetamine）或是Adderall（一種苯丙胺鹽混合物）對注意力缺陷症有效，但對抽搐的作用卻不是很穩定，可能使症狀好轉，也可能更惡化。再者，心理興奮性藥物往往會加重強迫症，使得病患更專注於困擾他們的念頭或是行為；可能是因為基底核的干擾機制出了問題，以致破壞了腦中多巴胺和血清素的平衡狀態。

肌肉緊繃痠痛、顫抖

精細動作的問題也和基底核異常有關，先前我們已經舉過寫字的例子加以說明。另外與基底核有關的例證，就是當我們焦慮時會出現細微顫抖的動作。當我在眾人前演說時，手裡不會拿稿子，

妥瑞氏症／穢語症／肌肉緊繃／痠痛／顫抖

因為稿子可能會因我感到緊張而搖晃發出抖動聲。當基底核過度活躍的時候，我們就比較容易出現肌肉張力升高或顫抖的狀況；執業時，我常常會開抗心律失常藥（propranolol）給音樂家服用，使他們在表演時顫抖的情形能穩定下來。

頭痛

因基底核過度活躍而引起的肌肉張力升高往往會造成頭痛，我注意到有些頭痛好不了的人在基底核都明顯有活動增加的焦點區塊，這種情形似乎會跟肌肉收縮型頭痛（常被形容成頸部後方疼痛，好像額頭上箍著一條帶子）和偏頭痛（單邊發生的陣痛，發作前會有視覺上的預兆，或是其他現象的警訊）一起發生。有趣的是，用來降低腦部過度活動的抗癲癇藥，如Depakote或是癲通對緩和某些種類的頭痛也很有用。

過度消極或積極

如前所述，多巴胺不足往往會讓人提不起勁，注意力缺乏即為一例，但血清素的水準升得太高也會導致消極的問題。醫生知道如果他們開的血清素加強型的抗憂鬱劑——如百憂解（成分：富魯歐西汀）、樂復得（成分：sertraline）、Paxil（成分：paroxetine）、無鬱寧Luvox（成分：fluvoxamine）——量太多時，常造成動機低落。許多患者曾跟我說，他們停止服藥的原因，是服藥會讓他們停止做對他們的工作或家庭生活來說非常重要的事情。有一個企業執行長跟我說他停用樂復得是因為他變得懶得處理文書工作而且毫不在乎，「這不像我！」他說。

強化多巴胺或是基底核的活動狀態，可能會讓人變得積極甚至積極過頭。我先前也有提到，許多企業執行長的基底核都相當活躍，他們也往往會超時工作，但事實上，週末是他們最難熬的時間。平日時，他們精力充沛，處理安頓好每件事；週末行程較輕鬆時，他們常會抱怨感到無力、焦慮，還會亂了頭緒；他們不知輕鬆為何物，只覺得渾身不對勁。工作狂可

你的腦袋有問題嗎？

請參考這張行為表並評估你自己（或是你要評估的那個人）在各項行為上的強度。利用下面的評分標準並在旁邊填入適當的數字，如果有超過五項或是五項以上是3或4的話，則表示基底核很可能有問題。

0＝從未　1＝偶爾　2＝有時　3＝經常　4＝非常頻繁			
緊張或是焦慮的感覺。		過度害怕別人的批評或是挑剔。	
恐慌發作。		持續的恐懼症。	
肌肉張力升高的症狀（頭痛、肌肉痠痛、手顫）。		消極。	
間歇性的心絞痛、心跳加速或是胸部疼痛。		過度積極。	
間歇的呼吸困難或感到窒息。		抽搐。	
間歇性的感覺到頭暈、昏眩或是站不穩。		字寫得很難看。	
間歇的噁心、肚子不舒服。		很容易出現驚嚇反應。	
間歇的出汗、發熱或是發冷、手部冰冷。		焦慮來襲時往往不知所措。	
凡事往壞處想。		過度擔心別人的想法。	
怕死或是怕做瘋狂的事情。		害羞或是膽怯。	
擔心恐慌發作，而不願意出入公共場所。		容易感到窘境。	
避免衝突。			

能是基底核造成的，他們內在放鬆速度或是精力水準不讓他們喘口氣；當然，這還是有其好的一面，許多對社會貢獻良多的人就是靠著基底核促使他們長時間努力工作。

頭痛／過度消極／工作狂

基底核問題處方箋

> 注意力缺陷症、手指失認證、帕金森氏症、恐慌症、廣場恐懼症、創傷後壓力症候群、衝突恐懼症、妥瑞氏症、精細動作問題、頭痛、過度消極或積極……

下面的處方可以幫助你強化及治癒基底核的問題，這些是根據我們對基底核的了解和臨床患者的經驗而成。提醒你，基底核攸關感覺與動作的整合、轉換並且使我們得以動作行為平順、設定身體的放鬆速度或是焦慮程度、調整行動方式，還有激起快樂和興奮的感覺。

處方一
殺掉自然衍生的負面想法

基底核有問題的人常會是凡事往壞處想的高手，腦子裡滿是會算命的ANTs螞蟻，學習克制悲觀預測，對治療腦部這個區塊的問題相當有效。多年來，我遇到很多人都跟我說自己很悲觀，他們說，如果他們預測某個不好的事情會發生，往往不好的事情就會如預期般發生。雖然預言的結果不曾讓他們失望，但他們很可能會比較短命，長期承受來自負面預測的壓力，會降低免疫系統的功能，增加生病的機會。你的思想會影響到你身體裡的每一個細胞。

一定要學習如何殺死腦袋瓜裡頭那些愛算命的ANTs螞蟻，才能有效地處理腦部這個區塊所產生的焦慮。當你感到焦慮或緊繃時，請試試下面的步驟：

Step1

寫下造成你焦慮的事件，例如在眾人面前站起來講話。

Step2

注意並將心中自然衍生的念頭寫下來：可能發生的情形讓你感到焦慮，然後你預測不好的事情會發生。一般因焦慮而造成的念頭包括：「他們會覺得我很笨」、「其他人會笑我」、「我講話會結結巴巴」、「我會發抖，看起來很緊張的樣子」。

Step3

把這些想法標記或是視為愛算命的ANTs螞蟻。很多時候，只要將這種想法直接點出來就可以減低它的威力。

Step4

反駁自然衍生的負面想法，把螞蟻給消滅掉。寫下能夠打消負面想法的反駁，例如你可以寫：「可能他們不會笑，我會表現得不錯；如果他們笑，我就跟他們一起笑；我知道對很多人而言上臺講話是件讓人想發瘋的事情，如果我感到很緊張，可能有些人會很同情我。」

不要照單全收每個進入腦中的想法，它們不是事實，只是根據基底核焦慮而來，所以大多數都不是正確的。你不必相信每個進入腦袋的想法，可以藉著做樂觀的預測來改變這種模式，並且幫助基底核冷靜下來。

處方二
使用想像力療法

把基底核設定（或是重新設定）在一種放鬆、健康的狀態是一件很重要的事，最好是透過每日放鬆的養生法。每天花二十或三十分鐘訓練身體放鬆下來對我們好處多多，包括減輕焦慮、降低血壓、減少肌肉的緊繃與疼痛，並且改善與他人相處時的脾氣。引導式心像（guided imagery）是一種非常好的技巧，每天都可以使用。

練習──20分鐘的迷你假期

找一個你可以待上二十到三十分鐘的安靜地方，坐在舒服的椅子上（如果你不會睡著的話，可以躺下來），然後訓練你的心思平靜下來，用內心的眼睛選一個屬於自己的天堂。我會問我的病患：「如果可以選擇去全世界任何一個地方讓你放鬆滿足，你會想去哪？」用你全身的感官來想像這個地方，看你想看的，聽你想聽的，嗅出並品嚐空氣中的香氣及滋味，感受你想感受到的。你的想像愈逼真，你就愈能讓自己沉浸於這個想像中。如果有負面念頭打擾，注意它們但別隨之起舞，重新專注回你的無害天堂，慢慢、平穩、深深地呼吸。好好享受你的迷你假期吧！

處方三
試試橫膈膜呼吸法

用腹部緩慢地深呼吸。這是我教恐慌症病患的主要練習項目之一，事實上我寫了一份恐慌對策讓他們帶在身上。處方上面寫著：

練習──恐慌對策

每當你感到焦慮或恐慌，試試下列的方法：

- 用腹部緩慢地深呼吸。
- 殺掉愛算命的ANTs螞蟻。
- 將注意力轉移到焦慮以外的地方。
- 如果上述策略都不是很有效時，服用我開的焦慮藥物。

呼吸是處方中非常重要的一環，呼吸的目的是把氧氣從空氣中帶進身體中，並且將廢物（如二氧化碳）排出體外。身體裡的每個細胞都需要氧氣才能運作，腦部的細胞對氧氣特別敏感，因為只要缺氧四分鐘，腦細胞就會開始死亡，腦部含氧量稍微有變化就可以改變一個人的感覺和行為。當一個人生氣時，他／她的呼吸模式幾乎是立刻就不一樣了，呼吸明顯變得淺又急促，這種呼吸模式很沒效率，所以生氣的人的血液含氧量會下降，接著腦部中可用的氧氣也會減少，他／她可能就變得比較容易生氣、衝動、困惑而且易出現負面行為（像是吼叫、威脅或是打人）。

練習──檢視呼吸方式

學習正確地呼吸，試試這個練習：
在椅子上，讓自己舒服地坐著。把眼睛閉上，把一隻手放在胸前，另一隻手放在腹部，然後花個幾分鐘的時間來感受自己呼吸的節奏。

你都是用胸部呼吸嗎？用腹部？還是兩者都用呢？

你呼吸的方式對你時時刻刻的感覺有著非常深刻的影響。你有看過小嬰兒或是小狗呼吸嗎？他們幾乎都只用腹部來呼吸，呼吸時他們很少動到上胸，但大多數成人幾乎完全用上胸呼吸。

為了糾正這種負面呼吸模式，我教患者要變成主要用腹部緩緩深呼吸的專家。在我的辦公室裡有一套精密的生物反饋器材，利用應變規來測量呼吸活動。我把一個測量規環繞受測者的胸部，另外一個環繞腹部，這個生物反饋器材可以測量一個人吸氣和吐氣時胸部和腹部的動作。當你吸氣時如果你的腹部有擴張（利用橫膈膜肌），這樣就能讓肺部有空間往下擴張，增加進入身體的氧氣量。

我讓病患看著顯示自己呼吸模式的電腦螢幕，來教他們用腹部呼吸，多數人大約只要三十分鐘就可以學會改用腹部呼吸，幫助他們放鬆，也更能控制自己的感覺與行為。

練習──用書本練習呼吸

若你沒有管道使用精密的生物反饋器材，那就躺下來並在腹部上放一本小書，吸氣時讓書往上升，吐氣時讓書往下降。把身體的呼吸中心往下移會幫助你感覺比較輕鬆，更能控制自己，每天練習這種橫膈膜式呼吸法五或十分鐘，有助於穩定基底核。

這個練習是讓我個人獲益匪淺的練習之一，第一次練習用橫膈膜呼吸時，我的基本呼吸速度是每分鐘二十四次，而且主要是用上胸呼吸。我在軍中待了十年，受到的訓練是叫我要挺胸縮小腹（正確呼吸的相反作法）。很快地，我學會如何平順呼吸並且讓呼吸更有效率，這不僅對我的焦慮感有所幫助，也讓我感到整體上比較穩定。現在，我在一些棘手會議、演講或是媒體訪問前，都會使用這個方法使自己冷靜下來；當我感到壓力大時，我也會用這個方法並搭配自我催眠來幫助睡眠。我目前基本呼吸次數是每分鐘十次。

處方四
冥想＆自我催眠

冥想有許多種類，通常都與橫膈膜式呼吸法和引導式心像有關。哈伯‧班生（Herbert Benson）醫師在他的經典著作《放鬆反應》一書中，描述他如何讓患者每天花些時間只專注於一個字上，如果有其他念頭開始干

擾他們，他們得訓練自己重新專注回到那個字上。班生醫生發現這個簡單練習的結果令人吃驚：他病患的血壓和肌肉緊繃程度明顯降低。

自我催眠能夠接通到天生的「基底核舒緩力量來源」，許多人甚至根本不知道基底核有這樣的力量存在，它其實就在你身上，在集中注意力的能力當中。

許多人並不了解催眠是一種自然狀態，它是一種我們時常轉換來去的意識上的異境（心理學名詞譯為疆界），催眠的一些真實例子如「公路催眠」，在其狀態下我們對時間以及知覺的意識會有所轉變。你是否有開長途車然後忘了你曾經過某個城鎮的經驗？又或者時間過了好幾個鐘頭卻覺得只有二、三十分鐘？時間扭曲是催眠狀態中常見的特徵，你是否曾經閱讀一本好書或是看了一部精彩的電影，讓你覺得只像過了幾分鐘而已？我們變得太專注以至於進入了催眠的狀態。

我念醫學院時學過催眠，甚至利用催眠幫助護理人員戒菸和減肥，卻還理直氣壯地認為自己不太容易被催眠。直到某天深夜，有一個病患睡不著覺而要求我給他一顆安眠藥，我覺得利用催眠幫助他入眠這個點子可能比較好，結果他同意了，也很快就睡著了。第二天早上我巡房時，那個病人問我如果我不值班時他該怎麼辦，我就教他自我催眠的方法，並且開了一些藥給他，這時我才想到我也可以對自己使用自我催眠。

我學到的自我催眠就跟大多的事情一樣，是需要練習才會純熟的，現在我能夠靠著簡單的自我催眠技巧，讓自己在一分鐘之內睡著。良好的睡眠也可以幫助緩和焦慮，睡眠不足讓什麼事情都會變得更糟。

放輕鬆

以下是我個人使用的自我催眠的簡單技巧，按照接下來的六個步驟來做，第一天要撥時間練習兩三次，每次十分鐘。

Step 1

坐在一張舒服的椅子上，雙腳要著地，雙手放在膝上。

Step2

在牆壁上挑一個稍微高於水平視線的點，然後眼睛一直盯著那個點看，盯著看的同時從一數到二十。你的眼皮很快就會覺得沉重。閉上眼睛，就算事實上你並不想閉眼睛，還是在數到二十時慢慢地將眼睛閉上。

Step3

先深呼吸一口氣，吸愈大口愈好，然後慢慢吐氣，重複深呼吸三次。每次吸氣時要感覺自己的胸和腹部都有凸起來，並且想像吸進了平和與寧靜；每次吐氣時要感覺自己的胸和肺部放鬆，並將所有的緊張和焦慮都吐出來，讓自己整個人跟著放鬆，這時你會感到身心的平靜。

Step4

接著，用力地擠壓眼皮，盡可能地緊閉你的雙眼，然後讓眼皮的肌肉放鬆，注意一下它們有多放鬆，然後想像這種放鬆從眼皮上的肌肉一路擴散到臉部──沿著脖子到肩膀和手臂──進入胸口後擴散到全身。肌肉會接收到來自眼皮的信號然後一路放鬆到腳底。

Step5

等全身放鬆後，想像你在電梯最高的樓層，進到電梯後，電梯開始往下降，慢慢地從二十開始倒數，到達底層時應該會感到非常輕鬆自在。

Step6

享受片刻的寧靜後，再進到電梯裡往上升。數到十，張開眼睛，感到放鬆，精神一振，清醒得很。

練習──自我催眠的關鍵字

為了讓這些步驟容易記，記住下列這些字：
（專注看著牆上的那一點接著閉眼睛），（慢慢深呼吸），（逐步放鬆肌肉），（搭電梯下降），（搭電梯上升然後張開眼睛）。

如果你記不起來，你可以錄音下來，然後一邊聽一邊練習。

頭幾次練習時，給自己一些充裕的時間，有些人因為太過放鬆，還睡著好幾分鐘。若睡著了，別擔心，這其實是個好徵兆——你一定很放鬆吧！

練習幾次這種技巧後，再加入視覺心像。

視覺心像

當你抵達電梯底層時，想像你自己正處於一個非常特別的天堂，用你全身的感官去想像個幾分鐘。

> **練習——想像一個舒服的天堂**
>
> 選擇一個天堂——一個你覺得舒服、可以用全副感官去想像的地方。我通常會挑海邊，我可以在那裡放鬆，回想起美麗的景象。我可以看到海洋，感覺腳趾間夾著沙子；感覺到溫暖的太陽，還有輕碰肌膚的微風；聞到鹹鹹的空氣，還有在舌頭上稍微嚐到的鹹味；聽得到海鷗、海浪，還有孩子們玩耍的嘻笑聲。
>
> 你的天堂可以是一個真實的地方，也可以是想像出來的地方，任何你想去的地方都可以。

有趣的部分就從這裡開始，當你完成放鬆的程序，然後開始想像你在天堂時，你的心思就已經準備就緒，等著要改變了。

開始感覺自己是你所希望的樣子——不是你現在的樣子，而是你「想要」的樣子。每天至少要花二十分鐘做這個充電、改變生活的練習，效果會讓你大吃一驚。

每次練習時挑一個想法、理想或是感覺狀態，然後專注於上面，直到你可以想像自己已身歷其中。舉個例子，假設你想讓自己更為放鬆的話，你可以用全身的感官想像自己身處於一個很平靜的狀態，看到自己放鬆的模樣，用正面、輕鬆的態度與他人相處，聞聞身邊的氣味，感受肌肉的放鬆，品嚐舌尖上的溫熱飲品，聞著它的香氣，感受手中杯子的熱度，感到輕鬆，讓想像栩栩如生，進而讓這個想像在現實世界成真。

如果你無法立刻放鬆下來的話，記得自我催眠不是魔術，它是需要專注力及練習的一種技巧，但絕對值得你投入心力。

附帶提一件事，我有個病患告訴我，他每次從自我催眠狀態回復過來後，他的字跡就變得比較好看，整體的協調性也變得比較好，聽起來是因為基底核鎮定下來的緣故吧！

處方五
想想十八／四十／六十法則

人們每天都花時間擔心煩惱他們自己，不是你。你想想你今天都在想什麼──是別人都在做什麼？還是你該做什麼或想做什麼？你多半是在想自己吧！想你今天要做什麼、要跟誰碰面、有什麼帳單、老闆或是小孩給你什麼麻煩、另一半是否愛你等等。別人想的是他們自己，不是你！你的思考以及你所做的決定應該取決於你的目標，不是父母的目標，不是你朋友的目標，也不是你同事的目標。

煩惱別人怎樣看待自己是那些有社交恐懼，或是在社交場合上會感到恐懼、不自在的人的特質，問題的本質是，他們老覺得其他人在批評他們：批評他們的外表、穿著、談吐等等。

我的病患很驚訝地發現他們花時間擔心別人怎麼看自己，是一件浪費精力的事情，不如更建設性地多花些精神在達成自己的目標上。

你知道美國人最普遍的恐懼之一，就是上臺講話嗎？我有很多患者告訴我，他們大學時某科被當掉，是因為他們不願站在同學面前報告，他們的恐懼來自擔心別人如何批評他們或報告的內容。這些害怕公開演講的人都常告訴自己，這些聽眾一定暗地裡嘲笑他們或是覺得他們不好。然而，事實上聽眾中某些人根本沒在聽演講，因為他們正在為自己的報告或是私人問題焦慮著。聽眾中有在聽的人可能正為臺上的人打氣加油，因為他們從自身的經驗知道，站在大家面前講話有多難。

不要再擔心別人怎麼看你，照你所期望和你認為重要的事情，來形成你的想法、你的決定，還有你的目標。我不是在鼓吹一個以自我為中心的生活；多數的我們希望自己與他人關係良好，對別人有幫助，可是你需要讓自己的行為是立基於你自己的想法，不是你認為的別人的想法。

> **練習──十八／四十／六十法則**
>
> 基底核有問題的人常常整天擔心別人怎麼看待他們，為了幫助他們不在意這方面的問題，我告訴他們這個「十八／四十／六十法則」：
>
> ・當你十八歲時，你擔心每一個人怎麼看你。
> ・當你四十歲時，你不在乎任何一個人怎麼看你。
> ・當你六十歲時，你了解根本沒有一個人在注意你。

處方六
學習處理衝突

　　人與人之間的關係就像國與國之間的關係一樣，不惜一切代價都要維持人際間的和平以避免衝突，許多人因為他們太害怕與別人起衝突，所以想盡一切辦法避免衝突與紛擾，這種衝突恐懼症事實上造成人與人之間更多的問題。

　　這裡有四個害怕衝突的人身上常見的情節：

1. 為了當個「慈母」，莎拉老是拿四歲兒子的壞脾氣無可奈何。過去一年來，她因為兒子耍脾氣的頻率增加而感到很挫折，現在的她感到無能為力，為維持內心平靜，她只好跟兒子的壞脾氣妥協。
2. 比利，十歲的男孩，被同年齡個子較大的雷恩欺負，雷恩恐嚇他，如果不把中午便當錢交出來，就要對他不利。為了避免受到傷害，比利一年來都活在雷恩的陰影下。
3. 凱莉覺得自己與先生卡爾關係疏遠，她覺得他老是想控制她，把她當小孩子一樣。他會抱怨她很會花錢，她的穿著，跟什麼人往來交朋友，即使這些讓凱莉很困擾，但她卻沒多說什麼，因為她不想吵架，但是，她發現她的性慾消失殆盡，時常感到疲倦而且容易生氣，閒暇時她寧可跟朋友在一起也不要跟卡爾一起。
4. 比爾在查特的公司當領班已經有六年的時間了，過去四年來，查特對比爾

變得愈來愈挑剔，而且常常在別人面前貶損他。因為怕丟了頭路，比爾什麼話都沒說，但他變得很沮喪，開始在家裡愈喝愈多酒，對工作也提不起幹勁。

每當對耍脾氣的孩子妥協，或是允許某人欺負、控制我們時，我們會覺得自己糟糕透了，我們的自信心受損，與他人的關係也遭受到損害。多年來我們透過許多方式來教會其他人如何與我們相處，什麼可接受，什麼不被允許。「衝突恐懼症」教會別人如何騎到我們頭上後，也不用為不當的舉止負什麼責任。

為在人際關係上展現個人的力量，我們必須願意站出來維護自己以及自己認為對的事情，這不代表我們得要刻薄或是難搞，用理性溫和的方式來表達堅定，堅決是不可或缺的。

我們來看看這四個例子，可以如何運用更建設性的方式來處理他們的問題，讓他們能擁有更多的力量和決定權以掌握自己的生命。

1. 莎拉必須訂個規矩讓她兒子了解，他每次為達目的而耍脾氣是不會成功的，沒什麼好囉唆的，就這樣。她每次因他鬧脾氣而讓步，等於是在教她兒子發脾氣，這不僅破壞他跟媽媽的關係，也會造成他過於強勢，影響他日後與人互動的能力。如果莎拉可以堅持、溫和並且始終如一的話，短期內就會發現兒子的改變。

2. 如果向脅迫低頭的話，比利等於告訴雷恩欺侮人的行為是可以接受的。在開始就勇敢地面對他，就算這代表要挨揍，也比一整年痛苦來得好。幾乎所有的惡霸都是挑不敢反擊的人下手，他們只是威脅恐嚇，很少真的對造成衝突感興趣。

3. 凱莉犯了一個策略性的錯誤，就是在與卡爾的婚姻生活一開始時就避免衝突，她最初的讓步讓卡爾覺得控制她沒有什麼關係，多年來的讓步使得抗拒他變得很困難，但是為了挽救關係卻是必須的。我看過許許多多的人即使讓步多年，也學會維護自己並改善

> 捍衛自己認為對的事並不表示要變刻薄和難搞，請盡量用溫和且理性的態度面對，但別忘了立場仍要堅定。

他們之間的關係。有些時候可能得靠分手才能向其他人明示你的決心,但受另一半控制的婚姻,後果常是憂鬱和缺乏性慾。勇敢堅定地維持自己的立場,反而是拯救婚姻的好方法。

4. 當比爾讓查特當眾貶損他時,就放棄了自己的力量,沒有任何工作值得你被老闆蹧蹋,許多人發現,若能以有尊嚴的方式跟老闆力爭,日後他/她可能就不太會再被騎到頭上了;但是,如果以合理的方式維護自己但老闆還是貶損你的話,就該開始找新工作了,做你討厭的工作只會讓你更短命而已。

練習——堅持自己,肯定自己

堅持的意思是指堅定並且合理地表達自己的感受,堅持不代表變得難搞或是好鬥,這裡有五個幫助你堅持自己的良好方法:

1. 不要因為別人生氣會讓你感到不自在就讓步。
2. 不要讓別人的意見控制你對自己的感覺,在合理的範圍內,你的意見才算數。
3. 說出你自己的想法,堅持自己認為是正確的事情。
4. 保持自我控制。
5. 盡量溫和,但立場還是要堅定。

記得與人相處的方式影響別人如何對待我們,當我們因別人耍脾氣而讓步時,就是在教他們如何控制我們,而能以溫和又堅定的態度堅持自己的立場,別人反而會更尊敬我們,也會更以禮相待。如果你長久以來讓別人在情緒上壓制你的話,他們一定會排斥你新採取的堅持態度,但是一定要堅持住,你會幫助他們學習一種新的相處方式,也會幫助自己的基底核冷靜下來。

處方七
吃得營養:高蛋白低碳水化合物的飲食

前面在第二章給深層邊緣系統的處方中有提到,你吃的東西對你的感覺有很重要的影響,如果你的症狀顯示基底核活動過度和焦慮的話,你最

好均衡飲食，讓你一天中不會感到太飢餓，低血糖會讓焦慮變得更糟糕。如果你的基底核活動低落而且也提不起精神的話，最好將飲食改成高蛋白低碳水化合物的飲食，讓你一天中感到比較有活力。戒除咖啡因也時常很有幫助，因為咖啡因會讓焦慮症惡化。不喝酒也是個好方法。雖然說酒精短期能讓人減輕焦慮，但是對於有酒癮者來說，戒酒會造成焦慮，而人一焦慮就更有可能再染上酒癮。

> 如果你有焦慮狀況又有咖啡癮，戒咖啡也是改善焦慮症的好方法。

有些草本性的保健食品如卡瓦醉椒萃取物和纈草，根據報告，也有助於減輕焦慮，而且對基底核有穩定的效果。維生素B，尤其是劑量在一百到四百毫克的維生素B_6特別有幫助，如果你是服用這樣劑量的維生素B_6的話，最好也同時補充維生素B群。我的病患還發現甘菊和薰衣草精油的香氣也有鎮定的效果。

處方八
藥物治療

抗焦慮藥物通常對症狀嚴重的基底核問題很有幫助，當其他方法效果不是很好時，緊張、長期性壓力、恐慌發作、肌肉緊繃通常對藥物治療反應良好。對治療焦慮症很有效的藥物有五大類：

benzodiazepines是沿用多年的抗焦慮藥物，例如煩寧（成分：diazepam）、贊安諾Xanax（成分：三氮二氮平alprazolam）、安定文Ativan（成分：樂耐平lorazepam）、Serax（成分：oxazepam）、Tranxene（成分：clorazepate）都是屬benzodiazepines，這些藥物有許多優點，包括藥效迅速、副作用少，而且相當有效；缺點則是長期使用可能上癮，在前面的恐慌對策中我有提到，我常開贊安諾並且搭配其他基底核處方作為短期性的抗焦慮藥。

BuSpar（成分：buspirone）對治療長期焦慮症效果很好，而且也不會上癮；缺點是一定要服用幾週後才能見效，而且一定要持續服用才行。研究指出，這種藥對攻擊行為有穩定的作用。

像是妥富腦Tofranil（成分：imipramine）和單胺氧化酶抑制劑的Nardil（成

分：phenelzine）對於恐慌症特別有效，我還發現這些藥物對同時有邊緣系統和基底核兩種問題的病患很有幫助。

特定區域的基底核異常與特定區域的邊緣系統變化一樣，都可以藉由鎮定神經的藥物如鋰、癲通或是Depakote而得到改善。

最後一類治療嚴重焦慮症十分有效的藥物則是抗精神病藥物，像是Risperdal（成分：risperidone）、Mellaril（成分：thioridazine）還有Haldol（成分：haloperidol），由於副作用比較大，我通常都是其他處方選項都試過卻看不出效果的時候，才會考慮這類藥物。如果出現精神病症狀，那麼這些藥物常常是有救命功效的。

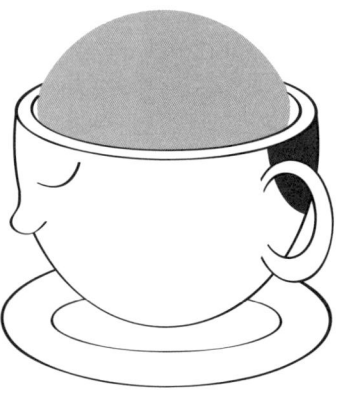

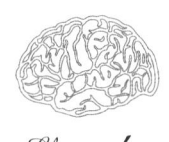

Chapter 4

分心不是我的錯
―找出焦點、找刺激,全神貫注變成功―

前一天雖熬夜準備,面對試卷卻一個字也寫不出來――**考試型焦慮** P120

在需社交的重要場合,腦筋裡一片空白只能傻笑――**社交型焦慮** P120

衝動、愛找碴、做事虎頭蛇尾,愈想專注愈分心――**注意力缺陷症** P120

偏執、被害妄想症、幻覺、思考扭曲――**思覺失調症** P130

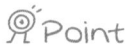

演化程度最高的前額葉皮質

◎注意廣度　　　　　　◎批判性思考
◎堅忍　　　　　　　　◎前瞻性思考
◎判斷力　　　　　　　◎從經驗中學習
◎控制衝動　　　　　　◎能感受並且表達情感
◎組織　　　　　　　　◎與邊緣系統互動
◎自我監督與管理　　　◎同理心
◎解決問題

　　前額葉皮質是腦內演化程度最高的部分，占據腦部前三分之一的部分。它位於額頭的下方，通常分成三個部分：背側部（在前額葉皮質外部表面）、下眼窩部（腦前端的下表面）和扣帶迴（貫穿額葉中間的部分）。扣帶迴常常被認為是邊緣系統的一部分，但本書會獨自在另一章節中討論；背側部和下眼窩部經常被稱為大腦的執行控制中樞，會在本章中討論，必要時，我會分別說明它們為人所知的功能。

人生主管

　　整體上來說，**前額葉皮質是腦內負責觀察、監督、指導並將焦點專注於行為上的部位，它會監督「執行功能」，包括時間管理、判斷力、衝動控制、規劃、組織與批判性思考。**我們人類得以思考、事前計畫、善用時間，以及與人溝通，主要就是靠腦的這個部分。前額葉皮質負責我們的行為，使我們可以建立目標、對社會負責並且有效達成計畫。

　　北卡羅萊納州的神經精神病學科湯瑪斯・奎提爾里（Thomas Gualtieri）醫師簡潔扼要地概括出人類的前額葉皮質運作功能：「前額葉皮質具有制訂目標、擬訂執行目標的計畫、以有效率的方式完成目標的能力。此外，它還可以調整方向，並在遭遇阻礙、挫折時臨機應變；且能在沒有外部指

前額葉皮質

前額葉區背側部外觀
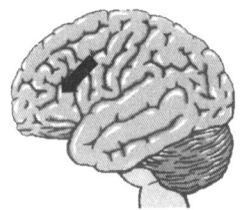

前額葉區下眼窩部外觀
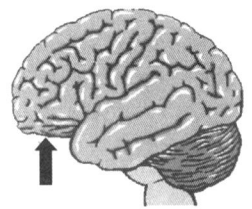

前額葉區背側部3D側面圖
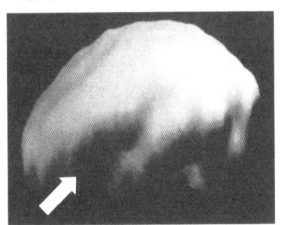

前額葉區下眼窩部透視圖
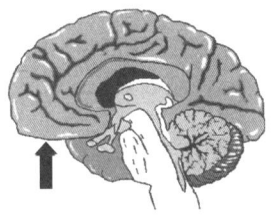

前額葉區下眼窩部3D底部表面圖
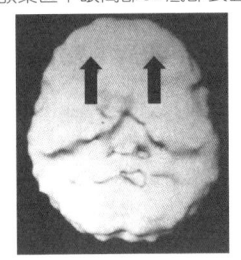

前額葉區3D俯視表面圖
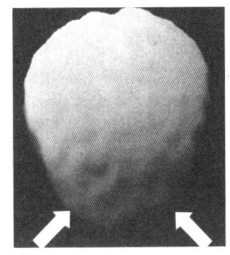

引之下,成功達成目標。有能力設定方向並且達成目的,被認為是一個成熟且有效率的人必須具備的特質,然而這並不是一種社會習俗或文化產物,這種能力老早就已緊緊地裝置在前額葉皮質,以及與其連結的相關架構中了。」

前額葉皮質(尤其是下眼窩部的前額葉皮質)幫助我們**在說話或行動之前,先想好要說或是要做什麼**,例如如果你和另一半意見不合,但你的前額葉皮質功能正常時,你很可能會想出很好的應對之道,來解決這個問題;然而,如果你的前額葉皮質功能不太好時,你很有可能會說出一些話或做出一些事讓情況變得更糟糕。前額葉皮質幫助我們解決問題、預先規

劃並按經驗選出最有用的解決方案。比如下西洋棋，若想玩得好，就需要功能良好的前額葉皮質。

這也是腦部負責讓你**從錯誤中學習**的部分，功能良好的前額葉皮質不代表你不會犯錯，而是代表你不會一而再再而三犯同樣的錯誤，你可以從過去學到教訓。例如，前額葉皮質功能良好的學生，很可能會學到如果他及早開始做學期報告，就會有多些時間做研究，並且較不慌亂地完成報告；而前額葉皮質功能較差的學生，可能就還是沒從過去的慘痛教訓中學乖，老是什麼事都拖到最後一分鐘。沒法子從經驗中學習的人往往前額葉皮質功能不好，他們老是犯同樣的錯誤，他們不是根據經驗，而是按當下的情形或是眼前的欲望和需求反應。

前額葉皮質（尤其是後側前額葉皮質）也和**保持注意力集中**有關，他幫助你能專注於重要的資訊，過濾掉較為不重要的想法或感受。長時間保持注意力集中在短期記憶與學習時是必備的條件，前額葉皮質透過與大腦其他部分的連結，可以幫助你持續進行某一項工作，並且讓你一直繼續這個工作直到完成為止。當你需要專心並且降低來自腦部其他部位令人分心的干擾的時候，前額葉皮質會發出安靜的指令訊號給腦中的邊緣系統以及感官部位。因此，如果前額葉皮質活動變得低落的話，你就變得比較容易分心。

前額葉皮質（尤其是後側）也讓你能**感受並且表達內心情緒**，包括快樂、悲哀、喜悅，還有愛。它和較為原始的邊緣系統不同：邊緣系統掌管心情和情慾，前額葉皮質則能將邊緣系統的成果轉換為可辨認的感覺、情緒和文字，像是愛、熱情或怨恨。深思熟慮與控制衝動也深受前額葉皮質影響，從生活的每個層面來看，能不能思索各種行為——如選擇伴侶、與顧客互動、搞定難纏的孩子們、花錢購物、在高速公路開車——的結果對我們是否能好好生活非常重要。假如前額葉皮質無法正常運作，就很難前後一致且深思熟慮的行事，反而會被衝動所主宰。

前額葉皮質與邊緣系統間關係密切，它會發出抑制訊息，**幫助邊緣系統維持穩定**，使你能「帶有情感的運用大腦」。腦部這區塊若活動低落或

> 腦部左額葉中風的人，有60%的病患會在一年以內出現重度憂鬱的情形。

受損──尤其是左邊的部分，前額葉皮質便無法適當地抑制邊緣系統；一旦邊緣系統過度活躍，會導致憂鬱症的發生機會增加。典型的例子就是左額葉中風的病患，有六〇％的人會在一年內出現重度憂鬱的情形。

左額葉中風

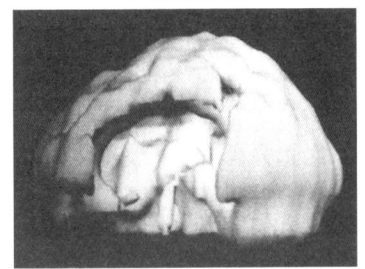
3D側面表面圖

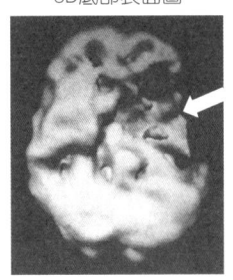
3D底部表面圖

注意在左額葉上有個大洞。

科學家在利用像是SPECT的神經造影技術掃描前額葉皮質時，通常會做**一般狀態和專注狀態時的兩種掃描**，在評估腦部功能時，檢視腦部運作的情況很重要。正常的腦部在需要進行專心的工作時，像是解答數學問題或是洗牌時，前額葉皮質活動會增加，但某些腦部疾病，如注意力缺陷症或是精神分裂症，在遇到應用智力問題時，前額葉皮質活動則會減少。

Point

前額葉皮質的問題

◎注意力短暫　　　　　　　　◎拖拖拉拉

◎容易分心　　　　　　　　　◎冷漠

◎缺乏耐性　　　　　　　　　◎錯誤的知覺

◎衝動不受控制　　　　　　　◎判斷力不良

◎過動　　　　　　　　　　　◎無法從經驗中學習

◎習慣性遲到、時間管理不良　◎短期記憶有問題

◎雜亂無章　　　　　　　　　◎社交型及考試型焦慮

病症

後側前額葉皮質的問題常導致注意力短暫、容易分心、短期記憶受損、心智反應速度變慢、冷淡、語言表達能力降低。下眼窩皮質有問題時，會造成衝動問題和情緒控制的問題（和邊緣系統的連結有關聯）、社交能力降低、行為的控制也會變差。前額葉皮質有問題的人常做出他們事後會後悔的事情，這顯示他們在控制衝動上出了問題；他們也會有注意力短暫、容易分心、拖拖拉拉、判斷力不良和不善表達的問題。需要注意力、控制衝動和迅速反應時，也常因前額葉皮質有問題而受阻。

考試型焦慮和社交型焦慮，可說是前額葉皮質有問題的典型特徵。考試時需要專注並且回溯記憶以擷取資訊，許多前額葉皮質有問題的人在考試時會寫不出答案來，是因為他們無法在承受高度壓力時啟動腦部這個部分的運作——即使他們已經充分準備好要考試。無獨有偶，在社交場合也需要注意力、控制衝動與因應不確定的狀況，前額葉皮質有問題會讓人在談話時腦袋「一片空白」，自然會造成在社交場合中感到不自在。

前額葉皮質有問題的男人比較不擅於表達情感，他們的伴侶因而常會抱怨他們不把心裡的感受說出來，這可能會造成人與人之間關係上的嚴重問題。比方說患者如果真的是前額葉皮質出了問題，我們可能常會聽見許多女性抱怨他們的男性伴侶冷漠或感覺遲鈍，因為這個「問題」常會導致他們無法感到「進入情況」。

注意力缺陷症

注意力缺陷症是因為前額葉皮質內神經功能失調所造成，患有注意力缺陷症的人在集中精神時，前額葉皮質的活動情形不會像正常的腦一樣增加，反而會減少。因此，有注意力缺陷症的人會出現像是自我監督不良、注意力短暫、容易分心、雜亂無章、過動（患有注意力缺陷症的人中只有一半的人有）、衝動控制不良、沒法子從過去的錯誤中學習、無法深謀遠慮，以及拖拖拉拉等許多症狀。

過去十五年來，我一直對注意力缺陷症特別感興趣，因為我的三個小孩中有兩個有注意力缺陷症，我都跟別人說我對注意力缺陷症的了解比我所希望的還要多。透過我們診所會進行的SPECT檢查，再加上其他腦部造影和遺傳學專家學者的研究，我們發現，**注意力缺陷症基本上是一種遺傳性的前額葉皮質疾病，部分原因是由於神經傳導物質多巴胺不足而造成**。以下這些是前額葉皮質問題導致注意力缺陷症的幾種常見症狀：

⊕壓力愈大，愈無法專注

研究顯示患有注意力缺陷症的人愈是想集中精神，前額葉皮質的活動反而會減少而不是增加。當父母、老師、長官或主管再對患有注意力缺陷症的人施加更多的壓力時，他／她只是變得更沒有效率，這種情形發生的頻率多到讓他們的父母、老師或老闆認為他們是刻意地表現不佳，造成嚴重的問題發生。

> 注意力缺陷症患者在處理例行事物時容易搞砸，所以建議在這些生活、工作事項上給予一些正面的刺激、樂趣和意義，他們就會表現得比較好。

我治療過的一個注意力缺陷症病患告訴我，他老闆每次愈是施加壓力，他的表現就愈糟糕，雖然他真的更認真，但還是沒有用。多數人在受到讚美時會表現得更好，我發現這對注意力缺陷症病患而言尤其重要。當老闆用正面的方式鼓勵他再加油一下時，他就變得比較有效率、表現更好；在養育、教導或是管理患有注意力缺陷症的人時，使用讚美和鼓勵的方法較施壓有效。注意力缺陷症處於非常有趣、緊張刺激或較為放鬆的環境中時，表現最好。

⊕注意力短暫

注意力短暫是注意力缺陷症病患的特色。患有注意力缺陷症的人常常無法長時間聚精會神在一件事情上，他們的注意力往往四處漂移，想或做別的事情，而不是在手邊的工作。然而，他們有個地方常騙倒經驗資淺的醫生，就是他們不是對所有的事情都呈現注意力短暫——**有注意力缺陷症的人在碰到陌生、新奇、緊張刺激、有趣或恐怖的事情時，他們的注意力就很正常**。這些事情引發足夠的內部刺激，讓他們能

考試型焦慮／社交型焦慮／注意力缺陷症／注意力短暫

啟動前額葉皮質的運作，讓一個人能夠專心專注。患有注意力缺陷症的孩子可能在一對一的情形之下表現良好，但處在三十個孩子的教室裡頭就一塌糊塗了。

我兒子就患有注意力缺陷症，舉個例子來說，他常常做事不專心，得花四個小時才能完成半個鐘頭就可以完成的功課，但如果你給他一本汽車音響雜誌，他會很快地從頭讀到尾，所有細節都記得清清楚楚。

注意力缺陷症患者一直以來都苦於專注在一般、例行性的日常事務，像是家事、功課、雜事或文書工作。世俗的事情對他們來說糟糕透頂，並非他們所選，他們需要刺激和興趣讓前額葉皮質動起來。

許多成人會跟我說，患有成人注意力缺陷症的另一半，在交往初期時可以專注於彼此好幾個小時，這是因為新戀情帶來的刺激幫助他／她專心，但隨著新戀情的新鮮感和刺激感逐漸消失，患有注意力缺陷症的人就開始難以集中注意力，傾聽的能力也會消退。

⊕容易分心

前面曾提過，前額葉皮質會發出抑制訊息到腦部的其他區域，撫平來自外在環境的干擾，好讓你能專心，但當前額葉皮質活動低落時，它便無法適當地抑制腦部的感官部分，而造成太多的刺激衝擊大腦。

有注意力缺陷症的人在許多場合都會出現容易分心的狀況，在課堂上、開會當中或聽另一半講話時，他們往往會注意其他事情，無法專注於手邊的事情。注意力缺陷症患者常會四下張望、神遊、顯得不耐煩、忘了話說到哪裡，並且為無關緊要的事打斷正事；他們容易分心而且注意力短暫，可能也造成他們需要花很多時間才能完成工作。

⊕衝動&口無遮攔

無法控制衝動常讓許多注意力缺陷症患者陷入窘境，他們可能會對父母、朋友、老師、主管、同事或客戶說出不得體的話。我有個病患被炒魷魚了十三次，因為他無法控制自己說出的話，雖然他真的很努力想保住工作，但他就是口無遮攔，還沒想清楚就把腦袋瓜裡頭想的一股腦說出來。

未仔細思考的決定可能和衝動有關，許多患有注意力缺陷症的人不會好好把問題想清楚，而是想立刻要個解決問題的答案，所以往往不仔細考慮就行動。同樣地，衝動會使這些人在工作中不按規矩而冒然行事，他們常一遇到問題就直接找高層解決問題，而不是按制度規矩來，這可能會造成同事與直屬主管的厭惡。衝動也可能造成說謊的行為問題（第一時間就隨便說出自己的第一個想法）、偷竊、外遇和過度消費，我曾經治療過許多為這些行為感到羞恥與罪惡的注意力缺陷症患者。

　　在演講時我常問聽眾：「有多少人是已婚的？」大多數的聽眾會舉手，我接著問：「什麼都說出來對你的婚姻有用嗎？」聽眾會笑出聲來，因為他們知道答案：「當然不是。」我繼續說：「維繫關係需要技巧，但因為衝動和欠缺深思熟慮，許多患有注意力缺陷症的人常想到什麼就說什麼，說了傷人的話時不但不道歉，還辯解自己為什麼這麼說，這只會讓事情變得更糟糕而已。一句衝動的話語可以毀了一個美好的夜晚、週末，甚至是一段婚姻。」

⊕ 不自覺找碴

　　許多注意力缺陷症患者會不自覺地找麻煩，好刺激前額葉皮質，他們渾然不知自己做了什麼，他們沒有計畫這麼做，也否認這麼做，但就是一直這麼做。注意力缺陷症患者相形之下缺乏活動與刺激的前額葉皮質讓他們更渴望多動些──過動、靜不下來、哼歌是常見的自我刺激的方式。

　　我看過有注意力缺陷症的人是藉著惹麻煩讓他們的腦袋瓜開機，如果能讓他們的父母或另一半緊張兮兮，並且對著他們吼的話，他們額葉活動可能會增加，幫助他們更投入。這並不是偶爾才會發生的事，注意力缺陷症患者中有許多人會變得沉溺於混亂。

• 愛聽尖叫的男人＆惡整寵物的小孩

　　我曾經治療過一個男人，他會安靜地躲在屋子裡的角落，然後突然跳出來嚇壞剛走路經過的老婆，他喜歡從妻子的尖叫聲中獲得力量，但不幸地他的妻子因為不斷的驚嚇而造成心律不整。我也曾

易分心／無法仔細思考、易衝動／不自覺找碴

經治療過患有注意力缺陷症的大人和小孩，他們似乎會不自主地欺負或是惡整自己的寵物，搞到寵物都不開心。

孩子患有注意力缺陷症的父母一般都會說孩子專門惹毛他們。有個媽媽跟我說，她早上起床時都會跟自己保證不會再對八歲的兒子吼叫或發火，可是一直到他出門上學為止，他們至少吵了三次，而且兩人心裡都不好受。當我向這位媽媽解釋她的兒子不自覺地會有找媽媽刺激腦袋的需要後，她就不再對兒子吼叫了。

當父母停止提出負面刺激時（吼叫、體罰、說教等），這些孩子就會減少負面的行為。每當你想對其中一個孩子發飆時，忍住並且盡量用溫和的語氣和他說話，這麼做至少可以幫助他們不再惹事生非成癮，也幫助你把血壓給降下來。

• 老愛談「自殺」的女人

注意力缺陷症患者另一個常見的自我刺激行為，就是擔心或專注於煩惱上，擔憂或心情不好而引起的情緒混亂，會產生壓力化學物質，讓腦部活躍。

我曾經治療過一個患有憂鬱症和注意力缺陷症的婦女，每次來看病都劈頭就說她要自殺，她注意到她這樣說會讓我感到焦慮，於是很喜歡跟我詳細描述自殺的恐怖細節。大概聽她講了一年後，我終於真的明白她不會自殺，她只是利用我的反應作為刺激自己的來源罷了。在跟她比較熟了之後，我告訴她：「我相信你不會自殺，你愛你的四個孩子，我可不相信你會丟下他們不管，我覺得你只是利用這些談話來引起注意，你的注意力缺陷症不自覺地造成你想玩『我們來惹麻煩的遊戲』，這個會毀了你生命中原來可以擁有的喜悅。」一開始，她很生我的氣（我告訴她這又是另一種衝突來源），但她相信我，所以她至少有想想她自己的行為，降低她對混亂麻煩的需求成了心理治療的重點。

利用憤怒、情緒混亂和負面思考來自我刺激，會產生一個很嚴重的問題，就是免疫系統遭到破壞。**因衝突造成的行為會讓腎上腺素水準升高而降低免疫系統的功能，並且增加疾病感染的機會。**我看過許多實例證實免

疫系統功能不良與注意力缺陷症、長期感染的關聯，以及可能因免疫力不佳而造成全身肌肉無力的發生率增加。

除此之外，許多患有注意力缺陷症的人老是跟家裡、辦公室或學校的某個（或某些）人產生不愉快，他們似乎不自覺地會找好欺負的人挑起口舌之爭。許多注意力缺陷症孩子的媽媽都曾跟我說她們想要離家出走，她們受不了跟患有注意力缺陷症的孩子的關係總是一團亂。許多注意力缺陷症患者的孩子和大人往往會為了小事莫名其妙就讓別人難堪，導致這些「受害人」與他們疏遠，還可能造成他們被孤立起來。他們也許能成為班上的丑角或辦公室裡的喜劇人物，神經精神病學文獻中的「Witzelsucht」這個詞便是指人愛開爛玩笑成癮，最早是用來形容大腦額葉有腫瘤的病患——尤其是右側有腫瘤的。

> 表現溫和、盡量不發飆，注意力缺陷症的患者就不會常惹你生氣。

⊕ 缺乏條理

缺乏條理是注意力缺陷症另外一個典型的特色，缺乏條理包括房間、書包和檔案櫃等在物理空間上的雜亂，也包括時間管理的雜亂無章。通常當你看到患有注意力缺陷症的人的辦公環境時，你會很好奇他們怎麼能夠在那種環境下做事：他們往往有很多堆的「東西」，文件常常是東一張西一張，文件歸檔的方式似乎只有他們自己才懂（運氣好的時候）。許多患有注意力缺陷症的人老是遲到，或是會把事情盡量拖到最後一分鐘，我有幾個病患還向保全公司買警報器當鬧鐘用——想想他們的鄰居作何感想！他們也往往沒時間觀念，時常遲到。

⊕ 虎頭蛇尾

患有注意力缺陷症的人，精力和熱情常常推動他們展開許多計畫，但很不幸地，由於他們容易分心、注意力又短暫，使得完成計畫的能力大打折扣。

有一個電臺經理告訴我，他去年共推了超過三十件以上的專案，但是完成的案子卻沒幾件，他告訴我：「我一直想回頭去完

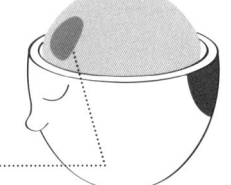

缺乏條理／做事虎頭蛇尾

成那些案子,但一直又有新的想法冒出來。」我還曾經治療過一位大學教授,在跟我認識的前一年,他開始了三百個不同的計畫,他太太接著說他最後只完成三個。

⊕ 喜怒無常與負面思考

許多患有注意力缺陷症的人往往都喜怒無常、容易發怒而且消極,由於前額葉皮質活動低落,無法完全緩和住邊緣系統,使得它過度活躍,造成情緒控制出了問題。另一方面,許多注意力缺陷症的病患藉著煩惱或過度專注負面想法的方式來自我刺激,如果他們四下找不到可以找麻煩的對象,他們就會找自己下手,他們常會杞人憂天,讓別人想疏遠他們。

注意力缺陷症過去被認為是過動的男童的疾病,青春期來時症狀就會自動消失。現在我們知道多數患有注意力缺陷症的人症狀不會自動消失,而且注意力缺陷症也常發生在女童和婦女的身上。估計有一千七百萬美國人深受注意力缺陷症所苦。

• 如願進入醫學院的肯特

肯特第一次來找我時才二十四歲,他來找我的原因是因為他專科念了六個學期,卻連一科都沒過,而他還想申請去念醫學院,想當然爾,大家都說他瘋了!如果他連專科都畢不了業,他如何能念醫學院?後來他母親看了我的著作《看透注意力缺陷症的內心世界》,她懷疑肯特患有注意力缺陷症。

在了解肯特的狀況之後,很顯然他一直都有注意力缺陷症的問題,只是尚未診斷出而已。自從幼稚園起,他就坐不住椅子;他一直動個不停、容易分心、缺乏條理,而且被貼上了表現不佳的標籤。

> ADD患者不只會無意識找別人的碴來尋求刺激,有時也會找自己麻煩——胡思亂想或杞人憂天。

肯特的爸爸要求我們幫肯特做個腦部SPECT檢查來查看他的腦部,他想確認肯特不是在為生活中的失敗找藉口。他的腦部SPECT檢查顯示平靜時是正常的,但是當肯特試著專心時,前額葉皮質活動就停了下來。

肯特患有注意力缺陷症的腦部：服用Adderall前後變化

3D底部表面圖

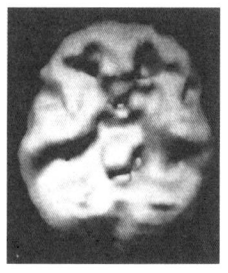

平靜時，腦部整體活動正常。

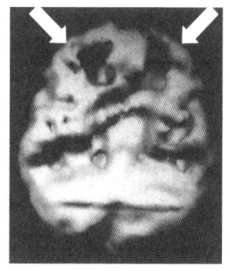

專注時，注意前額葉皮質（箭頭處）活動明顯降低。

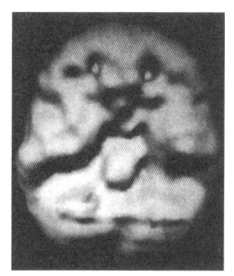

服用Adderall後專注時，注意腦部活動整體有了改善。

　　在做完其他臨床檢查和腦部SPECT檢查後，我讓肯特服用Adderall，一種用來治療注意力缺陷症的興奮劑藥物。肯特的反應非常理想，他下個學期的所有課程都順利完成，十八個月內他取得二專文科文憑，三年後他取得大學生物學位，以及醫學院的入學許可！我在肯特服用Adderall的幾個月後做了腦部的追蹤檢查，結果，如上圖所顯示，他不但對藥物有正面反應，前額葉皮質的活動也明顯增加。

　　吃驚的地方還不只是這樣，連他父親對他的態度也大大地改變了，他父親告訴我：「我還以為他只是懶惰而已，這讓我感到很難過，原來這麼多年來他其實是生病了，而我卻只是怪他偷懶而找他麻煩，我真希望時光可以倒流！」

喜怒無常易負面思考

- 高空彈跳找刺激

　　我曾經治療過一位男士，他擁有十家公司，因為這是他用來讓自己保持活力充沛時所需的方式！當腦部活動低落時，會讓人覺得不舒服，以致人們會不自覺地找方法，如衝突、喝咖啡或抽菸（咖啡和菸都是溫和的興奮劑）、生氣、加快生活步伐、高度刺激的體能活動，像高空彈跳（高空彈跳者該來掃描看看腦部有沒有問題）來刺激自己。

⊕家族性注意力缺陷症

　　許多精神疾病目前都被認為深受遺傳影響，注意力缺陷症也不例外。這裡有個家庭案例：

- 差點畢不了業的保羅

　　保羅，二十歲，第一次來向我求助時是因為他無法完成大學最後一年的學業。他沒法子完成期末報告、在上課時沒辦法集中精神而且提不起勁；他開始相信他應該輟學，去幫他爸爸工作，但他又不想在畢業前夕放棄念書。

　　我在寫保羅的病歷時，他告訴我他過去曾服用百憂解來治療憂鬱症，但效果不是很好。保羅的SPECT腦部顯示他的邊緣系統活動增加（與憂鬱症狀相符），而且專心時前額葉皮質的活動會停下來（與注意力缺陷症狀相符）。他對合併服用抗憂鬱劑和興奮劑的治療方法反應良好，最後他完成了大學學業，而且還找到喜歡的工作。

- 老是落榜的媽咪

　　保羅的母親潘，看到他治療的狀況不錯後，於是也跑來找我。從小她就是課業表現不太好的孩子，雖然她很有藝術天分，但在學校時不是很積極認真，老師視她為表現較差的學生。成年後她重返校園並且取得小學教師的資格，不過要執教的話，還得通過國家教師的檢定考試。在落榜四次並準備好要放棄以另謀他路時，她看到保羅的狀況改善許多，心想這或許也能幫得上她。事實上，她的腦部SPECT檢查結果與保羅的很類似，也同樣

對合併服用抗憂鬱劑和興奮劑的治療方法反應良好；四個月後，她便通過了國家教師檢定考試。

• 找上酒精和毒品的妹妹

這家子裡頭出現了兩個成功案例以後，媽媽也把她十幾歲的女兒凱倫帶來見我。就像她哥哥一樣，才能出色但在學校課業成績方面表現不佳。她來找我時，正住在洛杉磯，念有關廣播新聞學的課程，並抱怨課程內容太難；她還喜怒無常、靜不下心、容易分心而且衝動。幾年前，她曾經因酗酒和吸食安非他命接受治療，她說酒精可以幫助她冷靜下來，而安非他命則能讓她集中精神。

凱倫的腦部SPECT檢查結果跟她哥哥和媽媽的非常類似，接受藥物治療後，情況有了驚人的改變，她可以在課堂上專注，而且花從前一半的時間就可以把事情做完；她的自信心也大為提升，覺得自己可以去找播音員的工作，這是她過去無法嘗試去做的事情。

• 死不承認自己有問題的老爸

家裡頭最不想來找我的就是爸爸──提姆了，即使潘、保羅、凱倫都告訴他應該去看醫生，但他說：「我一點問題也沒有，你看我多成功。」然而，他的家人可不這麼想，雖然他經營一家很不錯的雜貨店，但他冷漠又孤僻；每天很早就覺得累了、容易分心、做事情的方法也雜亂無章。他事業的成功部分歸因於他有好員工，將他的想法付諸實行。他也不太會學新把戲，比如玩牌，讓他想避開某些社交場合；但提姆喜歡高度刺激的活動，像是騎摩托車，即使他都五十五歲了。

提姆高中成績不好，雖然智商很高，但他勉強才將大學混過關；他老是在換工作，直到他能買下這間雜貨店才停止。他太太最後才說服他來找我，她正在準備離婚，因為她覺得提姆不再關心她了；提姆後來跟我說，他覺得自己身心交瘁，疲倦到覺得生活中沒有什麼事能跟太太一起分享度過。

在第一次診療時，他告訴我他不太可能有注意力缺陷症，因

家族性注意力缺陷症

為他的事業很成功，但我愈是問到有關他過去的事情，他就愈了解自己的狀況了。他小時候的綽號叫「迅雷男」，他常常沒做功課，在學校裡經常不專心或感到無聊，他常到中午就累了；當我問工作上有關組織管理的問題時，他回我說他的助理艾爾莎會處理。會談結束時，我告訴他：「如果你真有注意力缺陷症，我不知道若是你沒有的話你會有多成功，看看你現在就已經很成功了。」

提姆的腦部SPECT檢查結果顯示，他是屬於典型的注意力缺陷症，當他試著專心時，前額葉皮質的活動會停下來，而非增加，當我告訴他這件事時，他深感認同：「也許這就是我為什麼總是學不會玩牌，當我在社交場合上被逼著學習或反應時，就只能僵住不知所措，所以我都選擇避開這些場合。」

提姆對利他能的治療結果反應良好，他在白天時變得比較清醒，做事的效率也提高，跟妻子的關係也與以往大為不同，事實上，他們兩個都說，在經過那麼多年的疏離及傷害後，他們很難相信彼此的關係還可以變得這麼好。

精神疾病

有些精神疾病如思覺失調症，會影響一個人分辨事實與幻想的能力，這些精神疾病很複雜而且涉及腦部好幾個區塊，但至少神經傳導物質異常的部分原因，是憂鬱的前額葉皮質活動減少而造成。

思覺失調症是一種長期的慢性疾病，特徵包括妄想、幻覺，以及思考扭曲，當我開始讓思覺失調症病患做SPECT檢查後，我開始了解他們為什麼會將資訊扭曲。下面的個案就是一個好例子：

⊕被害妄想

我跟朱莉認識的時候她四十八歲，她曾因為妄想和幻聽而住院治療，且因偏執、幻聽還有妄想而住進醫院的病史。她幻覺的內容主要圍繞在她遭到攻擊：有人在腦袋裡放了電探針，會讓她觸電爆炸。她試過多種治

療但都效果不彰;因為一般治療沒有得到良好的反應,於是我幫她安排了腦部SPECT檢查。

朱莉受思覺失調症所影響的腦部

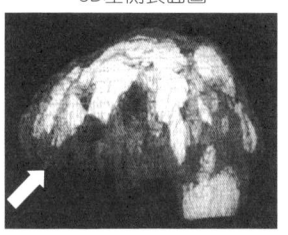

注意前額葉皮質活動明顯降低(箭頭處),而且整個皮質上有多處熱區。

某個程度來說,朱莉說的是實情,她的腦部是被電擊到了(注意腦部有多處熱區),但因為她的前額葉活動低落,所以無法將自己病症的生理特徵與之後出現的妄想加以整理,以表達出她所承受的痛苦。根據SPECT檢查結果,我讓朱莉服用高劑量的Depakote,減輕她的痛苦和焦慮。這是第一次,她願意接受自己的症狀是憂鬱的腦部活動異常所引起,而不是有人攻擊她。八個月後又再度做了SPECT檢查,結果顯示她腦部的熱區減少了許多,而前額葉皮質的活動也增加起來。

⊕見到人便害怕

德瑞克,十三歲的男孩,因為嚴重的焦慮問題就醫。他出現精神病的症狀:他覺得其他同學都在背後說他的壞話,甚至讓他在全校面前出醜。他開始避開跟同儕接觸,如果在購物中心遇到認識的人的話,他會躲到衣服陳列架的後面去,免得他們會笑他或跟別人談論起他;他就這樣自己嚇自己,接著就不想去學校上課了。他甚至認真考慮自殺;他常常哭泣、睡不著覺,並且感到非常焦慮,他沒有辦法理智地討論這些感受。德瑞克接受心理治療好幾個月,並試著服用多種抗憂鬱藥劑和抗精神病藥物,但療效不佳。

思覺失調症/被害妄想

在他停止服用所有的藥物後，我幫他做了SPECT掃描，幫助我們了解他到底是怎麼一回事。

德瑞克的SPECT檢查顯示他的前額葉皮質在平靜時活動明顯降低，是精神病患身上常見的典型症狀，某些精神病性憂鬱症也會出現同樣的症狀，檢查結果讓我決定嘗試另外一些更有效果的治療方法，兩個月內，他的臨床症狀改善了許多，他的情緒變得比較好，不再想自殺，對他人不那麼敏感，也變得較能接受其他想法。七個月後，他就比較像一般正常的青少年了；六個月後又再做了一次SPECT檢查，他的前額葉皮質已正常；六年後，德瑞克每半年回診一次，他現在是一間著名大學的高材生。

SPECT檢查在治療過程中扮演著重要角色，檢查結果明確地向德瑞克父母顯示，是因為他的腦部異常，所以他無法控制自己的想法或感覺，他的爸爸媽媽因而更能以體諒與支持的態度來看待他，這減輕了德瑞克在家裡時所承受的壓力。

頭部創傷後遺症

由於所處位置特殊，前額葉皮質特別容易受傷，許多人不了解，即使是沒有喪失意識的小傷害，有時卻可能改變一個人的個性和學習能力；這種情形尤其在身為大腦的執行長（即前額葉皮質）受傷時，會特別明顯。你的腦部非常柔軟，但頭蓋骨非常堅硬，你的腦部處於封閉的空間內，四周有許多尖銳的邊緣，而很不幸地，前額葉皮質中的下眼窩皮質位於幾條尖銳的骨脊上，而後側前額葉皮質則正好位於容易被打到的部位底下。

值得注意的一件事是，**許多人都不記得自己頭部曾受過重創**。在我們診所，會問病患好幾次頭部是否曾受過傷：求診單上會問「你頭部是否曾經受傷過？」這個問題；管理病患病歷的人員，也會在病人看醫生前再問一次頭部是否受過傷；病患在用電腦做檢查時還會問第三次；當我看到他們回答這個問題三次沒有時，我會再問一次。直到病患第四次否認時，我接著會問：「你確定嗎？你有沒有從樹上掉下來過？有

> 就算是沒有喪失意識的小傷害，頭部創傷仍可能會影響一個人的個性及行為能力。

沒有從欄杆上摔下來過？或是在淺的池子裡跳水過？」我常驚訝地發現，很多人會想起已經遺忘很久或不太嚴重的頭部外傷。有個病人在我問這個問題第五次時，把手放在額頭上說：「對了！我五歲時曾從二樓的窗戶摔下來。」相同地，我還有其他病人忘了自己曾經撞上擋風玻璃，從行進中的車子上掉下來，或是從腳踏車上摔下來且不醒人事。

頭部受傷是非常嚴重的事情，我常告訴我的病人，他們的腦袋比我們所能設計出的任何一部電腦都複雜。你把電腦摔到地上後可能會造成很嚴重的損害；同樣地，人腦非常脆弱，如果敏感部位受到外傷的話，就可能影響到其相關的功能。

⊕蓋吉不再是蓋吉

菲尼亞斯・蓋吉（Phineas P. Gage）為科學家提供一個例子，說明頭部受傷如何引起續發性前額葉皮質官能障礙，這是醫學文獻上第一件有關前額葉皮質受損後遺症的案例。

在一八四八年時，二十五歲的蓋吉是美國佛蒙特州若倫德與伯林頓鐵路公司前途看好的工頭，他的工作包含用一根冶鐵將爆炸物引爆，以開關出鐵道路徑。有天，一場可怕的意外發生了：爆炸的威力將一根直徑三公分，長一公尺，重達六公斤的冶鐵穿透蓋吉頭顱的前面，這個鐵條從左眼穿入，經過前額葉皮質左方，再由頭顱上前方穿出，造成一個九公分的傷口，也破壞了前額葉皮質的左邊和腦部旁邊的區域。最初大家好奇的是蓋吉居然能活下來，這成為外科手術史上絕無僅有的案例。

一八六八年，蓋吉的醫師注意到蓋吉個性上的改變，意外發生前，蓋吉是個誠實、可靠、細心的人，也是個好員工，受傷後雖然智力未受到任何損害，但他卻變得幼稚、善變、頑固、判斷力差、口出穢言而且不體諒別人。他的醫生下了一個簡短結論：「蓋吉不再是蓋吉了。」

在許多方面來說，前額葉皮質包含著我們之所以成為我們的能力。下面兩個例子類似蓋吉案例的現代版：

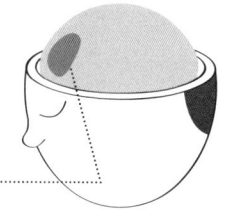

頭部創傷後遺症

⊕只撞了窗戶一下就性情大變

扎克瑞，十歲，愛玩耍又活潑的小男孩，他既可愛又討人喜歡，他在幼稚園裡表現良好，其他的小朋友也很喜歡他。在幼稚園畢業要進小學的那個夏天，他坐在車子的前座跟著他媽媽去找外公，突然間，有個喝醉的駕駛衝進他們的車道，造成扎克瑞的媽媽因為控制不住車子，而使得車子突然衝向路的一邊，結果撞上了一棵樹。車禍中，扎克瑞的媽媽小腿骨折，另一方面，很幸運地，因為有安全帶繫著，所以扎克瑞只是頭撞了旁邊的窗戶一下，大概僅昏迷了十分鐘左右。

六個星期後，扎克瑞變了，他開始罵髒話，講出不得體的話，還常常打斷別人談話；因為他一直說些刺傷人的話，一學期後他的朋友都沒了。他還出現攻擊的行為，把自己的玩具摔壞，又欺負弟弟；他變得粗魯、叛逆、好爭辯、又愛惹事生非；他會欺負家裡的兩隻貓，搞到兩隻貓一看到他就逃之夭夭。

車禍發生的六個月後，他媽媽知道事情不太對勁，於是帶扎克瑞去看一位心理諮詢師，他認為扎克瑞的問題是因為車禍而導致的心理問題。心理諮詢師認為扎克瑞和他媽媽太親密了，因此設計了一些對策幫助扎克瑞變得更獨立些，但這似乎讓問題變得更糟。經過兩年的諮商，他媽媽帶他去看小兒科，發現扎克瑞有注意力缺陷症，便讓他服用利他能，然而這樣做好像也沒什麼幫助，事實上，服藥後讓他變得更具攻擊性。

當扎克瑞被媽媽帶來看我時已經九歲了，我認為他可能有因車禍意外而造成的慢性腦震盪後併發症，他的SPECT檢查顯示腦部有三處異常：左邊的前額葉皮質活動明顯減少、左後骨皮質的活動也降低，表示前後腦都有受傷（常見於頭部創傷），而且他的左顳葉活動也減少。根據這些集結而成的發現，我讓扎克瑞服用複合性的藥物來治療──利用抗痙攣藥緩和他的攻擊行為，並幫助左顳葉運作；加上amantadine（藥名：Symmetrel）幫助他專心、集中精神，並且控制衝動。他在學校裡被分到特殊教育的班上，並且讓他接受加強認知訓練的練習，接下來的幾個月裡，扎克瑞的行為開始有改善了。

⊕ 從樓梯摔下來以後……

提姆，十五歲，高二的學生，從少年時期就有嚴重的行為問題，他過動、衝動、喜怒無常、常發火，每當有人拒絕他的時候更是特別火大。他很容易就發脾氣，而且常常為了微不足道的小事生氣。他曾因在商店內順手牽羊而被捕，也經常翹課，他對父母粗暴頂撞，和同學也相處得不好，可說似乎從未融洽過。他一天要抽掉一包菸，也常吸食大麻跟古柯鹼，也做過勒戒療程。

提姆受創傷影響的腦部

3D俯視表面圖　　　　　　　　3D正面表面圖

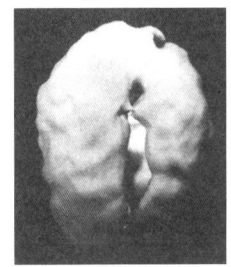 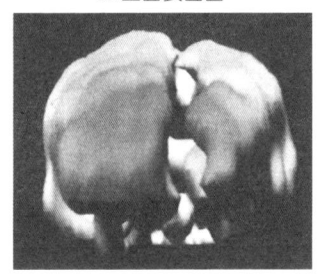

注意左邊中額葉的部分有個很大的缺陷。

提姆正要參加第二次的毒品勒戒療程前，被父母帶來我們的診所，他試過很多種治療，但都沒有效。他的SPECT檢查結果是我見過左邊前額葉皮質受損最嚴重的其中之一。當他十八個月大時，他曾經從樓梯上摔下來，他媽媽認為他從那時候開始就變得不太一樣了，她注意到他的個性有了重大的變化。

根據提姆腦部的受損情形，我決定讓他一起服用抗癲癇藥和興奮劑，以減緩他的憤怒並且改善對衝動的控制。以他腦部受傷的程度而言，提姆完全康復的可能性並不高，治療的目的是利用各種藥物來協助他發展輔助性的內部監督機制，不然，司法機構可能得以某一特定形式由外力的方式強制他。

提姆基本上並沒有過錯，他只是因為缺乏前額葉皮質本應具備的內部監督能力而已。

了解腦部這個部分的功能與問題，對於治療承受病痛而苦的病患來說是非常重要的。

你的腦袋有問題嗎？

請參考這張行為表並評估你自己（或是你要評估的那個人）在各項行為上的強度。利用下面的評分標準並在旁邊填入適當的數字，如果有超過五項或是五項以上是3或4的話，則表示前額葉皮質很可能有問題。

0＝從未　1＝偶爾　2＝有時　3＝經常　4＝非常頻繁			
	沒辦法密切注意細節或是避免無心之過。		白日夢太多。
	對例行性事務（功課、家裡雜事或文書工作等等）無法持續專注。		無聊。
	無法傾聽。		冷淡或是提不起勁。
	沒辦法妥善完成工作，後續執行力不佳。		沒精神。
	時間以及空間組織力差。		感到空洞，彷彿置身迷霧中。
	容易分心。		好動或是靜不下來。
	規劃力不佳。		該坐著的時候卻坐不住。
	缺乏明確目標或是前瞻思考。		找麻煩。
	不善表達情感。		話太多或太少。
	不善對他人表達同情心。		問題還沒問完就急著搶答。
	無法耐心等候。		衝動（沒想清楚就說話或行動）。
	老是干擾或是打斷別人（談話或是遊戲）。		無法從經驗中學習，老是犯同樣的錯誤。

前額葉皮質區處方箋 [考試型焦慮、社交型焦慮、注意力缺陷症、精神分裂症……]

前額葉皮質是腦部中演化最為進步的部分，確切地說，它是幫助達成目標的重要關鍵。先復習一下，前額葉皮質與專注、維持注意力、判斷力、衝動控制，以及批判性思考有關；它控制著你面對狀況、組織你的思緒、計畫你想要做的事情和將計畫執行的能力。治療腦部這個部分時，需要發展出一個我稱之為「全神貫注」的概念。

處方一
找出焦點並讓焦點保持清晰

培養出全神貫注的能力可以幫助你引導自己的思緒和行為，賦予你有另一個「副前額葉皮質」，強化心智中自覺的部分。

為了出人頭地，你必須有明確定義的目標，說得精準些，我們了解我們是誰，在人際關係上、工作或自我要求上想要完成什麼。一旦我們知道自己想要什麼，就比較可能修正自己的行為以達成目的，立定目標才能讓我們的行為有所依循。

當我剛跟病人提出設定目標這件事時，他們通常很茫然地瞪著我，或是嘀咕嘮叨一些有關事業或是金錢的事情。設定目標並非指遙不可及的夢想，它指的是眼前當下、具體的想法。訂立讓自己可以每天專注的目標，人生將會大不相同。

一頁奇蹟

無論病人是六歲還是七十好幾，我都會要求病人做我所設計的一種叫「一頁奇蹟（One-Page Miracle，簡稱OPM）」的設定目標的練習。根據我對成功者的研究，我發現他們有一項共通點，就是他們都有責任感和明確的目標。

> 設定目標並非訂定遙不可及的夢想，而是著眼於當下、具體的種種想法──這些目標可以幫助你專注，讓你人生更加美好。

一頁奇蹟可以幫助你引導幾乎你所有的思想、言語，還有行動，我曾經親眼見證這個練習迅速使人專注，並改善許多人的生活。

Step1

如果想要設計出專屬於自己的一頁奇蹟，請你跟著這樣做，先在一張白紙上清楚地寫下你的主要目標，這些目標要包括的項目如下：人際關係、工作、金錢，還有自我。

接著，在人際關係的類別下，寫下像是伴侶／配偶、子女、親戚還有朋友等分項；在工作的項目之下，則是寫下目前以及未來的工作目標，並且加一個小節，寫下你希望與老闆之間如何相處；在金錢的項目下，寫下你目前與未來的財務目標；在自我的項目之下，寫下身體、精神、心靈以及興趣等分項。在每一個分項下面，清楚列出你認為重要的事情；寫下你希望以及不希望的事情。

Step2

以正面以及第一人稱的方式將重要的事記述下來，記得把這張稿子放在身上幾天，這樣可以隨時修改訂正，等到初稿完成後（你可能會想經常更新內容），把它放在每天都能看到的地方，例如公事包、冰箱、床邊或是浴室的鏡子上。

如此，你就可以每天讓眼睛盯著對自己重要的事，比較容易監督自己達成這些目標，讓行為與心裡的目標一致，你的生活會變得更有自覺，也會把經歷放在對你重要的目標上。

> 訂定明確的目標，列出重要的事項，可以幫助前額葉皮質受損的病患維持生活的正軌。

我把目標分為人際關係、工作、金錢還有自我等四個項目，是為了鼓勵大家追求平衡的生活。如果生活不平衡，或是執意追求一個領域而犧牲其他時，我們一定會把自己搞得疲累不堪。

這裡有個一頁奇蹟的實例，這是我的一個前額葉皮質受損的病患與我一起做的。傑瑞德已婚而且有三個小孩，他是一個執業律師，自從腦部

受傷後，他在控制脾氣上就出了嚴重的問題，而且花非常多的時間在工作上，這就是他來求診的原因。你先看幾個例子，然後幫自己寫一張一頁奇蹟，寫好後把它放在你看得到的地方，而且每天都要唸一下，一日之計從朗讀自己的一頁奇蹟開始，讓今天更專注是個不錯的點子。

教會自己專注在對自己重要的事情上，這個副前額葉皮質會幫助你讓自己的生活維持正軌。

練習──一頁奇蹟

傑瑞德
我對自己人生有何期望

人際關係
- 配偶：跟妻子擁有一段親密、溫柔、關愛、深情的伴侶關係。
- 子女：成為孩子生命中一股堅定、慈愛、正面的力量，一直陪伴他們，幫助他們成為負責而快樂的人。
- 親戚：與父母及兄弟姊妹持續密切往來，並且給予支持和關愛。
- 朋友：投入時間維繫、培養友誼。

工作（盡我所能當一個最優秀的律師）
　　要把工作盡可能做到最好，也要同時維持平衡的生活。具體來說，我的工作內容主要是花時間服務現有的客戶、開發新客戶，並且每個月都從事公益活動，以金錢回饋社會。我會專心致力在工作上，不會讓自己被其他不相干的事務分心。

金錢（金錢是為了滿足需要、欲望還有安全感）
- 短期：要審慎花錢，確保花的錢是與家人或是自己的需要和目標有直接關係。
- 長期：把收入的一○％存起來。花錢時先考慮自己的家人。每月要放兩千五百美元到退休年金計畫裡，這樣子到六十五歲過後每個月就可以領五千美元。

自我（盡我所能當個最健康的人）
- 身體：每天都要好好照顧自己的身體。
- 精神：感到平靜、正面和感恩。過著讓自己感到驕傲的生活。
- 心靈：親近上帝，成為祂希望我成為的人。

姓名：＿＿＿＿＿＿＿＿＿＿
我對自己人生有何期望

人際關係

・配偶／伴侶：

・子女：

・親戚：

・朋友：

工作（盡我所能當一個最優秀的＿＿＿＿＿＿＿）

金錢（金錢是為了滿足需要、欲望還有安全感）

・短期：

・長期：

自我（盡我所能當個最健康的人）

・身體：

・精神：

・心靈：

處方二
專注在自己喜歡的事物上，少理你討厭的事

　　前額葉皮質與專心、集中力以及維持注意力的時間長短密切相關；我們試圖專注的事情會影響到我們的感覺和行為。如我先前所提，前額葉皮質有問題的人，尤其是有注意力缺陷症的人，往往會藉著製造衝突來啟動前額葉皮質的運作。不幸的是，這種行為會導致許多不良副作用，尤其是造成人際關係與免疫系統功能出問題。專注於生活中你喜歡的部分以及別人身上你所喜歡的部分，是維持前額葉皮質健康的有效方法。

收集企鵝吧！

　　我的有效方法就是收集企鵝，我的辦公室裡頭有六百隻企鵝，各式各樣你能想像得到的企鵝都有，企鵝風向計、企鵝時鐘、原子筆、鉛筆、木偶、玩偶娃娃、手錶、領帶、企鵝針線包、企鵝吸塵器，甚至還有一條企鵝四角內褲，是一個九歲的小病人送給我的。我知道這種嗜好很怪，但我都跟別人說因為我是個精神科醫生，所以得讓我有些奇怪嗜好才行，我的朋友和家人要買聖誕節禮物給我都不用傷腦筋。

　　來聽聽為什麼我會收集企鵝，以及它們和前額葉皮質有何關聯吧！

　　當我在做兒童與青少年精神醫學的研究時，我和我的家人都住在夏威夷。兒子七歲時，有一天我帶他去海洋育樂園區玩，我們看了殺人鯨、海豚，還有企鵝的表演——那隻企鵝叫胖福，牠做了許多不可思議的表演：從六公尺的跳水臺上跳下來、用鼻子推倒瓶子、用蹼來數數，牠甚至還會跳火圈。我雙手環抱著兒子，看得津津有味。

　　這時訓練員正叫胖福去拿東西，胖福聽話地走向前拿了東西，然後牠立刻走回來把東西交給訓練員。我心想：「哇塞！我如果叫兒子幫我拿個東西，他可能會跟我討論個二十分鐘，然後跟我說他不要。」我知道我兒子比企鵝聰明多了。

表演結束之後我跑去問訓練員：「你是如何訓練胖福讓牠做出這麼厲害的動作？」

　　訓練員看看我兒子，然後她看著我說：「不同於一般父母，每次當阿福做了我希望牠做到的任何事情時，我都會注意到！我會抱抱牠，並且給牠一條魚吃。」

　　我的腦子裡突然射進一道光：「每當我兒子做了我希望他做的事情時，我都很少注意到他，因為我是個大忙人，就像我自己的爸爸一樣。但是當我兒子不做我希望他做的事情時，我絕對不會就此罷休，因為我不希望養出一個壞孩子──原來，我在不知不覺中教導他變成一個小壞蛋，好得到我的注意力。」從那天起，我非常努力注意我兒子表現良好的地方（雖然我沒有丟條魚給他，因為他也不愛吃魚），並且不那麼看重他的過錯，我們兩個人都變得更好了。

　　我利用收集企鵝來自我提醒：要多注意別人的好事，少注意壞事。這樣的態度對我還有我許多的病患都很有幫助，很多時候我們常需要外在東西來提醒自己要多看別人的優點，只因我們天性上大都不會去注意生活中或他人身上我們所喜歡的地方，反倒是不知不覺中利用負面因素來刺激自己的前額葉皮質。專注別人或你生活中負面的地方，會讓你容易陷入憂鬱，而且還會影響你的人際關係。

⊕命中犯沖的潔美母女

　　讓我舉個好例子來說明這個處方的效力有多好。七年前我第一次看到潔美時，十四歲的她因企圖自殺而住進醫院。她會自殺是因為她在學校的課業成績表現太差，程度跟不上朋友而想不開；她企圖自殺的那個晚上，因為媽媽斥責她在學校表現不佳而大吵了一架。

　　潔美爸爸的家族那邊有憂鬱症的病史，她媽媽也有許多注意力缺陷症的症狀（她媽媽拒絕接受檢查與治療）。潔美感到難過而且看事情也老是看不好的那一面，她也缺乏組織能力，一直以來都無法好好專注於課業上，而且個性很衝動。她被診斷出患有憂鬱症和注意力缺陷症，她的SPECT檢查結果發現她的前額葉皮質活動減少而邊緣系統活動則是增加。

我讓她開始服藥（看時間調整為百憂解及利他能的複合藥劑）並且進行心理治療，幾個月後，潔美的狀況大幅改善，她的心情變得比較好了，學校的課業不再那麼困難。她剛出院時是每週回診一次，後來改成兩週一次，快滿一年後又改成每月一次。她在生活上的情形維持得非常良好，只是：她還是會跟媽媽吵架。跟潔美認識兩年後，有天她來我辦公室哭訴：「我再也受不了我媽了！」說著便開始了我們今日的診療，「她每天都找我麻煩，而且故意讓我生氣，我知道你叫我不要隨之起舞，但我根本做不到！她知道怎樣可以惹得到我。」

　　當她講完她跟她媽媽最近在吵什麼後，她看了我的辦公室一眼，接著問：「亞曼醫生，為什麼一個成年人還會收集企鵝？」我有點驚訝地問道：「你剛剛才注意到企鵝？兩年後才看到？」接著我告訴她有關胖福的故事，然後再告訴她有關行為塑造的概念，也就是那位訓練員所做的，讓胖福變成一個大明星。我告訴她：「我教你怎麼塑造你媽的行為，每次她對你不客氣，找你麻煩，對你很凶或是不客氣時，我希望你保持安靜不要有任何反應。」

　　「噢，醫生，」她說，「我不知道我能不能做到，我以前也試過。」我回答：「我知道，但我要你保持著這種新觀念再試看看，每次你媽對你好，認真聽你說話或是幫你忙的時候，我希望你能抱著她，告訴她你多麼愛她，感謝她。」她答應我她會盡量。

　　一個月後當潔美回來看我時，她告訴我過去一個月是她和她媽媽相處最為融洽的時間了，她媽媽只對她吼了一次，但她沒有回應，而她則擁抱媽媽很多次。

　　「我想我明白你要教我的是什麼，亞曼醫師。我有能力讓事情變好或是變壞，雖然我無法為我媽的行為負責，但我可以發揮我的影響力，改變情況。」我為潔美感到光榮，她學會專注於她喜歡媽媽的那些地方，而不是她討厭的地方，她對負面的情況能夠發揮正面的影響。我教導她不要成為母親的受害者，而是要在這樣的情形之下運用自己正面的影響力。

> 多注意好事、喜歡的事；少注意壞事，不然容易陷入憂鬱，也會破壞人際關係。

處方三
找出你生活的意義、目的、激勵和興奮處

生活中的意義、目的、激勵和興奮點會幫助你避免無事可做，還能透過啟動前額葉皮質的活動來鼓勵你專注。如同我先前所說，我在臨床經驗上治療過許多患有注意力缺陷症的病患，這種病症有一個最引人注意的地方，就是常會有前後矛盾的症狀。

患有注意力缺陷症的人，常常無法好好勝任例行性且又無聊的事情，但是，如果他們是在做有趣且刺激的事情時，表現得可真是好極了。我給病患的一個重要處方就是要確定自己在生活中有正面的意義及激勵，不論是在工作、人際關係還是精神生活上，這可以說是成功或是導致失敗的重要關鍵。一個患有注意力缺陷症的人做著他不喜歡的工作時，可能得多服用些藥物，但如果他做的工作能讓他感到振奮與鼓舞的話，需要的藥物就可能比較少。讓我提供一個例子：

無法處理文書工作的大老闆

賽斯，一個在舊金山灣區擁有數家錄影帶出租店的成功老闆，他來辦公室找我的時候看起來垂頭喪氣極了，他對於注意力缺陷症的治療反應良好，所以我納悶出了什麼問題。

> 當注意力缺陷症患者有真的難以克服的例行工作時，不妨給予他機會做他喜歡的工作項目，反而可能更有效率。

「醫生，」他開始說，「我只是覺得我個性不好，我一定是個差勁的人，我一試再試，想法子把文書工作弄完，但就是做不下去。它真的逼得我想哭，即使已經吃藥和接受治療，可是我就是沒辦法做好它。」

我接著繼續問清楚些。

「我就坐下來做事，」他接著說，「當藥效充分發揮時，我就只是瞪著這些文件，我不知道我為什麼做不下去。」

「賽斯，」我回答，「這可能跟你的個性沒什麼關係。你是一個好

丈夫、好爸爸，你的事業很成功，讓很多人有工作做，而且你也很關心別人。或許你只是無法處理文書，許多患有注意力缺陷症的人在做他們喜歡做的事都表現優秀，但沒有激勵的工作，像文書工作就做得很糟糕，你可以雇用別人來做文書處理，你便有更多的時間讓事業更蓬勃發展。」

我的話顯然正中賽斯下懷：「這對我來說聽起來完全合理，當我是個青少年時，我很喜歡航海，可是風平浪靜時我一點都不想出海，我等到要發布暴風雨警報才出海，在暴風雨中我嚇得半死，納悶我幹嘛做那麼瘋狂的事情，但當暴風雨停止而我回到岸邊時，我卻很期待下次再出航。那種興奮和刺激鼓勵著我這麼做。」

賽斯雇了某個人來做他的文書工作，他的事業也蒸蒸日上，因為他有更多的時間專注於他拿手的事情。

處方四
學習組織生活，必要時找人幫忙

前額葉皮質有問題的人通常組織能力有問題，學習組織技巧會很有幫助。行事曆和管理軟體很管用，知道自己的極限在哪也很重要，如果可以的話，盡量跟能幫助你變得有條理的人在一起──這些人可以是生活上關係密切的夥伴，像是配偶或是朋友；他們也可以是幫你工作的人。我見過患有注意力缺陷症，或是有其他前額葉皮質問題但卻很成功的人，都有人幫助他們組織打理事情，所以不要不好意思向別人求助。

我患有注意力缺陷症的兒子十六歲時，我請了一位專業的組織專家來幫助他，他不想聽我的話（我懂什麼──我只不過是他爸），那位專家真的很有天賦，幫助我兒子很多：她跟他一起整理房間、他的書包、他的作業本和他的讀書計畫表。她幫助他訂定制度，然後每個月回來一次幫兒子復習維持他學過的事情。

現在，我兒子做事變得很有條理，就像許多患有注意力缺陷症的人一樣，他不是天生就這樣，但他有打過基礎，所以他不是一個缺乏組織力的受害者。

練習──組織生活的12個祕訣

這邊有些幫助你變得更有條有理的小祕訣：

1. 在下列領域中為你的人生訂立清楚的目標（在前額葉皮質處方一中有提到）：人際關係（配偶／伴侶、子女、家人還有朋友）、工作、金錢、身體健康、精神健康以及心靈。然後每天都提醒自己：善用時間在與你的人生目標一致的事情上。
2. 定期多花一些時間來整理你工作的地方。每週固定花些時間在「專門整理」的事情上，不然就會耽擱拖延了。
3. 隨時把文書工作處理好，不然找人幫你做。
4. 幫計畫擬訂優先順序。
5. 幫自己的事情訂立完成期限。
6. 把要做的事情列成清單，並且定期更新。
7. 隨時帶著記事本或行事曆。
8. 利用小型錄音機幫助你記住一天中所有的想法。
9. 幫工程浩大的工作分割成小項目，就像每天在生產線上的作業方式一樣。記住，「千里之行，始於足下」。
10. 先做不喜歡的事情，這樣你就會有很多喜歡的事情在眼前等著你去做。如果你最後才做不喜歡的事情，你可能就不太想堅持到最後。
11. 利用檔案夾、桌上型資料架和貼有標籤的收納盒，幫你組織管理你的文書工作。
12. 請專業人員來幫助你把事情弄得條理分明。

處方五
腦波生物回饋訓練法

　　注意力缺陷症是前額葉皮質的問題，治療注意力缺陷症時，藥物治療是「生物性」療法的重點，但並非唯一的方式。過去十五年來，研究學者包括田納西大學的喬・魯巴（Joel Lubar）博士，提出一種有效的附屬工具，來治療注意力缺陷症與其他前額葉皮質的問題：腦波或EEG生物回饋。

　　一般來說，生物回饋是一種利用某些器材來測量人體生理反應的治療技術（如手溫、汗腺活動、呼吸頻率、血壓以及腦波形態），這個系統可以提供患者身體系統的資料，之後幫助患者學習如何改變這些系統的活動。使用腦波生物回饋時，我們會測量腦內各部分腦波活動水準。

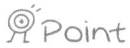

> **五種腦波形態**
> 1. delta腦波（每秒一至四個週期）：非常緩慢的腦波，大多都在睡眠時發生。
> 2. theta腦波（每秒五至七個週期）：緩慢，在做白日夢、放鬆還有迷糊的時候發生。
> 3. alpha腦波（每秒八至十二個週期）：在放鬆的時候發生。
> 4. SMR（感覺動作律動）腦波（每秒十二至十五個週期）：在專注的放鬆狀態下發生。
> 5. beta腦波（每秒十三至二十四個週期）：快速的腦波，在專心或用腦狀態下發生。

　　在評估過超過六千位患有注意力缺陷症的兒童後，魯巴博士發現，這些兒童的基本問題在於無法將beta腦波於專注狀態上維持較長一段時間，他們有過多的theta白日夢腦波活動。魯巴博士發現透過EEG生物回饋，兒童可以學會增加beta腦波的數量，並減少theta白日夢腦波活動。這項基本的生物回饋技術會教導兒童與自己的心智玩遊戲，他們愈專心，就能產生較多的beta腦波的狀態，累積的獎品也愈多。以我們診所的EEG生物回饋設備為例，兒童坐在電腦前看著螢幕上的遊戲，如果他能增加beta或減少theta腦波，遊戲就可以繼續玩下去，可是，玩的人若無法維持我們想要的腦波狀態，遊戲就會停止。孩子們覺得遊戲有趣，所以我們可以漸漸塑造他們的腦波形態至較正常的狀態。根據這個研究，我們了解這種治療技術並非立即見效，兒童練習這種生物回饋通常要一至兩年才行。

　　在我的EEG生物回饋和注意力缺陷症經驗中發現，許多病患得以改善他們的閱讀技巧，並減低服用藥物的需求，而且EEG生物回饋也幫助減緩衝動和攻擊性。這是個很有效的工具，部分原因是病患藉著更參與掌握自己的生理過程，而成為治療過程中的一部分。有些臨床醫生和研究學者對於使用腦波生物回饋仍議論紛紛，需要進行更多的研究才能驗證它的效果；在某些領域上，EEG生物回饋被過度運用，有些診所打廣告說他們能用生物回饋來治療注意力缺陷症，而無需搭配藥物治療。很不幸地，過度標榜這項治療技術已傷害了它的可信度。但無論如何，根據臨床經驗，EEG生物回饋是一種有效又令人振奮的治療，前景值得期待。

處方六
視聽刺激

一個與EEG生物回饋類似的治療叫做「視聽刺激」，這項技術是由德州大學加耳維斯敦分校的哈洛‧羅素（Harold Russell）博士和約翰‧卡特（John Carter）博士所研發，他們兩位都在從事以EEG生物回饋治療注意力缺陷症兒童的研究工作，他們想要研發出一種可以讓有需要的兒童能普遍使用的治療技術。

根據「訓練化」這個名詞概念，腦波會試圖找出環境中的節奏，他們因此研發出在特定頻率會對人發出閃光和聲音的特殊眼鏡和耳機，幫助「調節」大腦並且變得專注。病患要每天戴這種眼鏡二十至三十分鐘。我曾經對一些病患嘗試這種治療，效果很不錯：

有一位服用利他能和Dexedrine都會出現痙攣的病患試戴這種眼鏡一個月，他的注意力缺陷症狀明顯改善許多，但是當他不再做視聽刺激後，他的症狀又回來了。當他再試這種治療後，症狀也再次減輕。我相信視聽刺激也是前景看好的技術，但還是需要再進行研究才行。

處方七
不要成為別人的刺激物

如前面所說，許多前額葉皮質有問題的人，往往會製造衝突來刺激腦部，很重要的地方是你不要火上添油，而是扼止它。有人愈不自覺的要惹火你，你愈需要安靜、鎮定、平穩。我都教導孩子有注意力缺陷症的父母不要再對孩子吼叫，他們愈是吼叫，家裡的氣氛愈緊張，孩子愈想惹事找麻煩。我也叫他們的兄弟姊妹還有配偶要保持輕聲細語和平穩的態度，有注意力缺陷症的人愈想要鬧大事情，應愈不要去回應才是。

這個處方的效果真的很神奇，一般來說，尋找衝突的人能夠惹你不高興，他們掌管了你所有的情緒按鈕，定期按按這些按鈕。當你開始拒絕他們的戲碼，腎上腺素不狂飆時（藉著在焦慮的狀況中保持較為平靜和沉

穩），他們一開始會有很負面的反應，就像是經歷停藥的過程，事實上，你一開始變得比較冷靜時，短期間他們可能變得更糟糕，堅持下去，他們在長期內的情形會有改善。

> **練習──7個撇步不被找麻煩**
>
> 這裡有些對付那些故意挑起衝突的人的因應之道：
>
> 1. 不要吼叫。
> 2. 他們聲音愈大，你的聲音就要更小聲。
> 3. 當狀況快要失控時，暫停一下，說你要去洗手間一下，對方應該不會不准你去。最好準備一本很厚的書，如果他或是她真的很不高興的話，你需要遠離他／她久一點。
> 4. 利用幽默來化解僵局（但最好不要是諷刺型或是發火型幽默）。
> 5. 當個好聽眾。
> 6. 說你也想了解，並且解決這個狀況，但你只有在他們冷靜下來時才幫得上忙。
> 7. 請專業人員來幫助你把事情弄得條理分明。

處方八
吃得營養：避免單醣和單一碳水化合物

　　營養的介入對腦部這個地方特別管用，多年來，我都跟我的注意力缺陷症病患推薦高蛋白、低碳水化合物以及相對之下較為低脂的飲食，這種飲食能夠穩定血糖水準，並且幫助保持好體力和專注力。但是很不幸地，多數美式的飲食充斥著精緻的碳水化合物，這對於腦內多巴胺水準與專注力都有非常不好的影響，再加上現在家庭的父母都在外工作，沒有什麼時間準備營養健康的早餐，所以速食餐點成為當今的主流。現今典型的早餐通常是單一碳水化合物含量高的食物，像是冷凍鬆餅或堅餅、水果塔、馬芬、糕餅和玉米片。因為時間不夠，且開始正視脂肪對身體的不好影響，許多家庭都不再準備香腸和蛋了，雖然說我們應該注意脂肪的攝取，但是傳統的早餐對於注意力缺陷症或有其他多巴胺不足症狀的人來說，還是個不錯的選擇。

　　我推薦的主要蛋白質來源包括瘦肉、蛋類、低脂起司、堅果還有豆

類，最好與適量蔬菜一起混合食用。我的理想早餐是低脂起司和瘦肉，如雞肉蛋餅；午餐是鮪魚、雞肉或新鮮的魚肉沙拉；晚餐則多些碳水化合物才均衡，另搭配瘦肉和蔬菜。避免攝取單醣（如蛋糕、糖果、冰淇淋和糕點）以及單一碳水化合物（如麵包、義大利麵、米飯、馬鈴薯），對體力和腦力有正面的影響，這種飲食對提高腦內多巴胺水準很有幫助，但請注意，這種飲食並不適合扣帶有問題或過度集中的人，這些問題通常是因缺乏血清素而引起，而血清素與多巴胺水準往往相互抵消，每當血清素水準升高時，多巴胺水準就會降低，反之亦然。

　　補充營養也有助於強化腦內多巴胺水準，並幫助專心和維持好體力。我常讓病患同時服用酪胺酸（五百至一千五百毫克，每日兩次到三次）、取自於葡萄籽或松樹皮的原花青素（oligomeric procyanidius），這個可以在健康食品店找得到（劑量以體重每〇‧四公斤一毫克為準），還有銀杏萃取（六十至一百二十毫克，每日兩次）。這些營養補給品幫助增加腦內的多巴胺和血流量，許多病患都說服用後能改善體力、提高專注力並控制衝動。若你想試這些健康補給品，請向醫生諮詢。

處方九
聽莫札特吧

　　一項對照型研究顯示，聽莫札特的音樂對患有注意力缺陷症的孩子很有幫助。羅瑟琳‧普萊特（Rosalie Rebollo Pratt）和同事研究十九名七至十七歲患有注意力缺陷症的孩子們，他們在每星期三次的腦波生物回饋課程中播放莫札特的音樂。他們用「百家名曲」（100 Masterpieces）第三張，裡面包括C大調21號鋼琴協奏曲、「費加洛婚禮」、D大調第2號長笛協奏曲、「唐喬凡尼」，以及其他協奏曲和奏鳴曲。聽莫札特音樂那一組的theta腦波活動減少（有注意力缺陷症者常有過多的慢速腦波）至其腦波節奏與音樂節拍相合，並展現出比較好的專注力與情緒控制，衝動減緩許多，社交技巧也改善了。在這些有改善的孩子中，七〇％在研究結束六個月後，無需進一步生物回饋訓練，依然能維持良好的改善成果。

處方十
藥物治療

幫助前額葉皮質功能的藥物，尤其需要針對其症狀而下藥。

興奮劑

那些患有注意力缺陷症的人通常對興奮劑的反應非常良好，像是利他能（成分：methylphenidate）、Adderall（四種安非他命鹽的混合物）、Dexedrine（成分：dextroamphetamine）、Desoxyn（成分：methamphetamine）或是Cylert（成分：pemoline）。這些藥藉著刺激神經傳導物質，幫助患有注意力缺陷症患者的前額葉皮質的活動停下來。相異於一般大眾的認知，這些藥很安全，而且幾乎立即見效。

我曾親眼見證這些藥物如何改變他們的生活，我研究過一個患有注意力缺陷症的十歲男孩服用藥物及未服用藥物時的SPECT檢查報告，發現他每天服用三次十毫克的利他能後，前額葉皮質情形明顯改善，他較能夠專注、設定目標、組織與規劃事情，而且更能控制衝動。有年我記錄下注意力缺陷症患者對藥物治療效力的親身見證：

興奮劑藥物治療注意力缺陷症前後
3D底部表面圖

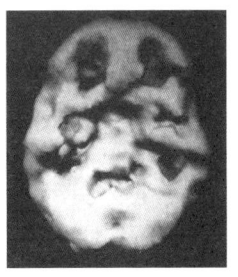

專心且未服藥時，注意前額葉皮質及顳葉的活動明顯降低。

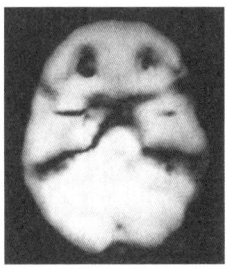

專心且服用十五毫克利他能，整體活動情形明顯改善。

「我覺得自己較能感受周遭的環境了。我第一次在開車上班的途中看到山丘，過橋時看到海灣，我甚至還注意到天空的顏色了！」

「我覺得自己的態度起了一百八十度的大轉變。」

「我看著我的小孩說：『他們很可愛吧？』而不是抱怨他們。」

「我人生中第一次可以坐下來看完一部電影。」

「我現在可以處理過去會讓我歇斯底里的狀況。」

「這黃色小藥丸讓我從『想跳橋自殺』變成深愛丈夫和孩子的人。」

「我不再覺得像失控的火車般狂奔。」

「我過去覺得自己很笨……現在我相信自己有聰明過日子的條件。」

「我睡得較安穩了。我服用興奮劑卻反而平靜下來，你相信嗎？」

「我曾經是半夜兩點卻還在底特律市中心街頭上走著的人。服藥之後，我再也不會做這麼蠢的事了。以前，我都沒考慮到後果。」

「現在我終於可以面對一群人演說，不再腦海一片空白了。」

「我不再像過去那樣容易受他人威脅。」

「我老公不如我服藥前那麼開心，我會思考，吵架不再都是他贏。」

「我以前會興致勃勃的爭論沒意義的事情，現在我可受不了。」

並非每個注意力缺陷症患者都對興奮劑治療有明顯反應，但很多人反應良好。一旦他們能掌握運用前額葉皮質，就會變得有效率到令人驚訝。

抗憂鬱劑

有幾種「刺激性」的抗憂鬱劑對注意力缺陷症也很有效，Norpramin（成分：desipramine）和妥富腦（成分：imipramine）都可以增加神經傳導物質正腎上腺素，對有注意力缺陷症且有焦慮或是憂鬱症狀的人特別有效。Wellbutrin（成分：bupropion）可以增加神經傳導物質多巴胺，對於注意力缺陷症且有憂鬱或精神不佳的人很有幫助。Effexor（成分：venlafaxine）則能增加神經傳導物質血清素和正腎上腺素，較高的劑量還可以增加多巴胺，對於注意力缺陷症且有過度專注或偏執的人士最有效不過了。

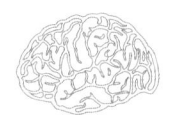

Chapter 5

停不下來的執著
－祈禱、逆向心理學，不再死鑽牛角尖－

過度悲觀、煩惱──**長期憂鬱** P156

無法忘懷傷痛、不如意──**鑽牛角尖** P157

一成不變，無法忍受變數──**認知僵化** P158

一開口就說「不要」──**慣性拒絕** P158

凡事往壞處想，尤其在開車時──**開車時火氣大** P160

洗手、計數、檢查的強迫行為──**強迫症** P160

拔毛症、食慾旺盛、購物狂、唱反調──**泛強迫症障礙** P163

> **Point**
>
> **掌管注意力、認知的扣帶系統**
> ◎轉移注意力的能力
> ◎認知彈性
> ◎適應力
> ◎從一個觀念轉移至另一個觀念
> ◎能夠看得到生活裡的種種選擇
> ◎順勢而為的能力
> ◎合作的能力

　　縱貫額葉中心深層的是扣帶迴，它在腦部中負責掌管注意力和念頭的移轉，也負責讓我們能看清生活中的各種選擇。

　　安全感和穩定感也與腦的這部分有關，根據我的經驗，最能說明腦部這個部分的名詞就是「認知彈性」了。

大腦換檔器：調節認知彈性

　　認知彈性決定一個人順應潮流、因應變化且成功處理新問題的能力，生活中有許多狀況都有賴認知彈性。例如當你剛換一分新工作，就得學習一套新的做事方法，即使跟之前的工作方式一樣，也得學習如何討好新上司或適應新制度，這對能否在職場上成功極為關鍵。為了在學業上有所表現，亦需要有認知彈性，從國一開始，學生開始需要一整天面對各科不同的老師，得轉換自己的學習方式以適應老師們不同的教學風格。彈性對友誼也很重要，跟某個人相處的模式，並不見得跟另一個人完全相同。

　　有效地管理變遷與轉變，在個人、人際關係還有專業成長上，是一項必要元素，扣帶系統可能是這種過程中的助力，也可能會是阻力。如果它正常運作，我們就比較能在日常生活中應付自如，但當它受損或過度活躍時，認知彈性就會降低。

扣帶迴

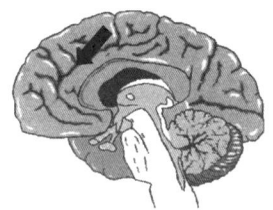
扣帶迴

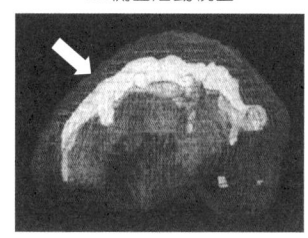
3D側面活動視圖

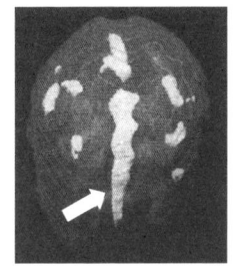
3D俯視活動視圖

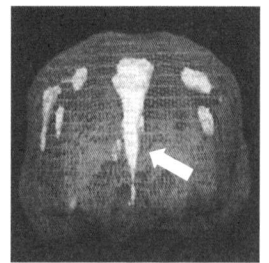
3D正面活動視圖

除了**移轉注意力**之外，我們也注意到，一個人的**合作能力**亦受到扣帶系統的影響。當扣帶系統運作正常時，我們的行為就很容易轉至合作模式，而扣帶有問題的人就難以轉換注意力，還會把自己困在毫無效率的行為模式中。

扣帶系統（以及前額葉皮質其他部分）也和**未來導向的思考**有關，例如規劃或是設定目標。如果這部分運作良好，我們就比較容易規劃並且設定合理的目標；反之，如果這部分有問題的話，會造成一個人杞人憂天、悲觀看待未來且對周遭感到不安。

看出生活中的各種選擇，對適應行為至關重要。在我的專業領域裡，具有**適應能力**的醫生樂意運用新觀念和技術（在科學基礎建立後），而且樂於向病患提供最新的資訊；扣帶有問題的醫生（我曾掃描過不少）往往較死板，老按照過去的方法做事，而且很武斷（如果你要我治療你，就照我的方法做）。能夠看得到選擇和新點子，可以幫你避免出現頹廢遲滯、心情憂鬱和暴力行為。

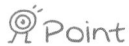

扣帶系統的問題
- ◎擔憂
- ◎走不出傷痛
- ◎腦筋打結（偏執）
- ◎陷在某些行為中（強迫行為）
- ◎對立行為
- ◎好與人爭論
- ◎不合作；老愛唱反調
- ◎上癮行為（酗酒或藥癮、飲食性疾病）
- ◎長期疼痛
- ◎認知僵化
- ◎強迫症
- ◎泛強迫症障礙
- ◎飲食性疾病
- ◎開車時火氣大

病症

當扣帶系統異常時，人往往會腦筋轉不過來，在相同的事情上打轉，一再重複同樣的念頭。他們可能變得老是煩惱，而且執著於同一個念頭；也可能念念不忘過去的傷痛或怨恨，無法走出來；甚至可能困在負面行為中，或是出現強迫行為，像是一直洗手或檢查門窗。

有個腦部這部分有問題的病患形容這種狀況：「就像站在老鼠籠子裡的遊戲輪子上，思緒就這樣不停重複。」另一個病患跟我說：「就像有個持續播放鍵一直開著，即使我不想再想了，這個念頭卻一直找上我。」

接下來會討論與扣帶系統相關的臨床狀況。有不少被我稱之為「次臨床模式」的問題，與腦部這區塊異常有關；這些次臨床模式的問題雖然不至於嚴重成病灶，或是導致功能完全喪失的疾病，卻能損害我們的生活品質。擔憂、過去的傷痛揮之不去、認知僵化和不知變通，可能不會讓你想去看醫生，但它們可能讓你的生活蒙上陰霾。

無止境地擔憂

雖然說我們隨時隨地都在煩惱（有些煩惱是必需的，好讓我們好好上

班或上學），但扣帶過度活躍的人卻可能將長期性的憂鬱融入性格當中，他們可能擔憂到對情緒或身體造成傷害。每當不停出現的負面煩惱在腦海中盤旋時，這可能會造成緊繃、壓力、胃痛、頭痛和易怒。長時間訴說憂鬱常讓他人感到厭倦，而且讓自己看起來無力甚至不成熟。

在一場晚宴上，有個也是醫生的老朋友跟我抱怨他老婆「老是在擔心」。「她煩惱一家子人，」他告訴我，「她讓我跟孩子感到很不開心，她一直不停地在煩惱，可能是與她長期頭痛和容易發怒有關。」他問道：「我該如何幫助她放輕鬆，這樣她才不會因為生活裡一點小事就不開心呢？」我認識我朋友的太太很多年了，雖然她沒患憂鬱症，而且也沒有恐慌症或強迫症的診斷特徵，但我知道擔憂已經構成她個性的一部分了，在幾次談話的場合中，我知道她的家人有跟扣帶系統相關的臨床問題（例如酗酒問題、藥物濫用還有強迫行為）。

> 負面煩惱在腦海中盤旋時，可能會造成緊繃、壓力、胃痛、頭痛和易怒。

忘不了傷痛

惦念不忘過去的傷痛，可能在生活上帶來嚴重的問題。我曾經治療過一位很火大自己先生的婦女，在一次去夏威夷的旅行中，她先生的眼睛一直盯著威基基海灘上穿著曝露的女人看，她因此感到很生氣，覺得先生的眼睛對她不忠。她的怒火破壞了整個旅程，多年以後，她還老是把這件事情拿出來講。

另一個扣帶問題則是發生在一個新組成的家庭中：唐跟羅拉結婚了。羅拉原本有個三歲大的兒子叫艾倫，結婚前，羅拉跟艾倫是跟羅拉的父母住在一起。婚後不久，唐、羅拉還有艾倫一家子一起去羅拉父母家玩。在羅拉的父母家時，艾倫問可不可以再吃一碗冰淇淋，唐以晚餐可能會吃不下為由拒絕了艾倫，但羅拉的父母卻跟小孩說可以吃第二碗，當著小孩子的面讓唐的新威權大打折扣。

唐感到很氣餒，想討論一下這個問題，但羅拉的父母覺得他想太多，他們覺得唐才剛當爸爸，懂什麼！當唐再嘗試找他們談

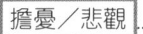
擔憂／悲觀

時，他們乾脆不理會他，他們還一直計較這件事，甚至接下來的一年半都不跟唐或羅拉講話。**許多親戚不往來都是由於扣帶過度活躍所造成。**

甩不掉的念頭

認知僵化，是指無法隨著生活中的起起伏伏而調適自己，這也是大多數扣帶問題的根源。有位朋友的六歲大女兒金美，就是一個典型的認知僵化例子。

媽媽叫金美的姊姊幫金美穿好衣服出門，姊姊挑了一件襯衫和一條褲子給金美穿，但金美抱怨衣服不好看，姊姊接下來幫她挑的三套也還是被金美嫌棄。金美想要穿夏天的背心裙（那時是二月，外面天氣很冷），她哭鬧不停，就是要穿背心裙，一旦腦海中有了背心裙的身影，她就甩不掉這個念頭了。

多年來的婚姻諮詢生涯中，我常聽到認知僵化的另一個例子：「現在」就得做！不是五分鐘後，是現在！舉個常見的情形：太太要求先生把烘乾機裡的衣服拿出來，並把從洗衣機裡拿出來的衣服放到烘乾機裡頭去，他跟她說「等一下」，因為他正在看的籃球比賽快要打完了，她很生氣，告訴他一定要「現在」就去做，兩個人就吵了起來。她覺得家事沒做完感到不安，而他則是認為受到打擾，被逼著去做事，而且很不受尊重。

這種「現在」就去做的要求，會造成一些嚴重的人際關係問題。當然，如果先生說會幫忙，結果並沒有去幫忙，我們就明白為什麼她要他現在就去做了。

認知僵化可以在不知不覺中毀了你的幸福、喜悅還有親密關係。

一開口就說「不」

因為扣帶過度活躍的人有注意力轉換的問題，所以他們會卡在「不

> **Point**
>
> **其他更多注意力移轉困難或認知僵化的例子**
> ◎只吃特定的食物，不願嘗試新口味。
> ◎房間的擺設總是一成不變。
> ◎每次做愛的方式都一樣（或是盡量避免做愛，因為對後續的善後處理感到不舒服）。
> ◎如果計畫在最後一分鐘有變數時，會很失望。
> ◎做事的方法很固定，即使這樣做並不符企業的最佳利益（例如不懂得配合重要客戶的需求）。
> ◎規定家人做像是洗碗的家事時，一定要按某種的方式做（這通常讓其他人想疏遠，而且變得較不樂意幫忙）。

這個字上面，「不」這個字似乎是他們一開口就先說的字，無論說「不」對自己有利與否。

有個病患跟我談到他父親，每次跟他爸爸要求一些事情，好比借車，他爸爸一定說「不」。家裡的孩子都知道，如果想跟爸爸要什麼，爸爸一定先說「不」。一、兩個星期過後他或許會再想想，有時候他可能會改變心意，但「不」永遠都是他第一個反應。

我曾經雇用幾個很明顯有扣帶問題的員工，他們常常不合作，而且老是想辦法避開、不做他們該做的事情；他們似乎常找理由反駁對他們的要求，告訴我為什麼事情沒辦法完成，而不是以建設性的方式來想辦法解決問題。

當另一半有扣帶問題時，那他們得反其道而行。有個人告訴我，每當他想和妻子親熱時，得裝成他一點都不想要親熱。「如果我直接問她，一百次裡頭有九十九次她會說『不』，但如果晚上我把臥房的門鎖上（代表他晚上想跟她親熱的暗號），她不由得就會緊張起來，然後說她不感興趣。如果我表現得不感興趣，只要一直撫摸她的背，那麼我可能就會有機會，所要花費的時間和心力實在多到不值得。」脫口就說「不」對許多類型的關係都會造成莫大的傷害。

認知僵化／開口就是拒絕／陷入負面思考

一開車就變野獸

有時候會發現許多人握到方向盤之後,就變了一個人似的,內心裡的野獸開始蠢蠢欲動——扣帶有問題的人往往是最糟糕的,而這個問題也和注意力移轉有關。舉例來說,如果你在高速公路上開車,突然有人超你車時,大多數的人會心想:「這個王八蛋!」然後這件事就算了;扣帶有問題的人則是唸著:「這個王八蛋,這個王八蛋,這個王八蛋,這個王八蛋……」他們腦海中就是無法將這個念頭抹去。我知道很多扣帶有問題的人處理怒氣的方法,是在路上做一些瘋狂的事情,例如叫罵、比中指或騷擾其他駕駛。

我有一個病患,他是一個很聰明、成功的專業人士,他曾經好幾次追逐超他車的人,有兩次還下車拿出車裡的球棒敲打對方的車窗。在第二次發生這樣的事情後,他跑來找我說:「如果我不想辦法幫忙自己,我遲早會去坐牢。」扣帶迴明顯過度活躍,使他陷入負面思考而無法自拔,進而導致較難控制自己的脾氣。

開車時會發火的腦袋

3D側面活動視圖

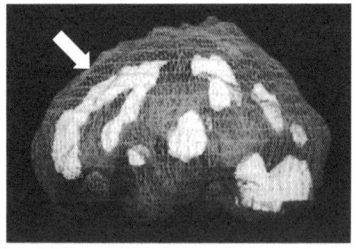

注意扣帶活動明顯增加(箭頭處)。

強迫症

外表上看來,蓋兒很正常,她每天去上班,嫁給高中時代的男友,有兩個年幼的小孩;但是事實上,她感到生活一團糟,丈夫打算跟她離婚,

小孩時常沉默寡言且情緒低落。她與家人也很疏遠,把自己鎖在強迫症的孤獨地獄裡。她每晚下班後都花好幾個小時打掃家裡,只要有什麼東西沒歸位,就會對丈夫和孩子發脾氣;要是她看到地上有根頭髮,更會特別抓狂;她還很喜歡在水槽邊洗手,也逼著丈夫跟孩子一天洗手超過十次;她不再和丈夫做愛,因為受不了弄得髒兮兮的感覺。

在瀕臨離婚之際,蓋兒跟丈夫來找我,丈夫不太相信蓋兒的病症是出於生理因素,但她的SPECT檢查顯示扣帶系統活動明顯增加,表示她的確有注意力移轉的困難。

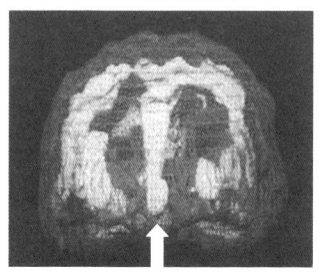

蓋兒患有強迫症的腦部

3D正面活動視圖

注意扣帶活動明顯增加(箭頭處)。

根據這項資料,我讓蓋兒服用樂復得,六週之內,她明顯放鬆了許多,慣性的行為減少,而且也不再每次看到孩子就叫他們去洗手了。她的先生喜出望外,蓋兒比較像當年他娶回家來的女人了。

全美受強迫症所苦的人大約有兩百萬至四百萬人,這種病絕大多數會損害一個人的生理功能,而且常常殃及整個家庭。外面的人通常不會察覺到強迫症,但跟有強迫症的人住在一起感受就非常明顯。

⊕強迫症的症狀

這種疾病的特徵是擺脫不了的強迫思想(一再出現可憎或恐怖的念頭),或是難以抑制的強迫行為(自己知道不該這樣做,但

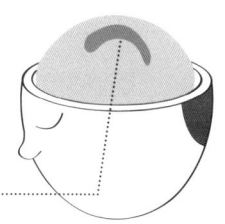

開車時火氣大/強迫症

不得不去做的行為)。強迫性的念頭通常都是無聊沒意思，但卻不得不這麼做，這些可能包括有不停出現的暴力念頭(像是想殺了自己的小孩)、受到感染(如因握手而染病)或疑神疑鬼(像懷疑車禍時撞上了某人，但根本沒發生車禍)，愈想克制自己，這些念頭卻愈強烈。

最常見的強迫行為包括洗手、計數、檢查和觸碰東西，這些行為通常按照某種準則，在嚴格死板的形式下進行。舉例來說，有計數強迫的人可能覺得數一下在上班或上學的柏油路上有多少個裂痕是有必要的，因此一條對多數人來說只要花五分鐘的路程，對有強迫症的人而言卻變成三或四個鐘頭的路程。雖然當事者多多少少會慢慢感到這種行為毫無意義，而且這麼做一點樂趣也沒有，但這麼做通常會讓他緊張的情緒得到抒解。

> 全美強迫症患者約有200萬～400萬人；在臺灣約有40萬～60萬人受強迫症所苦。

強迫症的程度差異很大，有些人狀況輕微，比方說出外渡假前一定要把家裡的大小雜事安頓好，不然整個假期都會一直煩惱家裡的情形；較嚴重時可能會造成一個人足不出戶好幾年。我曾治療過一位八十三歲的女性，因不由自主的性慾念頭讓她覺得內心髒穢不堪，嚴重到她會把所有的門窗都鎖上，拉下窗簾，把燈關了，電話插座也拔了，坐在黑暗的房間裡，試圖阻止令人憎惡的性慾念頭進入腦海中。她的生活因而完全停擺，她需要住院治療。

最近幾年的研究結果發現了一種與強迫症相關的生理模式，腦部SPECT檢查顯示：**強迫症者扣帶系統的血流增加時，基底核的活動也會增加(通常也會有焦慮的症狀)。**

⊕強迫症的治療方法

和大多數精神病症一樣，其中一種有效的治療方式是藥物治療，目前，美國市面上有八種抗強迫症藥劑，陸續還有新藥會上市。目前治療強迫症很有效的藥物包括安納福寧Anafranil(成分：可洛米普明clomipramine)、百憂解(成分：富魯歐西汀)、樂復得(成分：sertraline)、Paxil(成分：paroxetine)、Effexor(成分：venlafaxine)、Serzone(成分：nefazodone)、**樂活憂**

Remeron（成分：mirtazapine），以及無鬱寧（成分：fluvoxamine），這些藥物減輕了許多強迫症患者的症狀。

除此之外，行為治療的效果通常也很有幫助，讓病患慢慢的曝露於最有可能引發老規矩和習慣的環境之中，然後治療師會教導他們停止這樣思考的技巧，以及積極鼓勵病患勇於面對自己的恐懼（例如鼓勵怕髒和不清潔的病患去玩泥巴）。

泛強迫症障礙

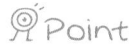Point

一些可能嚴重影響行為的重複性念頭
◎慣性疼痛：「我好痛！我好痛！我好痛！」
◎飲食性疾病，如厭食和食慾過旺：「我好胖！我好胖！」即使事實上一點都不胖。
◎上癮症：「我要喝酒！我要喝酒！」
◎病態性賭博：「下次我會贏！下次我會贏！下次我會贏！」
◎強迫性購物：「我一定要買這個！我一定要買這個！我一定要買這個！」
◎對立性反抗疾患：「我不要！我不要！你不能逼我！」

有許多種病症最近被歸類在泛強迫症障礙之中，有這些病症的人會不由自主的被困在重複出現的念頭上，得用特定的方式才能夠脫身。根據精神病學家羅納德・派斯（Ronald Pies）的理論，假定**泛強迫症障礙包括拔自己頭髮的拔毛症（trichotillomania）、咬指甲的咬指甲癖、不自主的動作或聲音抽搐的妥瑞氏症、感到身體某部分醜到難以忍受的身體畸形性疾患、疑心病、自閉症、強迫性購物、病態賭博、慣性疼痛、上癮症、飲食性疾病**。我則認為還可以再加上**對立性反抗疾患（oppositional defiant disorder）**。

一九九一年時，美國馬里蘭州畢士達的美國心理健康學會的蘇珊・史薇德（Susan Swedo）醫師提出一項假設，認為拔毛症患者

泛強迫症障礙

的腦部造影結果應與強迫症的造影結果相同。平靜時，造影結果顯示這些患者的腦部模式不盡相同，但服用抗強迫抗憂鬱藥劑安納福寧後，額葉的扣帶活動減少了，這個反應也有在其他服用抗強迫抗憂鬱藥劑治療成功的強迫症患者身上看到，以下有幾個我執業時遇到的病例可以說明泛強迫症障礙：

• 擺脫不了疼痛的史都華

四十歲的史都華是個屋頂工人，十年前從屋頂上摔下來時傷到背部，他做過六次手術了，但仍會感到背部疼痛，他長久臥病在床，而且家庭也快要毀了，因為他滿腦子想的就只有疼痛。

失去家庭的威脅促使他接受精神狀況的評估，他的SPECT檢查結果顯示他的扣帶系統明顯過度活躍，便讓他每日服用兩百毫克安納福寧。五週過後，他說背部仍痛，但他比較不會專注在疼痛這件事了，可以下床並且重返崗位。其他學者也發現，有幾個棘手的疼痛問題對抗強迫抗憂鬱藥劑的治療結果反應不錯。

• 吃不停的蕾思麗

二十歲的蕾思麗為食慾過盛所苦已經三年了，她已經到了每天要吃好幾次瀉藥的程度，而且瀉藥的分量愈吃愈重；她每天還運動二到三次，暴食也變得愈來愈頻繁。

蕾思麗來診所尋求治療時感覺自己到了無法控制的地步。在初期評估時，她知道她的行為不對勁，也感到厭惡，但就是覺得自己不能不吃，事後卻又覺得自己過重的念頭在腦海中揮之不去。她有一個阿姨曾經被診斷出患有強迫症。蕾思麗的SPECT腦部檢查結果顯示，她的扣帶系統以及基底核右邊活動增加。根據檢查結果，醫生讓蕾思麗參加飲食性疾病的團體治療，並且服用百憂解（一種抗強迫抗憂鬱藥劑）。三個月後，她的症狀明顯改善，能夠正常飲食，不再服用瀉藥，每天運動也不到一個小時了。

一九九二年時，一個研究百憂解和暴食症的合作研究團體發現，每日服用六十毫克的百憂解，可以明顯降低暴飲暴食和自我催吐的頻率。根據醫學文獻記載，百憂解可以幫助降低強迫症病患的扣帶活動。

⊕嗑藥和酒癮

約書亞從十二歲起就酗酒吸毒，當他父母在他十六歲抓到他吸毒時，他承認他已經服用過迷幻藥一百次以上，而且每天喝掉半瓶威士忌，他說他沒辦法戒掉，即使有好幾次真的想戒掉。

他父母帶他來這裡做檢查時，我們發現，雖然他的父母都沒有藥物濫用和酗酒的狀況，但他父母兩邊的家族都有嚴重的濫用藥物和酗酒問題。SPECT檢查發現，約書亞的扣帶系統過度活躍，所以除了個別與團體心理治療之外，我們讓約書亞服用樂復得；他說服藥後還是會喝酒或嗑藥，但他可以透過學會的一些行為技巧來避開這些東西，並且讓這些念頭摒除於腦海之外。

⊕病態賭博

許多人喜歡賭博，贏的時候會感到很開心，輸的時候會感到很氣餒，他們很清楚知道賭博是一種機率遊戲，就像人生中的許多事物一樣。然而，有一些人仍會沉迷於賭博之中，就算這可能將我們的生活全部毀滅殆盡。根據美國精神醫學的定義，病態賭博是指持續且重複不斷的適應不良性的賭博行為，這些行為會破壞個人、家庭或工作上的正常發展。病態賭博一開始時都是大贏錢，贏錢的快感在腦海中揮之不去，讓他或她開始追求這種快感，即使毀了自己也在所不惜。

•賭到破產的亞當

亞當帶著絕望的心情來到我們的診所，他太太剛剛離開了他，而且他還找了律師討論宣告破產的事宜。他的賭博行為已到了一發不可收拾的狀態，他曾經是個白手起家的成功企業家，但在他來

慣性疼痛／食慾旺盛／嗑藥／酒癮／病態賭博

找我的幾年前，他開始不專心工作，花好多時間開車往返於雷諾市和太浩湖，只為了賭賽馬。

第一次面談的時候，他告訴我：「我對於賭博毫無招架之力，我知道再這樣會毀了我的生活，但我就是得一直下注，不然緊張的情緒會不斷累積下去。在我開始輸光一切前，我知道我可以贏錢的，我腦子裡想的就只有這個。」

亞當來自於酗酒家庭，父親和爺爺都是酒鬼，雖然他自己沒有酗酒問題，但很顯然地，他有另一種癮頭。解釋扣帶系統的問題給亞當聽對他很有幫助，他馬上注意到家族中有不少人都有注意力移轉的問題。「你真該來看看我們家族聚會的情形，」他說，「有人老是火大某個人，我家裡的人可以記仇好幾年。」亞當除了加入匿名戒賭會和接受心理治療之外，還每天服用少量的百憂解，以幫助他轉移不得不賭的強迫念頭。最後他跟妻子復合了，並且重新恢復他的事業。

⊕購物狂

強迫性購物也是一種扣帶系統有問題的毛病，強迫性購物者會因找尋並購買東西而感到興奮。他們會花非常多的時間在想購物，這種癖嗜會毀了他們財務狀況、人際關係並且危及他們的工作。

• 買到挪用公款還停不下來

吉兒是舊金山一間大型律師事務所的行政主管，上班前、午休時間還有下班後，她都會去辦公室附近的聯合廣場逛街。為自己或家人挑選衣服時，她會發自內心感到興奮起來；吉兒也很喜歡幫別人買禮物，即使跟他們並不是很要好，重要的是購物。雖然知道不應該花那麼多錢，但購物的感覺好到讓她無法停止，她先生常常為她瘋狂購物花太多錢起過多次衝突，後來她開始挪用公司的錢；因為負責管公司的帳本，她便開始想開支票兌現，以虛報費用，好彌補自己的負債，當公司稽核她差點被抓包時，她才收手；但她還是買不停，她先生最後發現信用卡債務高達三萬美元而跟她離婚。

感到羞愧、害怕、憂鬱的吉兒最後接受了治療。她從以前到現在就很愛操心，青少年時期還得了飲食性疾病，而且有個表親患有強迫症。她的SPECT檢查顯示扣帶系統明顯過度活躍，當她一旦陷入某種念頭或是行為（購物）時，她真的沒辦法轉移注意力。樂復得（一種抗強迫抗憂鬱藥劑）對治療很有幫助。

⊕ 非得唱反調

對立性反抗疾患（ODD）是兒童和青少年有抗拒、不友善、不受教和唱反調的行為疾病。他們往往好辯、容易發火、常大發脾氣，尤其是在事情無法如他們所願的時候。這些孩子長期不肯合作配合，即便是在很顯然配合才是王道時，他們還是老唱反調。我要求父母們幫助我判斷子女是否有這種毛病時，會要他們想想，「在要求孩子做事時，十次裡頭有幾次叫子女去做事就立刻去？」大多數的孩子是十次裡頭有七、八次，但患有對立性反抗疾患的孩子通常只有三次甚至更少，其中很多還是一次都不會。

• 大衛就愛反抗媽媽

我第一次見到大衛時他七歲，跟媽媽一起來找我。他鞋子很髒，一坐下來就把腳翹在我深藍色的沙發上，他媽媽對他的失禮感到不好意思，趕快把他腳放下，但他又翹回去。她很生氣看著他，然後當她又把他的腳放下的那一刻，他又翹回去──我就看著這對母子的扣帶系統這麼運作著。

大衛之所以要翹腳，主要是因為媽媽不想讓他的腳翹到沙發上（他可能也想看看他惹火我時會怎樣），他媽媽受不了他都不聽她的話，所以她要把他的腳放下來。看著這對母子的扣帶系統運作時，我知道他們許多的問題可能是因為他們無法轉移注意力，而且固執己見。

為了確認我對大衛的懷疑，我說了十件事情，像是「今天的天氣很好……你不覺得加州不錯嗎？（他不住在加州）……，我喜歡你的裝扮。」等等，我跟他說的十件事他有八件不認同，「天氣糟透了……我討厭加州……我媽逼我穿這件蠢衣服……」大衛的媽媽露出不可置信的表情，向大衛反駁「今天天氣很好……昨天你跟我說你想

購物狂／對立性反抗疾患／唱反調

住在加州⋯⋯這件衣服是你最喜歡的。」和他媽媽交談過後，讓我覺得這是一個遺傳性的扣帶問題。

我第一次提出扣帶過度活躍與對立性反抗疾患可能有關連時，許多同事並不很重視，認為這種外在行為異常的對立性反抗疾患，怎麼會和內在焦慮症狀的強迫症有關係呢？經過多年觀察後，我確認了這項論點。這些孩子沒辦法轉移注意力，把自己困在「不，不可能，絕對不要，你不能逼我做這個。」他們通常有扣帶問題的父母，而且其中不少人的家族中有強迫症的病史以及其他扣帶問題。

其中一項有趣的發現是，如果父母有強迫意念、強迫行為或固執不肯變通的個性時，孩子往往會有對立性反抗疾患。我們研究過十一對具有這種模式的父母跟孩子，並讓父母和孩子都做了SPECT腦部檢查，其中九對父母和孩子都有扣帶過度活躍的情形。這項發現以生理或行為論的道理都說得通，我們可以假設扣帶活動過度（生理要素）會造成父母不易轉移注意力，變得思考或行為僵硬，造成他們比較執拗，而子女無法轉移注意力時，則使得孩子的行為看起來像在唱反調；也很有可能是父母不變通的管教方式造成孩子唱反調的行為（行為要素），以追求他們想要的獨立自主，也使得孩子的腦部出現扣帶活動過度的結果。

> 如果父母有強迫意念、強迫行為或是固執不肯變通的個性時，孩子往往會有對立性反抗疾患。

如先前所提到，SPECT檢查時所發現的腦部扣帶異常，是可以透過有效的治療方法而恢復正常狀態。這可不是每個案例各有不同狀況，學者研究證明，**如果不加干涉的話，腦部SPECT模式很少會改變**。接下來的對立性反抗疾患個案都有取得後續追蹤的資料。

• 老是頂撞老師的傑瑞米

傑瑞米，九歲，經診斷後發現有明顯的對立行為，他二年級時因不聽話而且公然頂撞老師被停學五次，學校要求家長先尋求專業協助，才讓他回學校。

傑瑞米的臨床檢查顯示有對立性反抗疾患，他的腦部SPECT掃描顯示

扣帶活動過度，當透過行為糾正但改善效果很有限時，便讓他服用安納福寧。兩個星期之內，他的症狀明顯改善；兩個月後再做一次腦部SPECT檢查，顯示扣帶活動大致正常了。接下來的一年，傑瑞米在學校表現良好，事實上，他現在的老師很納悶，不了解為什麼之前的老師叫她要小心對付傑瑞米。

• 愈逼愈反抗的凱蒂

幫許多有對立性反抗疾患的兒童和青少年做SPECT腦部檢查時，我會在他們平靜與專心時兩種狀態都做，值得注意的地方是，結果顯示有一半的病患在試著專心時，扣帶活動會更增加。臨床上，我發現這項結果與那些叛逆的兒童與青少年在承受壓力或被逼著面對別人的要求時，狀況會更惡化（更加卡住）是一致的。

我常常在青少年心理治療單位看到這樣的情形，有些青少年會變得很「卡住」，所以他們常會拒絕遵守輔導員的要求，最後被禁足，有時甚至被限制行動，這是因為他們沒有辦法轉移注意力，導致無法好好表現。如果一個扣帶有問題的青少年，遇到同樣也有扣帶問題的護士，兩人都不會退一步的話，事情就會變得特別大條了。肯一家人的問題就是過度活動的扣帶所造成：

肯的妻子跟兩個女兒到他的辦公室來接他一起去吃晚餐，小女兒凱蒂一看到他就笑了，並且過去抱著他。因為他們要分別開兩輛車，肯跟凱蒂說：「來吧，凱蒂，坐我的車去。」凱蒂被診斷出有注意力缺陷症，她一直愛跟肯唱反調，肯想利用去餐廳的路上跟她多相處一些時間，當他一說「跟我來！」凱蒂立刻說：「不要，我不想。」

肯覺得有點小受傷，他回說：「來吧，凱蒂，我想跟你一起。」

她說：「不要，我要跟媽咪一起。」

他們倆誰也不願輕易放棄，肯就把她抱起來放到車上去，她大吼大叫，一路哭鬧到餐廳的半路途中（真的路程），突然之間，她不哭了，擦乾眼淚，然後說：「爸比，對不起，我真的想跟你一起。」

當肯逼凱蒂跟他坐同一部車時，她的腦筋打結了，困在自己的第一個反應上，而變得無法思考自己真正想要做什麼。

凱蒂的SPECT檢查顯示扣帶系統活動過度，肯的父母都酒精中毒，我曾經見證過**家族酗酒歷史與扣帶系統過度活躍之間有明顯關聯性。**

> 面對有對立性反抗病患的人，你不能強迫他們「必須XXX」，應該給予選擇，這樣一來，他們反而可能更聽話。

由於患有對立性反抗疾患的兒童和青少年被他人要求要服從時，往往會在意識上卡住轉不過來，我發現像是給予一些選擇，或是使他們分心的行為技巧，會讓他們更聽話，當你給他們機會選擇何時去做某件事情時，他們往往會比較不會卡在「不，我不要！」的負面想法或念頭上。我發現先讓他們分一點心，稍後再面對事情很有幫助。如果肯當時讓凱蒂有所選擇而不是告訴她「必須跟他走」的話，凱蒂就會比較想上他的車。

彼此互相影響的一家人

下面的家族病例說明同樣的腦部檢查結果，卻能以不同的方式解釋臨床上的問題：

瑟琳娜，三十六歲，在她接受治療以前，曾在十年前生第一個孩子時有憂鬱的感覺，她感到易怒、愛哭、失眠、胃口不佳、體重減輕、不專心，而且沒法子好好帶孩子。當她跟丈夫分手時，她的症狀嚴重至出現自殺行為。她一開始是看一位精神科醫生，然後開始服用抗憂鬱藥劑，但效果不是很好。她後來到亞曼行為醫學診所接受心理治療，並且讓她服用另外一種抗憂鬱藥劑，結果反應良好，幾個月後，她覺得她應該能克服憂鬱症了，所以就決定停藥。幾個星期內，她的憂鬱症情形惡化，但她卻排斥再度服藥。

為了向瑟琳娜說明她的憂鬱症有生物層面，也有心理層面的因素，我

幫她做了SPECT腦部檢查，瑟琳娜的檢查結果顯示邊緣系統活動增加（與憂鬱症狀本身情況相符），而且扣帶活動明顯活躍。

我又問了些針對性的問題，以確認她是否有強迫症。雖然一開始她強烈否認，但其實她在家是個完美主義者，而且會有重複性的負面念頭，她哭著說：「你也認為我先生是對的嗎？他覺得『我非得按照一定的方式把抽屜裡頭的襯衫扣好，然後再放回抽屜裡，不然就會大發脾氣』是件很奇怪的事。」

瑟琳娜接著提到，她八歲大的女兒羅拉每次進到一個新房間時都會做一些特殊動作，像是用一根手指放在鼻子下面，或是舔嘴唇；羅拉還有鎖門的強迫行為，每次有人出去時，她都會跟在後面把門鎖上——想想她的手足會多生氣，因為他們每次出去外面玩都會被鎖在門外！

我也幫瑟琳娜的十歲大兒子山繆爾看病，他有注意力缺陷症和對立性反抗疾患，利他能和Dexedrine或Cylert（用來治療注意力缺陷症的興奮藥劑）對他的注意力缺陷症無效。瑟琳娜說，山繆爾只要腦子裡出現一個念頭，他就會想個不停，他會跟在她後面兩個半小時之久，問她已經回答了好幾次的同樣問題。山繆爾也是我所見過的孩子之中，最有負面敵意的孩子，他媽媽已經夠憂鬱了，他還老是惹她生氣，對妹妹大聲吼叫，似乎盡其所能地讓家裡的狀況更加糟糕。

兩個小孩都被安排做腦部SPECT檢查，以確認他們的問題是有遺傳的因素，還是只是類似的治療反應。有趣的是，兩個小孩都有扣帶活動增加的情形，但都沒有邊緣系統或是憂鬱症的問題。

根據SPECT和診斷結果，瑟琳娜開始服用百憂解（證實可以改善或緩和扣帶過度活躍）來減輕憂鬱症，並且緩和她的強迫意念和行為。她的情況大為改善，她表示自己已經不再被「事情一定要那樣」困擾著。掃描的結果證明她的問題至少有一部分是生理因素所引起的，並非全因為她不夠堅強，這鼓勵她有意願吃藥吃久一點。除此之外，山繆爾也服用百憂解，而且效果也不錯，他的行為比較不那麼叛逆，課業成績也進步許多。有趣的是，他居然也登上了榮譽榜，這可是他生平第一次，而且隔年他就被分到資優班裡頭去了。

至於羅拉，剛開始時她並不肯服藥，而且依然故我的繼續她那儀式般的行為。大約八個月後，她同意開始服用百憂解，而她的強迫行為就消失了。在媽媽、山繆爾和羅拉都服藥並接受心理治療之後，這個家庭的情形大為改善。

很顯然，這家人的互動在許多層次上相互影響彼此；媽媽的憂鬱症與強迫念頭，造成子女的焦慮以及行為問題，而子女腦部血液流量異常使得他們的行為問題更加嚴重，這讓母親的壓力更加沉重。

你的腦袋有問題嗎？

請參考這張行為表並評估你自己（或是你要評估的那個人）在各項行為上的強度。利用下面的評分標準並在旁邊填入適當的數字，如果有超過五項或是五項以上是3或4的話，則表示扣帶很可能有問題。

	0＝從未　1＝偶爾　2＝有時　3＝經常　4＝非常頻繁		
	過度或無謂的擔憂。		難以按工作任務來轉變行為。
	事情不如你意時會不高興。		身處困難中時無視其他選擇。
	事情出乎意料之外時會不高興。		老是堅持己見，不聽他人的建議。
	老愛唱反調或好辯。		行動上老是裹足不前，無論是好事還是壞事。
	老是有重複的負面念頭。		如果事情不是按照某個方式完成就會不高興。
	有強迫行為的傾向。		別人對你的印象是你擔憂過度。
	非常不喜歡改變。		老是想都沒想就回答不要。
	老是懷恨在心。		老是預測負面的結果。
	難以將注意力從一件事轉移至另一件事。		

扣帶系統處方箋 ［長期憂鬱、鑽牛角尖、認知僵化、慣性拒絕、開車時火氣大、強迫症、泛強迫症障礙……］

腦部的扣帶系統讓我們能將注意力從一件事、一個念頭或是一個問題轉移至另外一件事、另外一個念頭或是另外一個問題上。當它功能失調時，我們往往會把自己困在負面的情緒或是行為中，而看不到事件中還有其他的選擇。治療精神的部分時需要訓練自己的心靈，才能看清還有其他的選擇與新想法。

整本書裡頭，我都有提到以藥物來治療腦的問題，這章也不例外。然而請記住，我們日常生活的想法與行為對腦裡頭的化學也有深遠的影響。加州大學洛杉磯分校的精神病學家傑佛瑞・史瓦茲（Jeffrey Schwartz）做過有關身心課題的重要研究，他和學校裡其他的研究人員用PET掃描來研究患有強迫症的病患，所得到的結果與本書所討論過的很類似。有趣的地方是，當這些病患服用抗強迫藥劑來治療時，他們腦部過度活動的部分會趨於緩和，這是一項具有革命性意義的結論：藥物治療有助於治療腦部功能失調，但更令人驚訝的地方是發現未曾服用藥物而單靠行為治療的病患的腦部異常活動也趨於正常。改變行為也能改變腦部的模式。

處方一
卡住時先讓自己分心，待會再回來想辦法

克服扣帶功能失調的第一步就是要能知道自己卡住了，並設法分散注意力。要意識到自己的想法原地打轉才能掌控它們！每當你發現自己的想法反覆出現時，做其他事分散注意力是很有用的一招，這裡有個例子：

唱首歌吧！

毛利，三十二歲，因為長期緊張而來找我。他一直擔心他的工作，雖然工作表現不錯，但他覺得老闆不太喜歡他，這種持續的擔憂經常讓他不開心，他無法將這些念頭拋在腦後。這些念頭不停地找上他，於是他抱怨

頭痛、緊張而且在家裡容易發火,再多的理性討論也無濟於事。負面的念頭每隔幾個小時就會冒出來,我要求他在工作上陷入負面想法的當下,就把它們寫下來。消滅ANT螞蟻的練習(參考第二章憂鬱處方箋)對他很有幫助,但是這並沒有辦法阻止這些負面的想法在他腦海中打轉。分散注意力成了他的家庭作業,我跟他說,每當這些負面想法中的任何一個想法浮現於腦海中時,他就得唱一首歌。他挑了幾首喜歡的歌曲,每當這些負面想法又來煩他時輪流唱。這招對他很有用,他喜歡音樂,而且這樣做讓他覺得自己有控制擾人念頭的能力。

練習——分散注意力清單

我的有些病患覺得,將有助於分散注意力的事情列成一張清單,當他們有不快的念頭時還蠻好用的,這裡有幾個例子:

- 唱一首喜歡的歌。
- 聽會讓你感到很積極的音樂。
- 散步。
- 做家事。
- 跟寵物玩。
- 靜心冥想。
- 專注在一個字上面,不讓其他念頭鑽進心裡(想像一支掃把將所有的念頭掃出去)。

如果你積極的把自己從反覆出現的思緒中抽離,或是將這些思緒隔離開,慢慢地它們就無法控制你了。

處方二
脫口說「不」前先深吸一口氣

許多扣帶有問題的人往往老是不假思索就說「不」,在你開口以負面的方式回答問題或是要求時,先深呼吸一口氣,然後想想是否最好回答「不」。通常深呼吸一口氣,屏住氣息三秒鐘,然後再吐氣五秒鐘很有用,這樣就可以在回答前多爭取到一些時間。舉例來說,如果你的伴侶要求你上床親熱時,在回答你很累、不舒服、沒時間或是沒心情前,先深呼

吸一口氣，利用深呼吸的時間，問自己是否真心想拒絕對方，拒絕對方然後繼續手邊的事情是最好的選擇嗎？還是跟對方更加親密才是你最好的選擇呢？脫口就說「不」常破壞人與人之間的關係，花時間好好想想說「不」是否是你真心想要說的。

處方三
卡住時把選項和解決之道寫下來

當卡在一個念頭上時，把這個念頭寫下來通常很有幫助，這可以幫助你將它拋在腦後。<u>用文字來看待一個想法時，會讓我們比較能以理性的方式來面對它。</u>

如果這些反覆出現的念頭造成睡眠問題的話，在床邊放好紙筆，好把它們寫下來，等你把這個卡住的念頭寫下來後，再列出一張你可以處理的有哪些，以及你無能為力的事情有哪些的清單。運用以下這個簡單練習，把這些讓你晚上感到緊繃的念頭都趕跑。

練習──當不能升遷的想法出現時

舉例來說，假如你很擔心工作上的狀況，像是能不能升遷的話，你可以這樣做：

1. 寫下這個念頭：
「我擔心是否能夠升遷。」

2. 列一張清單，寫下你能做到最好，讓自己順利升遷的事情：
「我會在工作上盡力表現。」
「我會繼續腳踏實地、努力工作、有創意。」
「我會讓老闆明確地知道我希望升遷。」
「以自信的方式，我要讓老闆明確地了解我對公司的貢獻。」

3. 列一張清單，寫下你無能為力改變，好讓自己順利升遷的事情：
「我無法代替老闆做決定。」
「我要的不過就是希望升遷而已。」
「我無法靠意願就得以升遷，擔心也是於事無補。」
「雖然我的態度與表現對於升遷與否舉足輕重，但我無法決定能否升遷。」

處方四
必要時別忘了找別人商量

　　如果你怎麼努力都沒辦法把負面想法趕走的話，找別人商量解決法子還蠻管用的，找個人跟他討論你的煩惱、恐懼或重複的行為，都會十分有幫助——很多時候只要肯談就能找到新出路。這些年來，我時常在面對一些問題時都向前輩請益，他們就像共鳴板一樣，可以協助你看到其他的選擇並且從中點醒你。

　　在我開始幫病人做SPECT檢查的幾年後，我遭到同樣領域的某些研究人員抨擊，雖然我寄信給他們其中的一些人，請他們協助與合作，但是沒有人理我。我對SPECT在日常臨床診療上的臨床效益非常滿意，而且很想與他人分享我的喜悅與新知，但這些針對我的抨擊讓我感到非常焦慮，而且常睡不著（別忘了我的右基底核過度活躍，而且我往往嘗試避免與人有衝突和對立）。

　　我向一位好友求助，他知道我的研究過程，也介紹不少患者給我——他們都因這項技術而獲益匪淺。當告訴他有關抨擊我的研究這件事時，他笑了，不明白為何我沒料到會有這樣的情況。他說：「跟大家觀點不一樣的人過去一向是要被燒死在火刑柱上的，愈有爭議，愈會挑起現有社會的敏感神經。」當他說「不然你還期望他們怎樣？」時，這個事件的另一種新解讀方式油然而生，我能用另一個不同的角度來看待其他研究人員的行為（事實上，抨擊我砲火最猛烈的人，一年後發表的研究證實了我的臨床發現），當你困住時，讓別人幫助你度過這個抽身的過程。

處方五
受重複不斷的念頭困擾時背誦寧靜禱文

　　全世界有上百萬人每日重複背誦寧靜禱文，尤其是那些有參加戒除療程的人，這篇美麗的文字提醒我們，生命中我們所及之處是有限的，而我們必須對此予以尊重。許多人在受重複不斷的負面思考困擾時，反覆唸誦

這篇祈禱文很有幫助。我推薦你至少背下前四句（如需要的話，可以把文字調整成符合你的宗教信仰）。

祈禱文

主啊！
求祢賜我寧靜的心，去接納我所不能改變的事物；
賜我無限勇氣，去改變那有可能改變的東西；
並賜我智慧，去認識這兩者的差異。
每一天面對生活，享受生命的每一時刻；
迎接艱難困苦，因為這是邁向和平必經之道。
像上主那樣，面對這不是我們所想要的罪惡世界；
堅信上主會使正義彰顯，一切更新，只要我順服祢的旨意；
我今生得到合適的歡愉，
來世與祢共享永恆的快樂。

──尼布爾（Reinhold Niebuhr）

處方六
不要跟腦筋打結的人爭論，休息一下再說

如果你正在跟一個腦筋打結的人爭得面紅耳赤的話，先休息一下。休息十分鐘、休息十小時、休息十天！如果你能從雙方皆輸的狀況脫身，你往往能夠回頭找出問題的解決之道。

我很早就知道別想跟扣帶系統有問題的人爭論，當某人卡在某個念頭或是行為時，邏輯性的講道理是沒有用的。我發現最管用的其中一招就是：簡單說明自己的論點。如果我察覺到那個人的想法已經卡住了，那麼我會試著改變話題讓他分心；分散注意力，可以讓他的下意識有空思索我說的話，而不是腦筋打結或找人吵架。

通常當我們再回來講這件事時，對方的立場就比較開明了，以下有個例子：

打帶跑模式

賈姬因婚姻問題來找我,她先生常出差,所以很多次諮商都沒來。在個別諮商時,我發現她常常把自己困在自己的觀點上,對於其他行為的變通辦法則是完全不留餘地。她先生說她常常會嘮叨不停好幾個小時,完全不聽他說什麼。了解她這種模式後,我採用一種我稱為「打帶跑」的簡易模式。當抱怨她先生不關心她時,我就大聲地質疑她,是不是因為她先生都覺得她不理會他的意見?她立刻就反駁,說她是個好聽眾。我不跟她爭辯,而是接著把話題轉移到別的事情上去。下次諮商時,賈姬主動談到要多聽丈夫的意見,顯示她下意識裡聽進了我的話,只要我不要引起她陷入反駁我的念頭。

這招通常對青少年非常管用,許多青少年會跟父母唱反調,因為這是他們成長獨立的自然過程之一,我會跟父母說不要跟青少年子女僵持,簡單把你的觀點講出來,然後就轉移話題到其他地方去。如果有重要的事情要說的話,可以晚點再談。

我常給夫婦有關婚姻問題的最佳建議之一就是「跑廁所」,我在前面也有提到這個辦法。當你看到對方開始陷入扣帶區,開始一再重複同樣的論點時,找理由開溜說你要上廁所——很少人會當你有需要時還跟你爭論,僅是休息一下都會很有幫助。如果那個人的扣帶問題特別嚴重的話,那就帶本厚一點的書,在廁所待久一點吧!

處方七
試著提出矛盾的要求

記得逆向心理學嗎?這對有扣帶問題的人很有效,但你需要小心謹慎運用。所謂逆向心理學就是要求和你自己期望相反的事情。當你希望鬧彆扭的兩歲小孩親你時,就說:「不要親我。」幾乎是立刻地,他會要求你讓他親一下;當你想要有人幫你做家事時,就說:「你大概不想幫我做家事吧!」家庭諮商專家也設計了全套的悖(反常)心理治療處方來對付不

願妥協的夫婦，利用他們抗拒別人建議的心理。比方說，如果夫妻兩人相處有問題，又沒時間性愛的時候，諮商專家會叫他們不要花時間相處，而且絕對不要有性愛行為。許多夫妻在聽了這樣矛盾的建議之後，反而開始花較多的時間相處，親密行為也較以前更為頻繁且更為熱情。

> 對失眠所苦的人所提出的悖論建議就是：上床後盡量保持清醒。

心理治療師已經運用悖論建議和干預來作心理治療多年，這些手段名稱繁多，包括反建議（antisuggestion）、反練習（negative practice）、矛盾意向法（paradoxical intention）、混淆技術（confusion technique）、宣布絕望（declaring hopelessness）、阻止改變（restraining change）、倒退指示（prescribing a relapse）以及治療性的雙重束縛（therapeutic double blind）。

基本上，它們都是提出與期望相反的建議，像對失眠所苦的人所提出的悖論建議就是：上床後盡量保持清醒。在治療因焦慮而不敢使用公共廁所小解的男性時，心理學家亞瑟（L. M. Ascher）與透那（R. M. Turner）會跟病患說他們應該要去公共廁所，然後把小解整個過程的動作都做一遍（到小便器前、拉開拉鏈、掏出那話兒），但不可以尿出來。重複幾次後，這些人都克服了在公共廁所小解的恐懼。在我看來，這種技巧對扣帶有問題的人最有效。

練習——逆向操作的說話技巧

每當你希望扣帶有問題的人幫你做件事時，最好讓整件事像是他／她的主意；如果你直接要求可能會碰釘子，詢問他的意見，讓他也提供想法。這裡有些例子：

- 如果你希望約對方來個晚餐約會的話，最好問他／她幾點方便，而不是跟他／她說你想在某個時間碰面一起吃晚餐。
- 如果你想要一個擁抱，最好說：「你可能不想抱我一下吧！」
- 如果你想叫他／她跟你一起去買東西的話，就說：「你可能不想跟我一起去。」
- 如果你希望某個人在下星期四之前把報告完成，說：「你可能沒辦法在下星期四以前完成報告！」
- 如果你希望小孩聽話，不給你惹麻煩的話，就說：「你可能沒辦法好好地把這件事做好吧！對不對？」

處方八
學習與愛作對的小孩相處

我發現在面對愛作對的小孩時,以下兩個方法特別重要。記得,愛作對的小孩時常變得頑固或卡在負面的行為模式中,有效地處理這些問題,能讓他們的人生截然不同。

想辦法讓孩子分心

第一個方法就是分散他們的注意力,打斷造成他們愛作對的思考或是行為模式,如先前所提到,分散注意力是一種很有效的技巧,能幫助扣帶有問題的人不會卡在一個事情上。改變話題、跟小孩一起活動筋骨(像是散步、玩遊戲),或是試看看預先想好的分心法子來轉移小孩的注意力。

我所採用的一種方法,是讓父母在孩子開始卡在負面念頭或行為時,就唸他們最喜歡的故事給他們聽。

⊕不愛上學的喬許

八歲大的喬許很害怕上學,一要上學就抱怨頭痛、胃痛,或是任何他媽媽會接受,好讓他不用去上學的理由,當她發現喬許的詭計,逼他去上學時,小男生就尖叫、哭鬧、大吵大鬧還威脅要離家出走,後來問題愈來愈嚴重⋯⋯

他媽媽最後帶喬許來找我。他不僅對上學感到焦慮,而且也有典型的叛逆行為。我首先的介入手法就是以肯定的言語,告訴喬許一定得要上學去,這是規定,也是為了他好,如果我們讓他待在家裡的話,他會變得更害怕上學,演變成被自己的「恐懼嚇到呆掉」。

為了幫助喬許,早上他覺得不想,或是不敢上學時,他的媽媽或爸爸就要讓他不要專注於負面想法。喬許很喜歡昆蟲,有很多有關昆蟲的書籍,當悶悶不樂時,他的父母就會唸新的昆蟲內容給他聽,而且會盡量講

得很有趣。如果喬許還是不肯上學去，他就得整天待在床上，不可以看電視，也不可以出去玩——如果他病到不能上學，那麼他就是病到什麼事都不能做。

在介入之前，喬許十天裡頭有八天早上不肯去上學；一個月後，十天裡頭減少至兩天；第三個月時，問題就消失了。這種介入作法的兩個層面都是成功的關鍵：他的父母讓喬許明白，他的恐懼且叛逆的行為是無法得到任何正面結果的，他的父母是不會接受威脅的，他得上學去，不然他就得坐在床邊一整天（不會從生病得到好處）。第二件事情就是他父母讓喬許分心，不再把注意力卡在恐懼上。

樹立威權

面對扣帶有問題的孩子時，父母得要維護至高的權威地位，這是至關重要的，父母不能讓唱反調的舉止占上風，這樣只會讓孩子變本加厲，而毀了他們的一生。放縱孩子的父母不會教孩子如何處理威權，孩子因而在社交上和在學校裡都有問題；有威嚴的父母則往往會養出有適應能力的孩子。就像當有強迫症的人對本身的強迫意念或行為低頭時，這些意念或行為就會愈強烈而且更難克服，當你讓愛唱反調的孩子反抗你、不聽你的話時，他們叛逆的行為會變得更糟糕，愈早訓練他們不可以有這樣的行為對大家都好。為此我設計了一套父母教養準則，這是對待這類孩子的第一步，父母應該清楚說明這些準則，並且讓孩子知道父母是支持他們的。這裡有兩條處理叛逆行為的準則：

⊕ 爸爸媽媽說第一遍時就要去做

這些準則替你樹立了做父母的權威，不讓孩子跟你爭辯，如果你第一次訂了一個規矩要孩子遵守，那麼他們就知道得怎麼做才對。如果他們一開始沒照做時，你也得立刻採取措施，不要叫小孩去做一件事時要講八次，因為如果你一直重複叫他／她去做，但卻不即早採取介入的手段，那麼你失控打罵孩子的機會就大為提高。

舉例來說，如果你叫小孩做一件事情，然後小孩不肯去做，或是沒有在合理的時間內完成的話，盡快說：「你有一個選擇，現在做，不然你可以暫停一下，然後待會再做，對我沒差，由你決定。」如果小孩不肯趕快去做你要求他做的事情，就把它當作暫停時間，視情況再重複你的要求。面對他們不當的行為要以迅速、堅定與穩定的態度去處理，你愈情緒化，小孩愈容易行為不當，維持一定的態度很重要。

⊕ 不可以跟爸爸媽媽爭辯

第二條準則：「不可以跟爸爸媽媽爭辯」也很重要，如果你容許子女與你爭辯，那麼你就只是在強化他／她的扣帶反抗性，當然你也想聽聽孩子的意見，但是表達意見跟爭論是兩回事。你可以告訴孩子：「身為你的父母，我們想聽你的意見，可是如果你把意見講了兩遍以上，那就代表是在爭論。」

親子關係愈良好，父母的干預作法愈有效，花些時間跟孩子相處並傾聽他們的心聲，會讓父母與孩子「情感上」更親密，較不會有叛逆的行為發生。

總而言之，對待愛作對的孩子，必要時可以採取分散注意力的方式，但態度要堅定且帶有權威，要跟孩子作戰，但可不要什麼事都要吵，不幸地，叛逆的孩子通常都有一個或是兩個扣帶有問題的家長，導致家人之間互動負面——父母的靈活柔軟通常對孩子很有幫助。

處方九
吃得營養：吃可以提高血清素的食物

低血清素水準與扣帶過度活動時，通常會有憂鬱、喜怒無常、情緒僵化以及易怒的情形，有兩種飲食方式可以提高血清素的水準。碳水化合物含量高的食物，例如義大利麵、馬鈴薯、麵包、糕餅、蝴蝶餅還有爆米花，可以增加血液中左旋色胺酸（組成血清素的天然胺基酸）的水準，讓更多的左旋色胺酸進入腦中，轉化成為血清素。

吃下這些食物的三十分鐘後甚至以內，就可以感到血清素的安撫效果，吃含有豐富色胺酸的食物，如雞肉、火雞、鮭魚、牛肉、花生醬、雞蛋、青豆、馬鈴薯還有牛奶，也可以提高腦中血清素水準。許多人因飲食中色胺酸含量較低，而在無意之間引發認知缺乏彈性或情緒問題。舉個例子，我推薦給低色胺酸狀況的人（與前額葉皮質活動低落相關）吃高蛋白低碳水化合物，常常使得扣帶問題變得更糟。左旋色胺酸是較小的胺基酸，當你吃含高蛋白的飲食時，較大的胺基酸比較容易成功進入腦部，導致腦內血清素水準降低，讓負面情緒的反應更加嚴重。

補充左旋色胺酸的健康食品也很有幫助，幾年前，左旋色胺酸被下架不得販賣是因為某家廠商所生產的一批製品遭到污染，引發一種罕見的肌肉疾病並造成數人死亡，左旋色胺酸本身跟造成死亡的原因毫無關係。左旋色胺酸是一種存在於牛奶、肉類以及蛋類中的天然胺基酸，我的許多病患發現它對改善睡眠、減輕攻擊性以及控制情緒很有幫助。此外，大多數的人都沒有副作用產生，真的優於其他抗憂鬱藥劑。最近美國食品及藥物管理局又重新核准左旋色胺酸上市，我建議的服用劑量是在睡前服用一千至三千毫克，最近還有一些有關維生素B群中的肌醇的研究，肌醇可以在健康食品店裡找到。據說每日服用十二至二十毫克就可以減少喜怒無常、憂鬱以及過度專注的問題，服用這些營養品之前要先向醫生諮詢。

處方十
來運動吧！

運動對於緩和憂鬱和增進認知彈性也很有幫助，運動時可以增加腦中左旋色胺酸的水準。如先前所提，左旋色胺酸是較小的胺基酸，進入腦中時，與比較大的胺基酸相比，較為不利。運動時，比較多的大胺基酸會被利用來補給肌肉力量，造成血液中的大胺基酸數量減少，讓左旋色胺酸較為有效地進入腦內，並且提高腦內血清素。除此之外，運動能增強你的活力並且轉移你的注意力，讓你從負面念頭中脫身，我時常建議愛作對的孩子運動，好改善他們左旋色胺酸的水準，並且提高他們的合作力。

處方十一
藥物治療

藥物對治療腦部扣帶這部分通常非常有幫助，尤其是能調整神經傳導物質血清素的那些藥物。能夠提高腦內血清素的藥物叫血清胺酸類藥物，包括百憂解、樂復得、Paxil、安納福寧、Effexor、樂活憂、Serzone、Desyrel以及無鬱寧，許多研究發現當這些藥物發揮效果時，就可以讓扣帶系統的活動正常下來。臨床上，我曾看過這些藥物降低重複性的念頭與強迫行為、緩和過度專注或是憂慮，並且讓鑽牛角尖、看不到其他選項的人放鬆下來。藥效一旦發揮，他們的想法和行為就會有明顯的改變。

矽谷的火爆經紀人

羅伯是一個四十八歲且已婚的系統分析師，他來找我是因為他老是記恨，常常卡在負面念頭、偏執想法、喜怒無常、容易生氣、有週期性的強烈自殺念頭，而且沒法子控制怒火。第一次諮商時他就說：「我是矽谷的火爆經紀人。」他太太也說羅伯時常在生氣時會轉不過來，一直想著讓他不高興的事情，失控並且做出攻擊性的行為，像砸爛家具或是捶牆壁。羅伯小時候就有叛逆行為的記錄，他的檢查項目中的其中一項是SPECT檢查，結果顯示他的扣帶明顯過度活躍。

我先讓他服用治療偏執想法的安納福寧（成分：可洛米普明）。兩個月的治療期間，安納福寧劑量增加至每日兩百二十五毫克，羅伯和他的家人都注意到正面的效果，他比較不會生氣，不那麼帶攻擊性，較有彈性，也更快樂。他感到他的人際關係——尤其是跟孩子之間的親子關係——明顯有改善。經過三年持續服用同劑量的安納福寧後（他曾兩次試圖減少藥量，卻導致症狀復發），SPECT追蹤檢查顯示他的腦部活動明顯恢復正常。

藥物並非全然有效，有時候還會有令人困擾的副作用，但血清胺酸類藥物算是最新，也最有效的治療人類情感與傷害的藥物，它們已幫助數百萬人得以過著較為正常的生活。

羅伯的SPECT檢查

上二張為3D俯視活動視圖，下二張為3D側面活動視圖

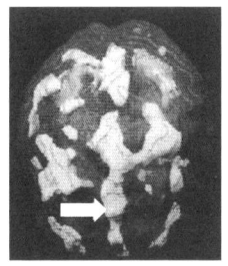
治療前，注意有明顯的扣帶活動。

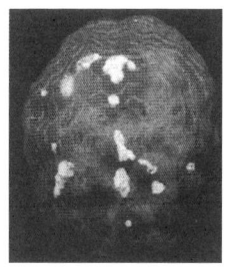
服用安納福寧後，注意扣帶系統活動正常。

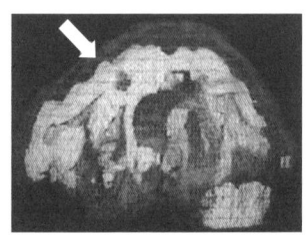
治療前，注意扣帶活動明顯增加（箭頭處）。

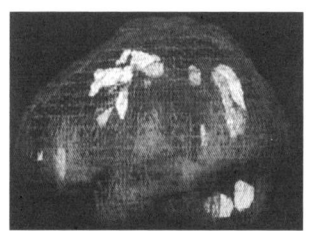
服用安納福寧後，注意扣帶系統恢復正常。

除此之外，根據我的經驗，聖約翰草的天然療法也有助於提升血清素，幫助穩定腦部的扣帶活動。有人把聖約翰草與幾種抗憂鬱藥劑做比較，結果發現一樣有效，且副作用還比較少。聖約翰草在德國已使用多年，被開立為處方的次數是百憂解的七倍之多，一般的劑量是三百毫克（含〇‧三％金絲桃素），每日三次。我的診所已經使用聖約翰草多年，而且發現治療效果相當不錯，這裡就有個例子：

琳達

琳達第一次來找我時二十六歲，她曾被性侵兩次，經歷過一段充斥暴力的感情關係，且青少年時期就歷經多次朋友的逝去。她的症狀是憂

慮、焦慮、擔憂而且有在使用藥物。她的SPECT檢查顯示她的扣帶（注意力移轉有問題）、基底核（焦慮）還有邊緣區域（憂鬱以及情緒失控）都明顯過度活躍。經過四次「眼動減敏與歷程更新EMDR」（eye movement desensitization and reprocessing，針對創傷經歷的一種特殊治療技巧）的心理治療並且服用聖約翰草一個月（一天九百毫克）後，琳達感到好多了。再幫她做SPECT檢查時，我們發現三個區塊都顯示活動正常。

琳達的SPECT檢查

上二張為3D底部活動視圖，下二張為3D側面活動視圖

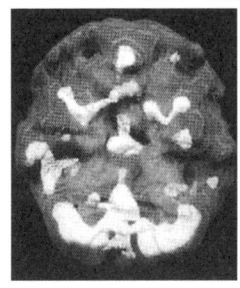

治療之前，注意扣帶、基底核、邊緣區域的活動有增加。

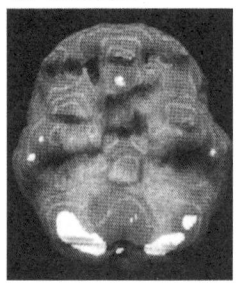

使用聖約翰草治療後，注意扣帶、基底核、邊緣區域活動正常。

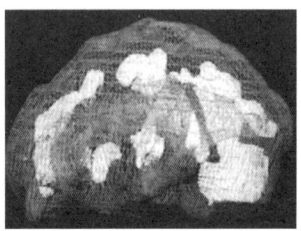

治療前，注意扣帶、基底核、邊緣區域活動增加。

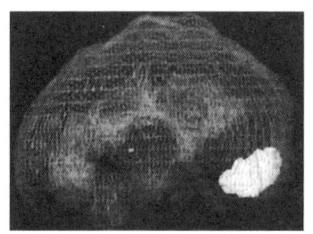

用聖約翰草治療後，注意扣帶、基底核、邊緣區域活動正常。

雖然聖約翰草效果很好，但也不是完全沒有副作用，我有個患者產生嚴重的心跳減緩的情形，還有一個病患因服用百憂解惡化轉而服用聖約翰草，但聖約翰草也讓他變得惡化。如果你有情緒或行為上的嚴重困擾，我建議你跟精神科醫師密切配合，並且與他討論草本治療的可行性。

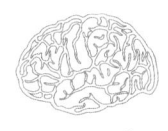

Chapter 6

我不笨、不壞,也沒瘋
－莫札特、唱歌跳舞,跟著節奏變幸福－

無法辨識熟悉的面孔和臉部表情──**面孔失認症** P191

除了易怒之外,還有難以抑制的攻擊性──**暴力行為** P193

老覺得別人在暗地嘲笑自己,並有嚴重的厭世傾向──**自殺** P194

不能有效地閱讀、記住閱讀過的內容,並將資訊彙整──**閱讀障礙** P195

不會看臉色、與人交談詞不達意,溝通困難──**社交障礙** P196

被在耳邊聽到的怪聲,眼前的東西會變形……所困擾──**幻覺** P197

對人的不道德行為特別在意──**道德狂熱** P198

強迫性過度書寫,無法取捨書寫內容的長短──**多寫症** P198

記憶力不佳──**健忘症** P199

老年痴呆──**阿茲海默症** P200

花過多時間在禱告、探討人生的奧祕──**宗教狂熱** P202

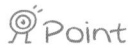

主導性顳葉（通常是左邊）	非主導性顳葉（通常是右邊）
◎語言的理解與處理	◎辨識臉部表情
◎中期記憶	◎解讀音調
◎長期記憶	◎節奏
◎聽覺學習	◎音樂
◎文字的擷取	◎視覺學習
◎複雜記憶	
◎視覺以及聽覺處理	
◎情緒穩定	

九十四歲的父親告訴六十八歲的兒子：有一天你醒來後發現自己已經不再是八十一歲了，你開始數自己還有幾分鐘，而不是還有幾天。你知道自己將不久於人世，能留下的只有經驗，就只有經驗而已。

──電影《見色忘友》

儲存記憶和影像的資料庫

許多年以來，顳葉在人類心理學上頗不受到重視，精神學領域上也甚少討論，只有少數神經學家了解，顳葉對於人類如何形成獨特的自我、如何體驗生活具有豐富貢獻。一直到我們能清楚說明顳葉的活動及功能後，才揭開了它神祕的面紗。許多專家把顳葉視為腦部的扶手，但我們所做過的腦部造影結果明顯指出，顳葉在記憶、情緒穩定、學習以及社會化方面，都扮演著重要的角色。

我們這輩子最珍貴的寶貝，就是儲存在腦中記憶庫的影像，這些影像的累積，成就了我們的個人識別感，以及與周遭人物的聯繫感。我們以往的經驗，對成為今日的我們影響重大，而位於腦部兩側、眼睛後方、太陽穴下面的顳葉，儲存著我們的記憶和影像，幫助我們界定對自己的感覺。

顳葉

側面視圖
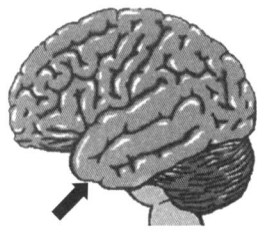

3D側面表面視圖
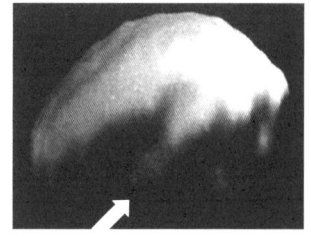

3D底部表面視圖
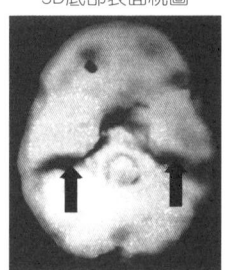

3D側面活動視圖
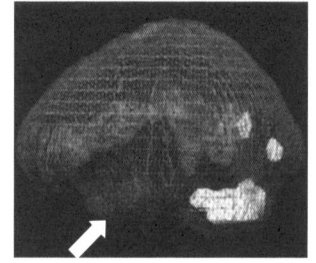

　　腦部主導的那一側（大多數的人都是左邊）的顳葉，與語言的理解和處理、中長期記憶、複雜記憶、文字與語言的存取、情緒的穩定，以及視覺和聽覺的處理密切相關。

語言的接受力

　　語言是人類之所以異於萬物的關鍵之一，它讓人與人之間能彼此溝通，並且把所思所行的成果傳承給後代。語言的接受力，也就是接受並且理解口語和書寫文字的能力，有賴於顳葉的穩定力，那種讓我們清楚地聽到孩子說「我愛你」，或者聽了鬼故事而感到害怕的能力，就是靠腦的顳葉這個部分。主導的顳葉協助處理聲音或文字成為具有意義的資訊，我們得以有效地閱讀、記住讀過的東西並且整合新取得的資訊，大力仰賴於主導的顳葉，如果這個部分有問題，會導致語言障礙、溝通困難和閱讀困難的問題。

語言障礙／溝通困難／閱讀困難

記憶＆穩定情緒

我常常告訴我的病患，記憶帶給他們最大的快樂，也帶給他們最大的痛苦，記憶可以讓我們堅強有自信（想到你感到能幹的時候），或是讓我們感到兩腿發軟（想到你最大的錯誤）；記憶影響你所做的每一個動作和行動的模式。記憶的重要構成要素，就是整合並且儲存於顳葉中，當腦這個部分受損或異常時，記憶常會受損。

記憶可能破壞我們成功和順遂的機會。我曾經治療過一對婚姻有嚴重問題的夫婦，先生有憂鬱症和注意力缺陷的問題，他的太太固執而且不太寬恕他人，到頭來她的記憶摧毀他們倆的關係。在他們開始治療沒多久，先生本身的問題就被醫生發現到，而且接受藥物治療後症狀明顯改善。除了太太之外，每個人都注意到他的狀況改善許多──因為他行為上的正面改善，與她從前的經驗不符，所以她無法看到他的進步，而且還是維持自己原有的行為模式；她還是一直責怪他，也不肯向外面求援，最終讓婚姻走上分手一途──扼殺他們婚姻的是她的記憶，而不是新的事實。

> 如果顳葉的右側出問題，可能會出現語言障礙、溝通困難和閱讀障礙的現象。

透過研究發現，具主導性的顳葉深深影響著情緒的穩定性，是否能泰然面對生活中的起起伏伏，穩定地感到平靜而積極的能力，對於我們發展及保持始終如一的特質及個性至為重要。良好的顳葉活動可以幫助穩定情緒，而腦部顳葉的活動增加或降低，則會造成情緒起伏或情緒反覆。

辨識影像＆聲音

非主導性的顳葉（通常是右側）與辨識臉部表情、辨別他人的語氣和音調、聽出節奏、欣賞音樂和視覺學習有關。

辨識熟悉的面孔和臉部表情，察言觀色，並且賦予適當的意義，都是很重要的社交技巧，如果想與他人有效互動，就得有能力判斷對方是否很高興見到你，還是怕你、討厭你，或是沒空招呼你。一位義大利的眼科醫

> **Point**
>
> **顳葉單側或兩側問題**
> ◎記憶問題、健忘
> ◎不明原因的頭痛或是肚子痛
> ◎沒有什麼特別原因就感到焦慮或恐懼
> ◎似曾相識或對熟悉事物有陌生感
> ◎陣陣的茫然或困惑感
> ◎宗教或是道德狂熱
> ◎多寫症，書寫過度
> ◎癲癇
>
> **主導性顳葉（通常是左側）問題**
> ◎對內或對外的攻擊性
> ◎黑暗或是暴力思想
> ◎對別人的輕忽很敏感；輕微妄想
> ◎辭不達意
> ◎聽覺處理問題
> ◎閱讀困難
> ◎情緒不穩
>
> **非主導性顳葉（通常是右側）問題**
> ◎辨識臉部表情有困難
> ◎解讀音調有困難
> ◎社交能力有問題

師奎里諾（Quaglino）在一八六七年時提出報告指出，一位病患在中風後無法辨識出熟悉的面孔，但卻可以讀字體很小的文字。自一九四〇年代起，醫學文獻記載的「面孔失認症」（prosopagnosia，無法辨識人的面孔）就超過一百例以上，有這種病症的患者往往不自覺（大腦右半球有問題的人通常會忽視或否認病情），或是會因無法辨識熟識親友的面孔而感到羞愧。這些問題絕大多數都因右顳葉缺陷而起。現在的研究結果提出，**人類對帶有情緒的臉部表情的知識與生俱來，並非靠後天學習（嬰兒能認出母親帶有情緒的臉孔），當這個部分有問題時，社交能力就會大打折扣。**

顳葉幫助我們處理影像和聲音的世界，並賦於我們生活的語言。透過大腦的這個部分，我們聆聽美妙的音樂時會感動、放鬆或感到飄飄欲仙。顳葉曾被稱之為皮層判斷區，因為它會解釋我們所聽到的事情，並將事情與既有的記憶整合，為新的資訊賦予意義。強烈的信念、良好的洞悉力和對真理的認知，也都出自於顳葉。

面孔失認症

病症

顳葉異常，發生的頻繁情形比我們想像的多，你會注意到，顳葉有問題時發生的症狀會被有些人認為是心理問題，但其實它們是屬生物性的。顳葉位於腦部容易受傷的位置——也就是顳窩內，眼窩後面、太陽穴的下面，顳窩的前面一個尖銳的骨脊（蝶骨小翼），即使是輕微的頭部傷害，也常常傷到顳葉的前部（上帝要是在骨脊上裝個避震器就好了），因為顳葉五個面向都被骨頭包覆住（前、後、左、右，還有底部），幾乎任何角度的一擊都會傷害到顳葉。

顯示顱底的模型

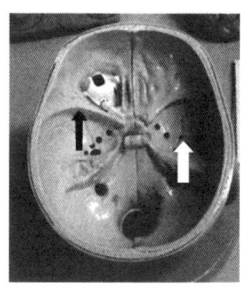

粗箭頭指的是顳葉位於的顳窩；細箭頭指的是尖銳的蝶骨小翼。

造成顳葉有問題的原因

造成顳葉有問題的原因很多，最常見的是遺傳、頭部受傷、毒物或遭到感染。顳葉、前額葉皮質還有扣帶迴，都是因位置使然而成為頭顱中最容易受傷的部位，但它們也是與思考和行為最密切相關的部位。

布雷恩，六十歲，來診所治療的原因是他太太在聽過我的一次演講後，相信他的顳葉有問題。布雷恩有記憶喪失的情形、情緒化而且常帶攻擊性、時常從眼角看到陰影，並且聽到煩人的嗡嗡聲，醫生也找不到原因。他常常無端發火，「一點小事就會惹我生氣，事後我又感到羞愧。」

布雷恩五歲時曾以倒栽蔥的姿勢跌進一堆磚塊裡；學生時期，布雷恩在學習閱讀上有困難，而且常常打架。

他的腦部SPECT檢查結果顯示左顳葉明顯異常：前面和後面的活動明顯減退，但其中卻有個部位的活動明顯增加。見到這些異常情形，我可以清楚地判定布雷恩的許多問題都是因他的左顳葉不穩定引起，很可能是小時候意外的後遺症。我讓他服用Depakote，一種用來穩定顳葉活動的抗癲癇藥物。三星期後再見面時，他顯得興高采烈，嗡嗡聲和陰影都消失了，而且自從開始服藥後就沒有情緒失控過。他說：「這是我有生以來，第一次三個禮拜都沒對人大吼大叫。」四年來他的脾氣仍控制得很好。

布雷恩受創傷影響的腦部

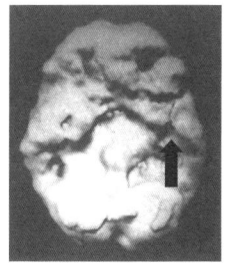

3D底部表面視圖

注意左顳葉的活動減少（箭頭處）。

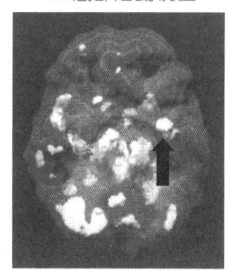

3D底部活動視圖

注意左顳葉深處活動增加（箭頭處）。

左顳葉最常見的異常問題包括攻擊性（對內或對外的）、黑暗或暴力想法、對他人的輕忽很敏感、輕微妄想、詞不達意、聽覺處理問題、閱讀困難和情緒不穩。以下仔細地逐一探討：

攻擊性

一般來說，與左顳葉異常相關的攻擊性有表現於外針對他人，也有針對自己者。攻擊行為很複雜，但根據我們診所針對有攻擊

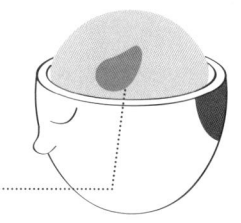

易怒／具攻擊性

他人或損毀財物的病患，所做的大規模研究顯示，七〇％以上有左顳葉異常的情形——看起來似乎顳葉受損或功能失調時，會讓人易怒、生氣或有暴力想法（這個會在第七章再詳細討論）。

我有個病患有顳葉功能失調的問題（可能遺傳了他父親的憤怒感），他抱怨時常有強烈的暴力念頭，並對此感到羞愧。「我走在街上時，」他說，「別人不小心碰到我，我就會有想拿槍或棍子殺了他的念頭，我對自己的這些想法感到害怕。」幸好，雖然SPECT檢查結果顯示他的左顳葉功能失調，但前額葉皮質功能良好，所以他還能監督自己的行為，並且克制他那些可怕的念頭。

還有一個類似的病例，米思蒂，四十五歲的女性，因大發雷霆而來看我。有一天，有人在雜貨店裡不小心撞到她，她就開始對那個女人大吼大叫。「我也不知道從哪裡來這麼大的火氣，」她說，「我已經治療了十六年了，還是這個樣子。我會突然就失控發脾氣，還會有恐怖不堪的念頭，如果你知道是什麼的話，你一定會恨死我。」

她四歲的時候曾經從雙層床上摔下來，並且昏過去一、兩分鐘，她左顳葉的前後部分顯然是受損了。每天服用少量的Depakote對馴服她體內的「怪物」很有幫助。

自殺

我常注意到左顳葉異常的人對內在抱持著攻擊性，這種攻擊性表現在自殺行為上，根據我們診所的一項研究，我們發現**有嚴重自殺念頭或行動的病患中，六十二％的人左顳葉異常**。我在奧克蘭的一場演講結束後，一位女士哭著來找我。「噢，醫生！」她說，「我知道我們全家都有顳葉問題，我曾祖父自殺，我爺爺奶奶自殺，我父親和三個叔叔中的兩個也自殺；去年，我兒子試圖自殺，我們還有沒有救啊？」我後來有機會對這家子中的三個人進行評估並且做了掃描，其中兩個人左顳葉異常，服用Depakote對他們的治療很有幫助。

就自殺行為來說，有一個非常傷心的個案凸顯出左顳葉與自殺行為之

間的關連。多年來,我一直幫地方上的報社寫有關大腦及行為的專欄,有一次的內容是有關顳葉功能失調與自殺行為。大概一個星期之後,有位母親來找我,她告訴我幾個月前她二十歲的女兒自殺身亡,她為了生命中的這個晴天霹靂而哀傷不已。

「她是我這個做媽媽的心目中最滿意的孩子,」她說,「她成績優異、有禮貌、合群、討人喜歡,後來一切全都變了樣。兩年前,她騎腳踏車出了意外,不小心撞到路旁的樹叢,從車子上被拋飛出去,左臉著地摔在地上。目擊的人走到她身邊時她並沒有意識,不過沒多久就恢復了意識,之後,她就再也不是同一個她了。她喜怒無常,動不動就生氣,開始抱怨腦海中不斷出現的『壞念頭』,我帶她看過治療師,但是卻沒有什麼幫助。有一天晚上,我聽到家門口有很吵的聲音,發現她已經在前院的草坪上開槍自殺了。」

> 小心!也許我們常將屬於病理性的腦部問題當做精神疾病治療。

她的淚水讓我想哭,我知道如果有人察覺到她女兒「腦部輕微受傷」很可能造成顳葉受損的話,可能就會得到妥善的協助;抗癲癇藥物就應該能阻止她自殺了。順帶一提,過去二十年來,精神科醫師一直使用抗癲癇藥物來治療許多精神問題,我懷疑,我們常常將屬於病理性的腦部問題當成精神問題來治療。

左顳葉異常的人對他人的輕忽比較敏感,甚至有輕微的偏執。不同於思覺失調症的偏執,顳葉功能失調的人常在沒有證據的情形下覺得別人在議論或嘲笑自己,這種敏感可能導致嚴重的人際或工作問題。

閱讀障礙

左顳葉異常與閱讀、語言處理的問題有關。有效率地閱讀、記住閱讀過的內容,並且將新的資訊加以彙整,全都仰賴著主導性顳葉。**目前估計大約二〇%的美國人有閱讀困難**,根據我們對閱讀障礙者的研究發現,他們通常左顳葉的後半部有活動不足的現象。閱讀障礙可能因為遺傳,也可能是頭部受傷所造成,這裡有兩個案例:

自殺/對別人的輕忽很敏感/閱讀障礙

⊕ 愈想認真愈辦不到

十三歲的丹妮絲因為脾氣出了問題而被轉診到我這裡，她不只對母親持刀相向，在學校也遇到問題，尤其是在閱讀方面，因此被分到特殊教育班。由於她嚴重的攻擊性和學習方面的問題，我決定安排她分別做平靜時與專心時的SPECT檢查。平靜時，她左顳葉的後半部顯示活動降低，但當她試著專心時，左顳葉的活動幾乎完全停止了。

> 閱讀障礙可能會由家族遺傳，也可能因頭部受傷而造成。

我把掃描的片子拿給丹妮絲和她媽媽看，我跟丹妮絲說很顯然她愈是想閱讀，就愈是難以閱讀。我這樣一說，丹妮絲就哭了，她說：「每次要看書時，我都對我自己很不客氣，我會對自己說，『加油點，如果你更努力的話你就不會這麼笨了』。」

我告訴她，**要好好對待自己才行**，在有趣、好玩、輕鬆的環境下她會念得比較好。我把丹妮絲帶去看診所裡的一位教育治療師，教導她一種把文字形象化，並利用腦的其他部位來處理閱讀事宜的特殊閱讀方式。

⊕ 車禍後的記憶障礙

凱芮，四十歲的心理學家，在車禍頭部受傷的兩年後來找我。車禍前，她的記憶力很好，閱讀時又快又有效率，閱讀能力也是她學業上的優勢之一；車禍後，她的記憶出了問題，而且容易生氣，閱讀也有困難，她說她必須看過很多遍才記得起來，而且一下子就想不起來幾分鐘前念過的東西。

同樣地，SPECT檢查結果顯示她的左顳葉的前後半部受損（頭部創傷常見的情況）。我讓生物回饋技師來協助她強化左顳葉的活動，經過四個月課程，她重拾以往的閱讀技巧，記憶力和脾氣也有改善。

社交障礙

在我們的經驗中，**左顳葉異常和外放的不適（如生氣、易怒和攻擊性）有關**，而右顳葉異常則是比較常和內在的不適（焦慮和恐懼）有關，

這種左右的二分法在我們的病患中相當明顯。一個可能的解釋是由於左大腦半球掌管理解和語言表達，當左大腦半球出現功能失調時，人們無法適當地表達自己的不適；而當非主導的右大腦半球出問題時，比較可能會以非言語的方式表達不適。

⊕把不到妹的麥克

　　非主導的顳葉（通常是右邊）問題常造成社交技巧的問題，尤其是辨識臉部表情和說話音調的部分。三十歲的麥克正是讓我們明白這個部分功能失調時，造成哪些問題的好例子。

　　麥克來找我因為他想約會，他這輩子還沒約到女孩子過，他對自己沒辦法成功地約到女孩子感到很氣餒。在面談時，麥克說他搞不清楚自己的問題是什麼，陪他一起來的媽媽有自己的一套看法。「麥克，」她說：「老是誤判情勢，有時候他一來就很強勢，但有時候有人對他感興趣時他卻沉默寡言。他也分不清楚我的語氣，我氣得要命他卻不當一回事，不然就是我好端端的他卻以為我在生氣。」麥克小時候想跟其他小朋友玩在一起，但最後都不了了之，看到他沮喪的樣子真的會覺得很難過。

　　麥克的SPECT檢查結果顯示他右顳葉的活動明顯減少，左顳葉則沒問題。對他最有效的介入性治療就是社交技巧訓練，一位心理學家教他面部表情、語調還有社交禮儀。接受治療的六個月候，他有了第一次的約會。

幻覺

　　不論是哪一邊，還是兩邊的顳葉異常，都會造成許多其他的症狀，包括知覺異常（感官的幻覺）、記憶問題、似曾相識（雖然你不曾經歷，但覺得有經歷過）、熟悉但感到陌生（認不出熟悉的地方或人）、沒有理由感到陣陣恐慌或恐懼感、陣陣的茫然或困惑感、宗教或道德狂熱。

　　不明原因的頭痛和胃痛，也是顳葉功能失調常見的症狀。最近，抗癲癇藥Depakote已在臨床上用來治療偏頭痛，如果頭痛和胃痛是因顳葉問題所引起，抗癲癇藥似乎效果不錯。許多突然間感到

社交障礙／幻覺

> **Point**
>
> **幻覺是常見的顳葉症狀**
> ◎在眼角旁看到陰影或是蟲子。
> ◎看到東西的大小或是形狀改變（有一個病患看到街燈柱變成動物跑掉了，另一個看到畫裡頭的人會動）。
> ◎明明沒有收音機卻聽到嗡嗡或滋滋的聲音。
> ◎聞到臭味或覺得嘴巴嚐到怪味道。
> ◎覺得有蟲子在身上或是皮膚敏感的地方上爬。

焦慮、緊張或是恐慌的病患，會讓恐慌情況誘發第二層聯想，變成害怕或恐懼症，比方說，如果你第一次到一個公園，然後你感到恐慌或是恐懼發作，你可能以後每次去那個公園都會感到焦慮。

道德狂熱

道德或宗教狂熱是顳葉功能失調常見的症狀，我治療過一個六歲的小孩，因為太擔心那些要下地獄的人，竟擔憂到讓自己病了。還有一個病患一個禮拜七天都在教會裡為家裡的人禱告，他為了他的脾氣問題來找我，他常常因覺得家人的行為不當或不道德而對家人發火。另一位則是花太多時間思考生命的奧祕而無法好好工作，飯碗可能不保。

多寫症

多寫症，強迫性過度書寫的傾向，也被認為是顳葉引起的問題。不知泰德‧卡克辛斯基（Ted Kaczynski），那個大學炸彈客，有沒有顳葉的問題？因為他寫的宣言又臭又長，他有暴力行為的傾向，而且離群索居（他非常排斥高科技，要讓他接受SPECT掃描絕不可能）。

我有一些顳葉有問題的病患會花好幾個鐘頭寫個不停，有個病患寫了

一封二、三十頁的信給我，詳細表述生活的細節。我發現是顳葉造成的多寫症，讓她服用抗癲癇藥治療後，她的信變得比較條理清楚，而且同樣的內容，信的長度縮短到兩、三頁而已。

我認識一個治療師，他演講時的口才非常好，但是他就是沒辦法把腦袋裡的思緒化成文字。經掃描後發現，他兩邊的顳葉活動都減少，他現在服用少量的Depakote，腦海裡的思緒如同被釋放一般，現在一開始寫就可以寫好久。

健忘

記憶問題一直是顳葉功能失調的特徵之一，頭部受傷後導致的健忘症常是因顳葉內部受損造成，腦部感染也可能造成嚴重的記憶問題。

海莉特受腦炎影響的腦部

3D底部表面圖

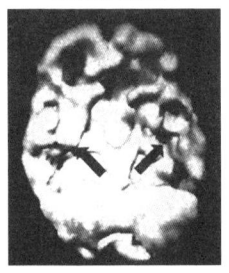

注意兩邊的顳葉活動明顯減少（箭頭處）。

海莉特是一位優雅的八十三歲老婦，她十五年前因腦炎而喪失了記憶。她還記得腦炎前的事情，但腦炎之後的事她只能記得零星的片斷。吃過飯一個鐘頭後，她可能覺得飽，但卻想不起來吃過什麼。海莉特說：「我想把我的腦袋給這裡的醫學院研究，希望能給別人一些幫助，但我想他們可能什麼都不會做，只會把我的腦袋留給醫學院的學生解剖。我很想知道我的腦袋到底出了什麼問題。記得寫下來，因為我會忘記你跟我說了什麼！」

道德狂熱／多寫症／健忘

海莉特的腦部顯示兩側的顳葉明顯受損,尤其是左邊的部分,彷彿病毒把她的這部分給吃掉了。

阿茲海默症

阿茲海默症,一種日益嚴重的老年失智症,是高齡者出現記憶問題的最主要原因之一。不幸地,這種病毀了不少人的下半生,甚至讓家人在身心、情感和財務上精疲力竭。SPECT是這種疾病的重要診斷工具,在有功能性分析技術之前,只有透過驗屍才能診斷出阿茲海默症,SPECT檢查可以顯示典型阿茲海默症的模式,即兩側顳葉灌流減少而且頂葉活動亦減少的情形。有時候在其他症狀出現的三至六年前就會有這種狀況。某些治療阿茲海默症的藥物可以遏止病症惡化,而且透過SPECT的檢查顯示,大腦部分的灌流情況真的有改善,如主要是掌管記憶和思考的顳葉部分。

受阿茲海默症影響的腦部

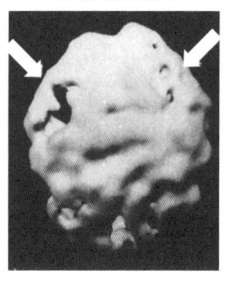

3D俯視表面圖

注意頂葉活動明顯減少
(箭頭處)。

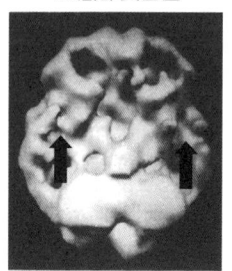

3D底部表面圖

注意顳葉活動明顯減少
(箭頭處)。

這是一位阿茲海默症患者的掃描片,他因而變得健忘、常找不到回家的路、忘了像是幫自己穿衣服這類簡單的事,對太太也愈來愈不客氣。

⊕小說家眼中的癲癇發作

杜斯妥也夫斯基(Fyodor Dostoyevsky)據說曾有過顳葉癲癇發作的經

驗，他覺得所受到的折磨是一種「聖靈的體驗」。杜思妥也夫斯基說癲癇「喚醒了我內在前所未有的思緒，帶給我莊嚴、豐富與永恆的感受」。在他的小說《白痴》中，杜思妥也夫斯基寫道：

「在癲癇發作前總是會有一個瞬間⋯⋯突然處於悲傷、陰暗與沉悶的迷霧中，他的腦似乎立即著火，而在極為短暫的時刻，他所有的活力全都緊繃至巔峰。在這個時候，對生命的感受以及自我的意識幾乎高出十倍，只不過這些時光比一道閃電還要短。他的頭腦與心裡充滿著無比的輕盈，一切的不安、懷疑與焦慮都得到解放，全部都在崇高的平靜中化解了，充滿著寧靜、和諧的喜樂與希望，以及理性與終極的意義。但這些時刻、這些閃光，只不過是那最後一秒的徵兆（從來也沒超過一秒），接著就開始發作了。

那一秒當然是難以忍受，當他好轉後回想那個瞬間時，他時常告訴自己，這所有極致感官與自我意識的電光石火，即是至高的存在方式，但也不過就是一場病，違背了正常的形態，但如果真是這樣的話，這根本就不是至高的存在方式，反而應被視為最低層次的。然而他最後下了一個極度似是而非的結論：如果這只是一場病呢？他最後決定：就算這是異常又如何，假若這個結果、這個感覺，之後在健康的狀態下被回想起，並且分析成了和諧與美的最高境界，而且帶來一種前所未有的完整、勻稱、和諧、圓滿並結合了人類生命中驚人而虔誠的感覺的話又何妨呢？」

⊕ 與《愛麗絲夢遊仙境》的共鳴

路易士・卡洛爾（Lewis Carroll）據說曾有過「顳葉經驗」，這經驗被寫進描述視覺扭曲的《愛麗絲夢遊仙境》一書中。

七歲的布萊恩在媽媽唸這本書給他聽時變得非常沮喪，他說他覺得自己跟愛麗絲很像。「有些奇怪的事情發生在我身上，」他跟媽媽說，「我看到一些東西。」白天時他看見東西改變形狀，通常是變得比較小；他還會在晚上時看到綠色朦朧的幽靈。

阿茲海默症

布萊思也有不少焦慮症狀,他媽媽擔心他會發瘋(他有一個表兄弟被診斷出類似精神分裂的疾病),於是帶他來看我。聽了這些症狀,我懷疑他一邊或兩邊的顳葉有活動過度的現象。他的SPECT檢查結果顯示了他右邊的顳葉異常、基底核活動增加。我開了Depakote(一種對治療顳葉很有效的抗癲癇藥物)給他,並安排做心理治療,以協助降低焦慮。兩週內,布萊思的奇異經驗就消失了,接下來的六個月,他的焦慮情形也減輕了。

布萊思受顳葉癲癇影響的腦部

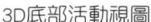

3D底部活動視圖

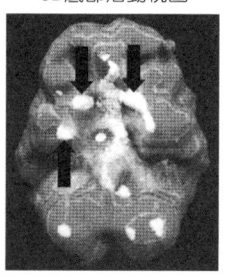

注意右顳葉深處(下方箭頭),以及基底核(上兩個箭頭)的區域活動增加。

宗教狂熱

⊕與世隔絕的愛倫

愛倫和傑克這對夫妻有類似的病史:兩個人都某種程度上有些孤僻,有時會恍神,有時會莫名奇妙的感到恐慌,而且宗教都占去兩個人絕大部分的時間。

愛倫,三十二歲,幾乎為了她強烈的宗教感而足不出戶,她沒法子上班,與社會隔離。傑克對她時常有的「深層靈性覺醒」很感興趣,但也搞不清楚到底是怎麼回事。愛倫被她的父母帶來我的診所,因為他們很擔心她與世隔絕的生活,傑克則是希望檢查一下恐慌發作的原因。這對夫妻的SPECT檢查結果顯示,他們顳葉深層的部分活動明顯增加。兩人在服用Depakote後,大部分的症狀都消失了,兩人還是很虔誠,但宗教不再隨時隨地盤踞在腦海中了。

你的腦袋有問題嗎？

請參考這張行為表並評估你自己（或是你要評估的那個人）在各項行為上的強度。利用下面的評分標準並在旁邊填入適當的數字，如果有超過五項或是五項以上是3或4的話，則表示顳葉很可能有問題。

0＝從未　1＝偶爾　2＝有時　3＝經常　4＝非常頻繁

	脾氣暴躁或很容易就發火。		敏感或是輕微妄想。
	為雞毛蒜皮小事抓狂。		哭泣。
	常誤會別人對於自己的評論大多是負面的。		對大多數的人感到好玩的事情沒有什麼興趣。
	怒火會累積、爆發，然後消火。通常在發完火後感到疲倦。		睡眠習慣改變（睡太多或太少）。
	感到一陣茫然或是困惑。		食慾改變（吃太多或是太少）。
	沒有理由就感到恐慌或是恐懼。		自尊低落。
	視覺或聽覺上的改變，如看到陰影或聽到含糊不清的聲音。		性慾減低。
	常會覺得有似曾相識或是舊事如新的感覺。		對氣味或異味有負面的敏感反應。

⊕ 真的有魔鬼？

就像愛倫和傑克一樣，吉姆苦惱於時時感到茫然和恐慌，他有時也會有「宗教性思維」，因為感到「魔鬼的存在」而覺得不安和恐懼。他擔心惡魔會對自己不利而畏畏縮縮，讓家人覺得他好像想太多了。

吉姆的SPECT檢查結果與愛倫或傑克有點不太一樣的地方是，吉姆腦部活動異常的地方是在左顳葉，而不是右顳葉。根據我的經驗，左顳葉的問題常會造成非常負面或是黑暗的思想。吉姆服用Depakote後，「有魔鬼」的念頭就消失了。

宗教狂熱

顳葉處方箋

[面孔失認症、暴力行為、自殺、閱讀障礙、社交障礙、幻覺、道德狂熱、多寫症、健忘症、阿茲海默症、宗教狂熱……]

下列這些處方是專為加強並治療顳葉而設計的，是根據我們對顳葉的認識以及病人們的臨床經驗而來。記住顳葉負責穩定情緒、理解並處理語言、記憶、解讀社交線索（臉部表情和語調）、節奏還有音樂。

處方一
建立一個美好經驗的資料庫

努力創造一系列讓自己覺得生活有目的、健康又有樂趣的經驗，因為顳葉負責貯存你的生活經驗，如果能一直受到正面的刺激的話，對於保持健康很有幫助。定期慶祝你生活裡的大小事，讓你的經驗意義非凡。

用照片、影像、日記等值得記憶的經驗記錄下來，建立一個美好經驗的資料庫，能隨時回味。經驗是你與生活本身的聯繫，記錄居家生活的錄影帶真有治療效果嗎？或許對你的家人和朋友未必，但對你一定有效。

處方二
隨時隨地能唱就唱

洗澡時唱歌可能會治好顳葉。長久以來，歌唱具有治療功效這件事一直為人所熟知，如果那個人在哼哼唱唱，你就可以判斷他／她大概心情不錯。唱歌真的是人生一大樂趣——無論你唱得好不好。

歌唱常常與聖靈經驗有關，我大學時去的教會是加略山基督教會，在南加州的一間大教堂。教會的音樂好迷人，聽唱詩班的歌聲不只是一種享受，這種奇妙的體驗讓身體的每個細胞都會起共鳴。音樂讓教友的靈魂和心情振奮起來，牧師自己也說音樂是「蒙主的恩典」。我有一些朋友是唱詩班的成員，常常一開口唱歌就變了一個人似的，害羞的人會變得比較外向、活潑，教友在聚會唱歌時也會比較投入。整個教會因感染著音樂的喜悅而閃閃發光。

托兒所跟幼稚園的老師都知道，小孩子透過歌曲學習效果最好，小朋友比較會記住學習的內容，而且也比較容易讓他們參與學習。那為什麼我們小學三年級就不再唱了？或許我們應該一直唱到高年級。

有趣的是，我在軍中接受基本訓練時，我們常在行進時唱歌，當大家一起唱時，士氣會為之一振，任務（像是三十二公里行軍）就似乎不那麼困難了。

隨時隨地，能唱就唱。如果你的聲音跟我一樣，就唱小聲一點（在教會唱歌時，我十六歲的女兒都會吐槽我）。這對你的顳葉有治療的效果，對邊緣系統應該也不錯。

處方三
利用哼唱和開嗓調整大腦

在《莫札特效果》這本書中，音樂、健康與教育研究所的創辦人唐・坎貝爾（Don Campbell）列舉出各種利用自己的聲音來提升情緒與記憶的好處。他說，所有形式的發聲，包括歌唱、唱誦、用真假音互換唱、哼唱、朗讀詩歌，還是就只是開口說話，都具有治療的效果。

他的結論：什麼都比不上開嗓子。開嗓子這個名詞源自十四世紀，指的是在一段長時間內以拉長的母音來發聲，啊伊嗚耶喔還有嗡這幾個音都是拉嗓子時的發音例子。

> 每天開嗓5分鐘，可以改善失眠、放鬆身心。

坎貝爾說如果人們每天能固定開嗓五分鐘：「我親眼目睹上千人讓自己的聲音放鬆，變得比較能專注在自己的身體上，釋放恐懼和其他情緒，不再感到身體的疼痛……我曾經看過許多人將開嗓應用在許多實際作法上，從重要考試前讓自己放鬆到消除耳鳴或偏頭痛等症狀……開嗓子對減緩失眠或其他睡眠問題頗有成效……開嗓子能平衡腦波、深化呼吸、降低心跳，並且傳達一種簡單的舒適感。」他指出，根據他的經驗，特定的聲音往往對身體和情緒有特定的作用。

試試看兩個星期每天開嗓子五分鐘，看看對你有沒有幫助。

> **練習——拉拉嗓子，每天五分鐘**
> ・啊——立刻會引起放鬆的反應。
> ・伊或是耶——是最具刺激的母音，幫助專心，解除痛苦與怨氣。
> ・喔或是嗡——被認為是最豐富的聲音，可以溫暖皮膚溫度並且讓肌肉放鬆。

同樣的，哼哼唱唱對心情和記憶也有正面的效果，莫札特作曲時會哼唱，小朋友在開心時會哼歌，大人常常會哼一些腦海中的曲調，讓精神振奮起來，調整心思。每天專心哼唱一下，當聲音活化你的腦部時，你會感到比較有活力，大腦也較進入狀況。

處方四
聽古典音樂

聽很多好音樂，無論是鄉村還是爵士，搖滾還是古典，都是生命中的喜悅之一，音樂有治療的效果，聽音樂能活化並刺激顳葉，為心靈帶來平靜或是激動。

幾十年來，音樂治療已是精神治療中的一種相當常見的方式了。有些音樂對病患來說有鎮定的效果，節奏輕快的音樂就可以給予憂鬱的患者正面的激勵。

在一項知名的研究中，加州大學爾灣分校的研究人員發現，聽莫札特的D大調雙鋼琴奏鳴曲，可以強化視覺性空間的學習技巧。

法蘭西絲・羅傑（Frances H. Rauscher）博士和其他研究者一起，對三十六名心理系大學生進行一項研究，發現在聽了十分鐘的莫札特音樂後，空間智力成績會提高八至九分（斯坦福・比奈智力量表Stanford-Binet Intelligence scale的其中部分之一）。

當中的研究人員，葛登・蕭歐（Gordon Shaw）博士，提出莫札特的音樂可能對大腦有「暖身」效果的建議：「我們懷疑複雜的音樂能促進某些與高度大腦活動——如數學和下棋——有關的複雜神經元模式，相比之下，簡單重複性的音樂則會帶來相反的作用。」

在後續的研究裡，研究人員把十六個類似折紙的抽象圖形投射在螢幕上，並讓每個圖形停留在螢幕上一分鐘，來測試測驗者的空間能力，看他們是否知道圖形攤開後的形狀。在這維持五天的測試期間，一組聽莫札特的D大調雙鋼琴奏鳴曲，一組什麼都沒聽，另外一組則是聽混有菲力浦・格拉斯（Philip Glass）的音樂、有聲書錄音帶以及舞曲。研究人員發現，三組第二天的成績都比第一天進步，但是聽莫札特那組的型態辨識測驗成績提高了六十二％，什麼都沒聽的進步一四％，而聽混合的則是提高一一％。接下來的幾天，莫札特組的成績都一直較為優異，而其他兩組就沒再持續進步了。

　　研究人員提出莫札特的音樂能強化與空間推理有關的創造性右腦處理中樞的看法。研究人員的結論：「聽音樂就像運動一樣，促進高等腦功能的對稱運作。」

　　坎貝爾在《莫札特效果》這本書中簡明扼要闡述了這項研究的結論，並且舉出不少音樂增進學習以及治癒身體的例子。坎貝爾寫道，根據他的經驗，莫札特的小提琴協奏曲，尤其是三號及四號，對學習有更強的正面效果。

> 聽了10分鐘的莫札特音樂後，空間智力成績會提高8～9分。

　　就顳葉的情況來說，這項研究說得很有道理，因為顳葉與音樂及記憶的處理有關，某些音樂可能可以活化顳葉以利更有效率地學習、處理以及記住資訊。很有可能某些種類的音樂能開啟通往心智的新道路。

　　某些音樂則可能具有對大腦的破壞力。我認為那些被送到感化院或是輔導機構的青少年，大多較其他青少年愛聽重金屬音樂，這一點都不令人意外，歌詞中充滿仇恨和絕望的音樂，可能會慫恿仍在發育的青少年追求同樣的心境。孩子們聽的音樂可能會害了他們，所以早點培養他們愛上古典音樂吧！

　　音樂對孩子的影響力從非常早期就開始了，湯馬士・凡尼（Thomas Verny）博士在他的著作《準父母胎教經典》一書中，以科學實驗為證，說明胎兒不論是在懷孕初期還是後期，都比較喜歡聽莫札特和韋瓦第這兩位作曲家的音樂。他發現，聽他們的音樂會使胎兒心跳穩定，踢的次數減

少，但播其他種類的音樂時，特別是搖滾樂，會讓大部分的胎兒「抓狂起來」，會「踢得一塌糊塗」來迎合媽媽。

古典音樂和其他優美柔和的音樂可以給予大腦正面的刺激。

處方五
學習演奏樂器可以強化閱讀力

加州大學爾灣分校的法蘭西絲・羅傑博士和葛登・蕭歐博士所進行的一項後續研究，讓三十四位學齡前兒童接受鋼琴鍵盤的訓練，六個月後，所有的小朋友都能彈奏一些莫札特和貝多芬的基本旋律。和其他接受電腦或是其他類型訓練的學齡前兒童比起來，他們在視覺空間能力的提升高達三十六％。

> 跳舞可以改變人的情緒，這個正面經驗可以維持一天、一週或更久。

坎貝爾引用下列的研究報告：一九九六年時美國大學入學考試委員會的報告指出，有樂器演奏經驗的學生，其SAT語文部分的成績，比全國平均高五十一分，數學部分則是高出三十九分。在一項針對約七千五百名大學生所作的研究中，音樂系的學生在閱讀方面的成績是全校各科系中最好的。因此不論幾歲，學習演奏樂器都能有助於顳葉神經元的發展與活絡，這麼一來，顳葉整體的功能很有可能都可以得到改善。

處方六
跟著節奏擺動

顳葉與節奏的處理及產生有關，所以唱誦、跳舞等帶有節奏性的活動都具有治療的效果。許多美國人對節奏的概念一無所知，也不知道節奏對治療及健康的重要性。

在東方以及西方的宗教中，唱誦常被用來作為抱持專心並且打開心靈的一種方法，它有一種特別的節奏，能引導人進入一種彷彿精神恍惚的狀態，帶來平靜、安詳，開啟心靈接受新的經驗與學習。

即使是像我這樣笨手笨腳的人，跳舞和動動身體還是非常有益於健康的。當我還在醫院當精神科醫師時，那裡的病患每週參加三到四次的舞蹈治療。我發現舞蹈治療過後，我的病患在心理治療時常常會比較放得開，比較有洞察力。就像唱歌與音樂一樣，跳舞可以改變人的情緒，並且提供正面的經驗，這個經驗可以維持一天、一週或者更久。

找機會跟著節奏行動吧！

處方七
要睡飽

現今的研究強調睡眠的重要性，最近的一份SPECT研究顯示，每晚睡眠少於六小時的人的顳葉灌流明顯減少，睡眠不足也與情緒不穩、認知能力降低、常感到一片茫然相關——這些全都是顳葉問題。我在位於莫哈維沙漠的美國陸軍歐文堡國家訓練中心擔任精神科主治醫生時，我曾治療過好幾個因軍事演習而失眠嚴重的人，他們通常出現的症狀有認知受損、偏執以及幻覺。

睡眠對大腦運作良好是必須的，對顳葉功能來說尤其不可或缺。請務必每晚睡足六到八個小時。

處方八
避免咖啡因和尼古丁

根據我們自己以及其他腦科研究人員的經驗，咖啡因和尼古丁都是強力的血管收縮劑，會減少通往腦部的血液，尤其是流向顳葉的血流。避免攝取這些物質，或者至少要減少你現在的攝取量，你會感到比較有精神，整體上也變得比較專注。

雖然咖啡因和尼古丁對於短期專注的效果不錯，但長期下來會變得更糟糕。因咖啡因和尼古丁所造成的腦部活動降低，會讓人要攝取更多才會有同樣的效果，最後只會變成給自己找麻煩。

處方九
吃得營養：注意糖分的攝取量

補充營養對於顳葉的問題很有幫助。許多有攻擊行為問題的人在攝取大量糖分後變得更糟糕，如果攻擊問題並未伴隨出現憂鬱或是強迫的念頭（比較像瞬間爆發或是壞脾氣的攻擊性）的話，那麼高蛋白／低單一碳水化合物的飲食可能會很有幫助。如果攻擊問題還帶有出現沉思、喜怒無常和憂鬱問題的話，那麼等量碳水化合物和蛋白質的均衡飲食，可能才是最好的。

處方十
試試腦波生物反饋

根據SPECT檢查的結果，我們診所經常使用腦波生物反饋來強化顳葉的功能，當我們從SPECT檢查發現腦中過度活躍，或是活動不足的部位時，我們會在異常的地方放置電極來測量活動，並在異常處培養出較健康的腦波節奏。

這對腦部受傷的病患可能會很有幫助，有一位女性因頭部遭到撞擊，在意外發生後出現記憶力不佳、易怒、閱讀障礙的問題，她的認知狀態使得她返回工作崗位後，導致更嚴重的憂鬱問題。SPECT檢查顯示她左顳葉的活動降低。經過二十五次針對左顳葉的腦波生物反饋治療，她的記憶力明顯改善，較不容易動怒，而且又能再次享受閱讀的樂趣了；她的情緒也有了改善，而且能回去上班了。

處方十一
藥物治療

顳葉異常可能會造成很嚴重的問題，包括癲癇發作、視覺改變、異常感官體驗以及嚴重的行為改變。藥物對治療顳葉功能失調通常都非常有

效，Depakote（成分：divalproex）、鎮頑癲（成分：gabapentin）、樂命達（成分：lamotrigine）還有癲通（成分：卡巴馬平）都是抗癲癇藥物，對於穩定顳葉異常活動很有幫助；這些藥物證實對許多類型的「精神問題」很有幫助，像是攻擊行為、難治型憂鬱症、躁鬱症、偏頭痛、疼痛症候群，甚至學習障礙。傳統的抗癲癇藥物癲能停Dilantin證實對於某些顳葉異常的病患也非常有幫助。

如果你懷疑自己的顳葉有問題的話，請神經內科醫生，或是神經精神科醫生幫你做個檢查。

Part 2

遠離大腦污染源,跨越人生黑暗期

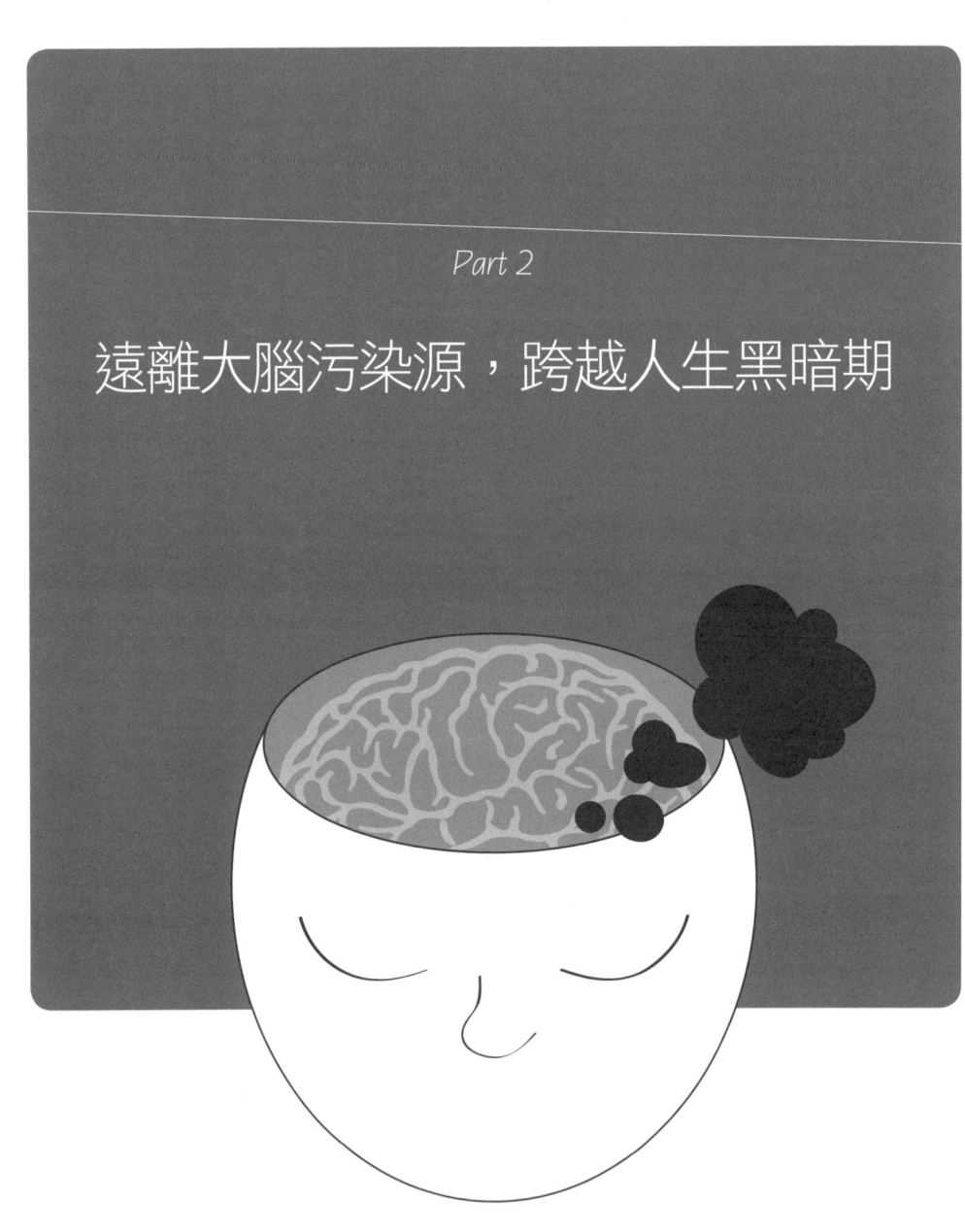

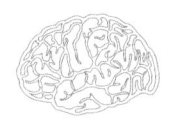

Chapter 7

恐怖行為背後的暗黑大腦
－暴力、自盡、跟蹤狂－

追星族為愛走天涯，深陷在強烈的占有慾中；
沒有憂鬱或精神病，卻老是抓狂想砍人；
僅僅八歲的小男孩，卻有二次自殺未遂的記錄……

我不是故意要變壞，
只是大腦讓一切都變得不對勁了！

> **Point**
>
> **暴力或是攻擊性病患的大腦問題**
> ◎前額葉皮質活動減退（思考有困難）
> ◎扣帶活動增加（腦筋打結）
> ◎左顳葉的局部活動增加或減少（脾氣差）
> ◎基底核和／或邊緣系統的局部活動增加（焦慮及喜怒無常）

　　暴力是一種複雜的人類行為，長久以來人們對於引發暴力的原因究竟是心理、社會還是生物因素，一直爭論不休，近期的研究指出，暴力事實上是這三種因素的綜合結果。

　　因為缺乏明確的生物性研究來評估暴力行為，臨床醫師得依靠家族病史來找尋遺傳因素；除此之外，也以是否還有頭部創傷、癲癇或藥物濫用的病史來評估可能的病因。

　　缺乏明確的生物性診斷工具來評估暴力的原因之一，可能是科學文獻中所記載的發現相當分歧。腦電波儀的研究結果不確切又相互矛盾；神經傳導物質的異常，種類有很多種，包括正腎上腺素、多巴胺、血清素、乙醯膽鹼和氨基丁酸（GABA）的障礙；**許多與暴力有關的神經解剖位置包括有邊緣系統、顳葉、額葉，以及前額葉皮質。**

暴力的腦袋

　　我們的SPECT檢查，為有暴力傾向或有攻擊性的病患提供了一扇有效的窗，並且幫助整合意見分歧的生物性發現。我曾經研究過數百名有暴力或攻擊性的兒童、青少年和成年人，並將他們與正常人比較，結果發現，暴力的病患腦部與非暴力的人的腦部明顯不同。我發現暴力與非暴力在臨床上與統計學上，重大的差異主要有三個：前額葉皮質活動減退、扣帶活動增加，以及左顳葉的活動增加或減少。其他值得注意的發現還包括左基底核以及邊緣系統左邊有局部活動增加的情形。

無法控制的攻擊性

保羅,二十八歲的園丁,因為工作上的問題求助醫師。他愈來愈不滿他的老闆,保羅說他的老闆因他是拉丁裔而對他有偏見。他時常想殺死老闆,要不是想到老婆跟小女兒,需要這分工作養家,他早就下手了,可是他腦海中的怒氣始終揮之不去。

他說他從小就常會情緒爆發,甚至猜想有天自己可能會站在高樓上往下開槍殺人。他形容自己的脾氣非常差,尤其是開車時。七歲時,他曾騎著腳踏車全速撞到磚牆,而且還昏迷了好幾分鐘。

保羅沒有罹患精神病或明顯憂鬱症的跡象,雖然他也有過短暫的茫然感、無緣無故感到恐懼、似曾相識的感覺,但他的EEG腦電波圖卻是在正常值之內;我們後來安排他做SPECT檢查,評估是否有潛在的腦部異常造成他的行為問題。

保羅受攻擊性影響的腦部

3D底部活動視圖　　　　　　　　3D側面活動視圖

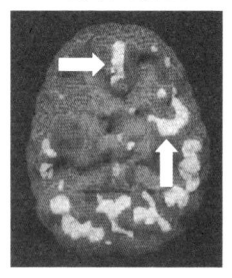 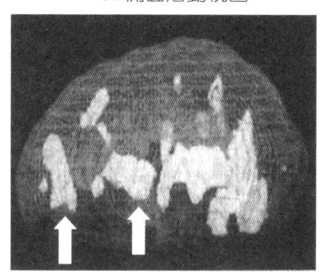

注意左顳葉及扣帶活動明顯增加(箭頭處)。

保羅的SPECT檢查結果顯示他的腦部有顯著異常,檢查發現,平靜時正常的前額葉皮質會在他試圖專心時惡化(衝動問題),在左顳葉深處也有出現活動增加的情形(易怒),扣帶迴也有活動增加(腦筋打結)。

根據SPECT腦部檢查所提供的臨床照片與資訊,我們讓保羅服用抗癲癇藥物癲通和百憂解好幾個禮拜。六個星期後,他表示他感覺到自我控制

和保持心平氣和方面改善許多,而且茫然、似曾相識、恐懼的感覺都消失了;他發飆的次數減少,並且能去新公司上班了。

曾因暴力而吃過牢飯的史蒂文

史蒂文,三十九歲的電臺工程師,因為有自殺的念頭而住院治療。他最近剛結束八年的婚姻,還沒離婚時,雙方都曾對彼此暴力相向過,他還為此吃過牢飯。

史蒂文也主訴到自己脾氣很糟糕,他發現自己常常在路上對其他的駕駛大呼小叫,而且工作上稍有不順心就會很不高興。入院時,他憂鬱、淚眼汪汪、失眠且注意力不足;他表示有短暫的茫然感,一點小事就要大發雷霆的感覺,而且常常看到眼角旁有陰影。

史蒂文的EEG腦電波圖是在正常值之內,但他的SPECT檢查顯示他的左顳葉深處及扣帶迴活動明顯增加。

根據SPECT腦部檢查所提供的臨床照片與資訊,我們決定讓史蒂文在服用抗憂鬱劑之外,同時服用抗痙攣藥物。我讓他服用治療劑量的癲通和百憂解,雖然他一直對失婚感到難過,但他現在情緒更穩定,比較能自我控制,也不再想輕生了;他還說他真希望早幾年知道他的顳葉功能異常,或許他的婚姻就不是這樣的結局。

史蒂文受攻擊性影響的腦部

3D底部活動視圖　　　　　　　3D側面活動視圖

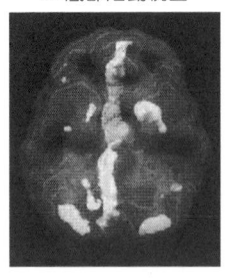 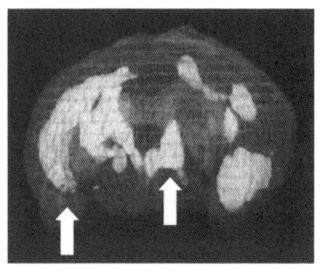

注意左顳葉及扣帶活動明顯增加(箭頭處)。

馬克受攻擊性影響的腦部

3D底部表面圖

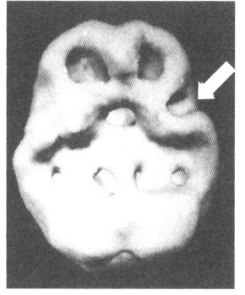

注意左顳葉活動明顯降低（箭頭處）。

戒毒後更暴力的馬克

馬克，三十四歲的上班族，因為中途退出一個為精神失常者而開的毒品治療課程，而被輔導員轉到我們這裡。

馬克是試圖戒除長達十年的安非他命毒癮，而自願參加戒毒課程的，馬克最初有由安非他命引發的精神病，在四個月不碰任何毒品後，他的偏執和攻擊行為變得更嚴重了；他有三次氣沖沖地離開我的辦公室，一邊走一邊罵；他開始出現危險行為，除了誇張的想法外，還透露著殺人以及自殺的念頭，這樣的情節在過去已經上演了好幾次。

馬克不肯吃藥，懷疑我想控制或毒害他；在家人多次鼓勵之後，他終於同意接受SPECT檢查。第一次來做SPECT檢查時，馬克把手臂上的靜脈注射針頭拔掉，從診所裡逃跑出去；一個小時後他打電話咒罵我，說我想毒死他。我打電話給他媽媽，請她安撫他並陪伴他做完檢查，他的腦部SPECT檢查結果顯示左顳葉活動明顯降低。

根據SPECT腦部檢查所提供的臨床照片與資訊，馬克開始服用治療劑量的癲通。十天內，他感到比較穩定也比較不那麼偏執；一個月內，他就恢復正常工作，而且覺得比較能控制自己的脾氣，比他吸毒之前還更好。他

知道顳葉功能異常後感到鬆了一口氣，覺得這解釋了之前的許多問題，他繼續服用藥物沒有間斷。

老是惹麻煩的孩子有救了！

彼得是個十二歲的男孩，有對立行為、情緒爆發、好動、注意力短暫、衝動的情形，是學校的頭痛人物，常說謊，而且有攻擊行為。六歲的時候，他曾因為過動的狀況服用利他能，但這卻讓他更糟糕，因而停止服用；他在八歲時因為攻擊問題而住進精神病醫院，在那兒他被診斷出憂鬱症並開始服用抗憂鬱劑，但效果不彰；十二歲時，他已經在納帕谷的一位精神科醫生那裡看了好幾年的心理治療，他的父母也有參與療程。

那位精神科醫生常指責彼得的媽媽，說她就是彼得最大的問題，醫生說，如果她能接受心理治療、面對她童年時的問題，彼得的問題就會改善許多。後來彼得的行為日益惡化，嚴重到在家常有攻擊及失控的舉止──他因為拿刀攻擊同學又再度住院治療。

彼得住院那天是週末，我留在醫院值班，為了跟小孩子打成一片，我有時候會跟他們一起踢足球。彼得在我的隊上，每場他都想作弊，我們防守的時候，他會把球往後面移動好幾尺，然後轉過頭來看我，好像想看我會不會生氣，我沒打算玩他的小把戲，但我覺得該是幫彼得做SPECT腦部檢查，好了解他為什麼那麼愛惹麻煩的時候了。

彼得的SPECT檢查結果為異常，左顳葉活動明顯過低，而且當他試著專心時，前額葉皮質活動就停止。我讓他服用治療劑量的癲通，三個星期之內，他完全變了一個人似的──他比較守規矩，跟其他小朋友的相處變得比較好，也不太找醫院工作人員的麻煩了。他出院的那個週末，我又值班，就像一個月前一樣，我把小朋友聚在一起踢足球；彼得在我的隊上，每場他都認真跟我討論該怎麼踢，再也沒有找麻煩的動作，展現的是社會適應良好的行為。

> 有暴力傾向的人，他們的念頭常會「卡在」不公平的事上（不論是真實的還是想像的），然後愈想愈不能釋懷，最後終至爆發。

彼得出院後，他媽媽不再看起來是導致彼得有問題的原因了，雖然彼得的情緒較穩定，但他仍有注意力缺陷症的症狀，沒法專心地把書唸完。知道他的前額葉皮質會打瞌睡，除了癲通外，我還加開了Cylert（一種大腦興奮劑），使他在學校的表現大為改善。出院八年後，彼得情況穩定，在家在學校都表現得很好；彼得十六歲時，我到他的學校對教職員演講，他在停車場看到我後跑了過來，還給了我一個大擁抱（在他朋友面前）！

針對暴力的病患所做的SPECT腦部分析結果顯示，暴力與腦部表面幾個特定區塊，尤其是左腦有關。將這些發現綜合歸納起來顯示**暴力是一種複雜的過程，受到腦部好幾個不同區塊所影響。**

在有認知困難的病患，如精神分裂或重度憂鬱症者身上，常常會發現前額葉皮質活動降低的情形，前額葉皮質與專心、控制衝動、嚴謹的思考有關，攻擊性強的人常常會誤會狀況，而以衝動的方式做出反應。

腦筋轉不過來「卡在」某些想法或是行為的人，常被發現有扣帶活動增加的情形，攻擊性強的人常會「卡在」真實的或想像的不公平，然後**翻來覆去一直想。**

舉例來說，好幾個病歷都是在開車時發飆，他們表示，如果有人不經意地超車，他們會一直反覆想，非得做些事像按喇叭、比手勢甚至追逐其他車，才能釋懷不再想。研究報告指出，提高腦內血清素的藥物（像是百憂解或安納福寧），可以讓扣帶活動正常。

有焦慮症或恐慌症的病患，常有基底核活動增加的情形，**攻擊性強的人，平時緊張或焦慮程度一般，但他們脾氣要爆發前會變得更焦慮。**

邊緣系統異常與攻擊性有關，有些研究人員相信，攻擊性強的人會有邊緣癲癇發作，不斷地有研究發現，當位於顳葉深處，常被認為是邊緣系統一部分的杏仁核（amygdala）受到刺激時，人會變得比較激動且攻擊性強。邊緣系統常被稱為腦內設定情緒的部位，這個部位有異常活動時，可能導致嚴重的喜怒無常。

攻擊性與顳葉異常的關聯性，在許多研究中都被描述過，這些可能也是我們研究工作上最驚人的發現。一些藥物如鎮頑癲、癲通還有Depakote經證實，都有助於降低腦部顳葉的異常活動。

根據我在SPECT腦部造影的經驗，左腦異常的病患易怒而且攻擊性強；右腦異常者則沉默寡言、不擅交際、膽小、沒什麼攻擊性。

我在一個虔誠的天主教家庭中長大，我受的教育讓我相信，只要正正當當做人並努力工作，這樣就會成功；我相信那些有藥癮、殺人、虐童甚至會自殺的人，都是品格出了問題，但在經手過大約五千件的SPECT腦部檢查後，我的想法完全不一樣了。我現在相信，**當行為脫序時，評估腦部狀況是不可缺少的，腦這個器官影響著我們的行為、思想和感覺**。這些病例中還有許許多多類似的例子促使我繼續研究行為異常者的腦部，我們需要的是更多的認識和理解，少一些批判。

我想到那些在收容所、矯正機構、少年感化院，或是因為家人受不了他們只好離家出走的兒童和青少年時，真的很想哭，我知道他們有很多是腦部有問題，但從未接受過適當的評估診斷；或許他們看過輔導人員或內科醫生，但他們告訴父母，孩子會這樣是因為他們想這麼做。現今這種態度依然普遍，再怎麼努力，彼得的行為都不是努力可以改變的。以下有個腦部問題對一個家庭影響至深的例子：

> 左腦異常的病患易怒而且攻擊性強；右腦異常者則沉默寡言、不擅交際、膽小、沒什麼攻擊性。

老爸、小子都有問題

當警察到學校要找菲利浦問話時，九歲的他嚇壞了。老師注意到他手臂和腿上有淤青，於是打電話給兒福機構。菲利浦不知道該說實話──說爸爸丹尼斯揍他，還是說他不小心從樓梯上摔下來什麼的。菲利浦不想害自己的爸爸惹上麻煩，而且他認為自己挨打是應有的懲罰，因為他爸爸叫他整理房間叫了十次了，但他不知道為什麼，就是沒有去做。菲利浦和爸爸經常吵架，但外人根本看不出端倪；菲利浦決定說出實情，希望這樣做可以幫助家人得到幫助。

菲利浦的家人真的得到了協助，法院下令要求他的家人接受心理諮詢，他爸爸還要接受精神評估，結果發現他在不同的場合有衝動和發脾氣的情形，他是在六年前的一場車禍頭部受傷後，才開始有攻擊性的問題，

他的太太說菲利浦剛出生時，他是個慈祥、有耐心又仔細的好爸爸，但車禍發生後變得易怒、冷漠、愛生氣。

在家庭諮商時，菲利浦很難搞——坐不住、過動、衝動、又挑釁，他完全不理會爸爸媽媽叫他停下來、安靜坐好的要求。我發現，菲利浦和爸爸互動的方式才是問題所在，單靠心理諮詢不會有什麼效果。我相信一定有生理性的「腦部問題」，造成他倆的不良互動。為了更進一步了解這家子的生物性問題，我安排菲利浦和他爸爸做SPECT腦部檢查。

檢查顯示爸爸的左顳葉上有一個區塊活動增加，可能是車禍導致的結果。菲利浦則是在他試著專心時，腦部前面的部分活動會減少，前面提過，患有注意力缺陷症的兒童常出現這種症狀，而且衝動、過度活潑。

在了解家庭病史、觀察家人間互動，以及看過SPECT檢查報告後，我認為這對父子的問題很明顯是生物性的，我讓兩人都服藥，爸爸服用抗癲癇藥來緩和他的左顳葉，菲利浦則服用興奮劑增加腦部前面部分的活動。

一旦針對生物性的問題對症下藥了，心理治療才能對這一家人發揮效益，開始修補傷害帶來的傷痛。諮商時，菲利浦比較溫和也更專心了，他爸爸也比較能以建設性的方式來處理菲利浦的難搞行為。

每個虐童事件都是嚴重的悲劇，如果是潛藏的腦部問題導致虐待，卻不為人所重視時，悲劇只會變得更糟。

▌讓人走上絕路的大腦

自殺是美國第八大死因，一個人覺得已經別無選擇時，往往會嘗試自殺。自殺會讓留下來的父母、配偶還有孩子感到被遺棄、愧疚且憂鬱。

SPECT腦部檢查對於了解自殺行為很有幫助，我曾掃描過數百位**自殺未遂者的腦部**，他們時常都具有上面所提到的暴力腦部狀態，大多數的病患扣帶活動增加（困在負面思考的傾向）、顳葉活動增加或減退，大多都是在左邊（容易發脾氣或易怒），以及專心時前額葉皮質活動減少（衝動而且判斷力差）。

大多數自殺的念頭都很短暫，但如果困在負面思考中的某個人脾氣很差而且又很衝動的話，那就要小心了！這裡有幾個例子：

十歲以下的孩子也一再自殺？

丹尼被媽媽帶來診所看我時才八歲，但他已經有過兩次自殺記錄。丹尼的兩次輕生，一次是從在高速公路上行駛中的車輛上跳下來，一次是在脖子上套繩子，然後綁在衣櫃的橫桿上要上吊，兩次都被媽媽制止；她說丹尼老是想尋死，他常抱怨他痛恨自己的生活，希望早點解脫。三歲時丹尼曾從時速四十八公里的車子上摔下來，造成頭部受傷，還短暫昏迷了一會兒，接下來的一年，他就從一個開心活潑的小孩變成一個乖戾、消極、不開心的孩子，動不動就大發脾氣。當丹尼的父母說他有時呆滯、心不在焉時，一位神經科醫師幫丹尼做了EEG腦電波檢查，但結果正常。

為徹底檢查，我幫他安排做SPECT腦部檢查，以了解為什麼這麼小的小孩會有自殺行為（十歲以下想自殺很不尋常）。丹尼的SPECT檢查結果顯示，他的顳葉深處和扣帶迴明顯活動增加，專心時前額葉皮質活動會減少，難怪丹尼有這麼多麻煩事。對於有憂鬱或自殺傾向的小孩，傳統上都是以遊戲治療和心理治療作為第一線的治療方法，考慮這個病例情況嚴重，所以我讓丹尼服用Depakote，一種抗癲癇藥物，以緩和他異常的顳葉活動。三個星期後，我加了樂復得來改善他的強迫念頭；六個星期之內，他不憤怒了，自殺的念頭也消失，而且還能以較正面的方式與家人互動。丹尼還持續好幾個月每週兩次看心理治療，三年後他還是維持服用低劑量的藥物，再也沒有自殺的念頭。

少女輕生是有原因的！

十六歲的瑪麗因一再試圖自殺而入院治療，這是她第五次住進精神科病房，而且將要被轉到長期療養的機構去。瑪麗對特殊性癖也有強迫念

頭,每天一定要洗澡八到十次,而且一天要換很多次衣服,她媽媽一天到晚衣服洗不完。入院的那天,她用碎玻璃割腕自殺。她的叔叔因為攻擊行為而坐牢多次,爺爺則是個酒鬼。

瑪麗的SPECT檢查顯示,她的扣帶活動明顯增加,基底核和邊緣系統的左側也有同樣狀況,這樣的情形蔓延到左顳葉深處,難怪她這麼痛苦!過去她曾服用百憂解,但卻讓她的攻擊性變得更強。根據她的症狀及SPECT檢查的結果,我讓她服用Depakote和安納福寧(抗強迫抗憂鬱藥物),服藥後的那個月,瑪麗變得較放鬆,也能談論自己的強迫意念。自殺念頭消失讓她能回家,不用去長期療養機構了。她持續接受心理治療好幾年,再也沒有鬧自殺。八個月後我們又幫她做了SPECT檢查,好確認現在的作法是否正確;之前腦裡頭過度活動的部位八〇%都降下來了。

生活幸福美滿卻兩度自殺

倫道在來找我之前曾兩度嚴重自殺未遂而住院治療過。他是一家電腦軟體公司的執行長,表面上什麼都不缺,有美麗的妻子、三個小孩,還有成功的事業,但內心深處卻痛苦不已。他在家裡常為了雞毛蒜皮的小事大發雷霆、酒喝很多、別的男人往妻子這邊的方向看,他就要抓狂。他在開始不斷地有自殺的念頭時來到我這邊。倫道的父親在他十七歲時自殺(自殺常是一種示範行為),他父親被診斷出有躁鬱症;倫道有個叔叔是酒鬼,有個姑姑因憂鬱症而接受治療,還有一個姪兒正在服用利他能治療注意力缺陷症。在封閉式問答時,倫道說他即使不喝酒「人生也是黑白的」,也抱怨看到黑影而且常感到茫然。

我安排倫道做SPECT腦部檢查,以了解他大腦的形態,結果顯示左顳葉異常、扣帶活動增加、試著專心時前額葉皮質活動會減少。這些發現與脾氣差、強迫念頭和衝動的症狀一致,這些症狀常造成對自己或對他人的攻擊行為;倫道對合併服用癲通和百憂解的治療法反應非常良好。

跟蹤狂的腦子

在我執業經驗裡,我曾經調查過四位因跟蹤而被逮捕的人,他們都有暴力的腦部形態,包括左顳葉異常、扣帶活動明顯增加,以及試著專心時前額葉皮質活動會減少。這些人的腦筋會卡在負面想法上,像是「我一定要得到她」,而且沒法子不去想。四個人中有三個人在服用藥物後戒除了強迫的意念,第四個人則進了監獄。雪莉兒是治療成功的例子:

可怕的「私生粉」雪莉兒

二十八歲的雪莉兒在看過某一個電視專訪後,就迷上一位職棒選手。她開始去看在本地舉行的每一場球賽,每個禮拜都寫信給他,無時無刻都想著他;她白天在銀行擔任重要的工作,但晚上和週末時,她把所有的心思都花在這位名人身上。當她等不到任何回信時,便開始試著用電話或直接見面的方式聯絡對方;等這招也無效時,她的信就變了調,從充滿愛慕轉為憤怒,然後還隱約帶有威脅性。在她寄了一封非常不懷好意的信之後,球隊向警方報案,警察警告她不得再試圖接近該球員。

她哥哥彼得正好因強迫症在我這邊接受治療,他對百憂解搭配心理治療的方法反應良好;當他知道他妹妹出了事之後,他堅持要她來找我,她很不情願地來了。她也被自己的行為嚇到了,她以前從來沒跟警察打過交道,「我就是沒有辦法不去想他。」那個「他」指的就是那個球員;長久以來,雪莉兒一直很難把某些特定想法從腦海中抹去。青少年時,雪莉兒曾有厭食的毛病;成年後談了幾場戀愛,她的男友抱怨她太愛煩惱、太愛嫉妒了。為徹底檢查,我安排她做SPECT腦部檢查,結果顯示她的扣帶明顯活動過度,左顳葉異常,且前額葉皮質活動減少。雪莉兒對抗抑鬱劑(百憂解)和抗痙攣藥物(Depakote)並搭配心理治療的治療法反應良好,她說藥物讓她變得比較有彈性,不會卡在重複的念頭上。

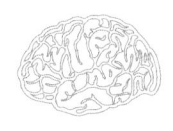

Chapter 8

乾皺坑洞的中毒大腦

－毒品、酒精侵蝕你的腦－

你的腦長成什麼樣子？
如果你長期吸食毒品或酗酒的話，
你絕對不會想看的！

羅伯特，三十九歲，來找我看病，因為他覺得自己有注意力缺陷症，他健忘、雜亂無章、衝動，而且注意力短暫，但是他在求學時並沒有這些問題，這些問題是在他成年後逐漸出現的；值得注意的是，他還吸食海洛因二十年，並且多次接受治療。我很難形容當我第一次看到他的SPECT檢查結果時心中的感覺，這個人年紀跟我差不多大，但因為吸食毒品而使得腦部的功能形態比實際年齡老了五十多歲，看起來像痴呆的狀態。

　　當我給羅伯特看他的報告時，他嚇壞了；過去他嘗試戒掉海洛因很多次，但這一次他接受治療，並且成功戒了。他後來告訴我：「不是海洛因就是腦袋，我不要再讓毒品侵蝕我的腦袋瓜了。」

▋乾皺的大腦──扇貝作用

　　研究員一而再、再而三地發現毒品和酒精會對腦部造成嚴重的傷害，我常把羅伯特和其他類似情況的檢查結果，拿給來我診所的青少年和在全國巡迴演講遇到的年輕人看。我發現這些照片比宣導拒絕毒品的荷包蛋照片有效多了（譯註：那個宣導拒絕毒品的廣告就是一個人對著鏡頭說：「如果你吸毒，你的腦就會看起來像這樣」，接著就在一個燒熱的平底鍋上打一顆蛋）。

羅伯特受海洛因影響的照片

3D俯視表面圖　　　　　　　　　3D正面表面圖

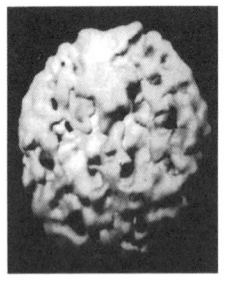 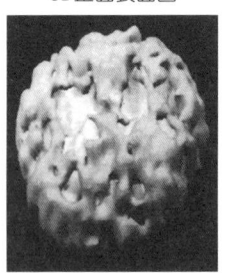

注意，整個腦部都可以看到坑洞。　　　　注意整個腦部表面的活動都明顯減少。

　　研究毒品與酒精對腦部的影響，成為我工作中最有意義也最有趣的部

分。年少時我就覺得毒品和酒精有害健康，在十六歲時喝了一打的啤酒和半瓶香檳而病了三天之後，我就更堅信不移了；之後，我很幸運都離毒品和酒精遠遠的。在工作上接觸許多案例後，就更別想我會去碰大麻、海洛因、古柯鹼、安非他命（一種毒品，也被稱為精神興奮藥。這種藥物被用來治療注意力缺陷症，治療劑量內的這種藥物對治療很有幫助，也不會對大腦造成傷害。吸毒者的劑量通常是醫生所開的劑量十到五十倍，高劑量時這些藥物既危險又容易讓人上癮）、迷幻藥、天使丸、吸入劑，或是喝兩杯以上的葡萄酒或啤酒──這些東西會破壞腦部的形態，而且就你已了解，沒了腦，你就不再是原來的你了。

在這一章中，我會介紹一些經由SPECT所了解到的有關毒品或酗酒的資訊，以及我如何運用這些資訊來幫助我的病患；在下一章裡頭，我會探討毒品、暴力和大腦之間的關係。

有關毒品和酒精對腦部造成的病理作用的科學文獻數量並不少，最常見的就是發現吸毒和酗酒者的腦部掃描呈現中毒的樣子。整體來說，他們的腦看起來活動力較差、比較乾皺也比較不健康。**吸毒者的腦部常出現「扇貝作用」，正常的腦部形態可看到整個皮質表面是平滑的狀態，有扇貝作用的大腦表面是呈波浪形，起伏不平像海平面一樣。**我曾經在曝露於有毒氣體或是缺氧的病患身上看到一樣的扇貝形態。

▎讓人興奮的古柯鹼與安非他命

古柯鹼與安非他命可以快速地被基底核的多巴胺系統吸收，造成短期的腦部活化；長時間下來，安非他命和古柯鹼吸食者的左半腦和右半腦都會出現多重性灌注缺損。從SPECT的影像上看來，腦部表面的情況看起來就像是小型中風。

吸毒的副作用看起來不但嚴重而且影響長遠：一份研究古柯鹼吸食者的大腦血流形態，以及認知功能的報告發現，參加的病患們至少戒毒六個月了，但所有人的額葉和顳葉─頂葉的區域都明顯呈現活動低落，注意力、專注力、學習新事物、視覺、口語記憶、產生語義，以及視覺動作統

整上都有缺陷；這份研究顯示，某些長期吸食古柯鹼的病患可能會有腦部長期血流不足，並且對智力造成永久性的傷害。另一份研究報告指出，快克（Crack，一種由高純度古柯鹼所製成的藥丸）吸食者的大腦血液流量比正常人低二十三％，同時還有抽菸的快克吸食者，更是比正常人低了四十二％，抽菸讓每件事都變得更糟糕。

想靠吸食安非他命提升專注力的傑夫

傑夫，三十六歲，因為他吸食安非他命的問題很嚴重而來找我，兒童福利機構已經把他三個年幼的孩子帶走，交由祖父母照顧。

傑夫在當地一家倉庫上班，但他快要被炒魷魚了，因為長期遲到而且表現不穩定；是傑夫的爸爸媽媽打電話給兒童福利機構，因為他們擔心孩子的安危。傑夫的太太也吸毒，幾年前就離家出走了，現在不知道人在哪裡。傑夫的父母試圖幫助傑夫，但他拒絕了，不承認有什麼問題。最初，他被法院強制帶來亞曼診所時，他一概不承認，千錯萬錯都是別人的錯，他說他只有吸一點點，搞不懂大家在生什麼氣。

為了讓他不再否認，我安排他做SPECT檢查，結果顯示他的腦部表面都是坑洞，當我讓傑夫看電腦螢幕的圖像時，他的嘴巴張得好大，差不多有三分鐘說不出話來。「別再說沒有了，」我說，「你的大腦因為毒品嚴重受損，再這樣下去，你就沒什麼路可走了，到時候就沒有腦袋瓜幫你想好主意了。」

> 長期吸食快克的人，大腦血液的流量會比一般人低23％。

翻開傑夫的病歷，很顯然除了毒品之外，他還有潛在的注意力缺陷症。他童年時就有過動、坐不住、衝動，以及注意力短暫的問題。他智商很高，但卻很勉強才念完高中，他曾經服用利他能治療過一陣子，但是他的父母對於兒子「吃藥」一事感到不妥。成年後他開始吸食安非他命，覺得安非他命可以幫助他變專注、精神變得比較好、工作上的表現也更好。

傑夫受安非他命影響的腦部

3D俯視表面視圖

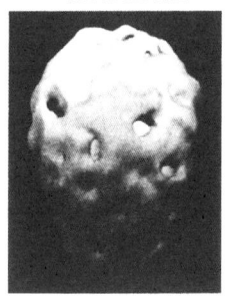

注意腦部表面有許多坑洞。

其實,他用的藥是正確的藥物——腦部興奮劑,問題在於不知道如何使用藥物來治療他的困擾,他一天的安非他命劑量大概是五百毫克——這可是正常治療劑量的十至二十倍!不只如此,那些毒品是在某個人的車庫裡製成的,而且還混了其他有毒化學物品。

我知道要真正幫助他,除了讓他參加戒毒課程之外,我還得治療他腦子裡的問題才行。我告訴他:「我幫你處理藥的問題,這方面我比你厲害多了,而且我的藥不會對你造成傷害。」我讓他服用低劑量的Adderall,一種安非他命鹽的混合物,能慢慢地在體內釋出,處方箋的劑量非常少,上癮的機率非常低。我每個禮拜都會跟他會面一次,確保他會每日參加戒毒課程,大概持續一年的藥物節制並配合醫師治療後,傑夫終於可以把孩子接回家團聚了。

馬克買古柯鹼買到缺錢

馬克,二十四歲,狀況跟傑夫不太一樣,他吸食古柯鹼兩年後,因為下定決心要戒毒而來到我的診所,他告訴我:「我剛開始吸食古柯鹼時,我覺得它讓我跟別人在一起時比較自在——我一直都是在人群中會害羞、感到不自在的那種人,自從碰了古柯鹼後,我覺得自己變得比較有自信,跟別人相處時不再那麼焦慮或不安,但我愈是吸食,就想要更多,我不要再

馬克受古柯鹼影響的腦部

3D俯視表面視圖

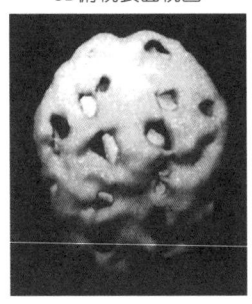

注意整個腦部表面上許多坑洞的情形。

這樣了。」馬克把賺的錢都花在買古柯鹼上,他的父母因他老是沒錢而常唸他,馬克其實有分正職,但還是沒錢。

為徹底了解情況,我安排馬克做SPECT檢查,結果顯示他基底核的左右兩邊都有活動增加的情形(顯示他有焦慮的狀況),而且整個腦部表面都是坑洞(他許多區塊的腦部活動都減少)。馬克看到掃描的片子時非常沮喪,他脫口說出的第一句話是:「如果我戒了,腦袋可以變好嗎?」我告訴他很可能會改善,但沒人可以保證,不過有件事是肯定的:如果他再這樣繼續下去,事情會變得更糟糕。

人們常常問我,戒毒後他們的腦部會變怎樣,我都回答:「看情況,看你吸哪種毒、吸多久、吸食的毒品裡頭的其他有毒物質是什麼,還有你的大腦是否敏感。」有些人對毒品的作用非常敏感,而且沒多久就有明顯的損害;有些人對毒品則較有抵抗力,吸食一段長時間也沒出什麼大問題,但誰知道呢?我覺得知道了還去冒這種風險是很愚蠢的!

我讓馬克接受戒毒課程,並幫他進行個別心理治療,還教他其他法子使自己在社交場合保持鎮定(利用生物回饋法和ANT治療法)。後來馬克告訴我,看到自己腦部的樣子是阻止自己吸食古柯鹼最有威力的嚇阻,他跟我說:「你可以講一整天古柯鹼對我哪裡不好,但吸食古柯鹼的感覺就是讚,可是看到腦袋上都是洞就不是這麼回事了。」根據我的經驗,讓病患看看自己被毒品荼毒的腦部,是讓吸毒者最快戒除的有效辦法。

令人性情大變的酒精

　　酗酒也會造成大腦血液流量異常，少量的酒精雖然可以幫助活化大腦，但是過量則會引起大腦內的血管收縮，並讓大腦整體的活動減少；長期酗酒會造成大腦血液流量減少和新陳代謝變差，尤其是在腦部額葉和顳葉的部分。

　　一份幫十七名健康的自願者、五十名酗酒但無重大生理或心理疾病的人士，進行SPECT檢查的研究發現，結果異常的共有三十四位，但只有二位是來自健康的自願者，主要異常的地方則是整個皮質的活動都降低。這份研究懷疑**酒精依賴可能會遺傳**，因為SPECT異常者多發生在家族中有酗酒問題的病患。

　　長期酗酒會造成維生素B_1（認知功能不可缺的一種維生素B）減少，使病患處於罹患科沙寇夫症候群（Korsakoff's syndrome）的風險中，科沙寇夫症候群是一種失憶症，無法記錄新的回憶時，常造成病患虛構事實（說謊來填補遺漏的資料），或是出現看起來匪夷所思的現象：像是病患在生病前會很複雜的技術，但現在最簡單的技術卻學不會。

　　在一份比較患有科沙寇夫症候群和未患有科沙寇夫症候群的酗酒者的研究中發現，兩者大腦整體上的活動都減少，但患有科沙寇夫症候群的一組較為嚴重許多。這份研究的結論指出，在沒有缺乏維生素B_1的情形之下，長期酗酒會減少大腦血液流量，直接對腦造成中毒的結果，如果缺乏維生素B_1的話，那麼血液流量減少的問題會更加嚴重。

> 長期酗酒會造成維生素B_1的缺乏，進而引起失憶症狀和說謊行為。

　　「但是，亞曼醫師，」你可能會問道，「那些說每天少量飲酒有益心臟的研究又該怎麼解釋呢？」少量飲酒可能對心臟有益，甚至對大腦都很好，有些研究建議，每天小酌一、兩杯的人在心理上比完全不喝酒的人更健康——著重的關鍵在「少量」。長期而且「不只一點點」的大量吸收酒精的話，可能會對腦部造成嚴重的影響，在SPECT影像上腦袋看起來皺巴巴的，**要是你沒法子只淺酌一、兩杯就停止的話，那麼還是完全不要喝會比較保險。**

卡爾受酒精影響的腦部

3D底部表面視圖

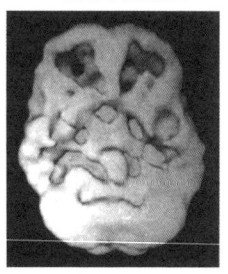

注意腦部乾枯的外觀，尤其是前額葉皮質和顳葉的部分。

律師卡爾的覺醒

卡爾，一位四十六歲的律師，因為他太太恐嚇他再不戒酒就要離婚而來找我。他已經喝酒喝了二十五年，但最近十年喝得特別多；雖然直到最近他喝酒的問題才影響到工作，但多年來喝酒對他的家庭生活早已造成影響：小孩不再約朋友來家裡玩，因為他們不知道爸爸什麼時候會喝醉；家人從早到晚都擔心他；卡爾時常跟妻子為喝酒的事情吵架；他最近幾年血壓升高，但醫生不知道該開什麼藥幫他降血壓。就像一般藥物濫用的人一樣，卡爾不承認有什麼問題，即使全家人都說他有問題。

我幫他安排掃描以利診斷檢查，他勉為其難地接受了。他在我的辦公室裡看到有關毒品濫用與大腦的海報，在掃描前他跟我說：「如果我的腦袋跟這些腦袋一樣有坑洞的話，不要告訴我。」我心裡想：「你最好還是知道吧！不然你連能擔心的那一部分都沒了。」

就像我許許多多的酗酒病患的腦部一樣，他的腦部乾癟，比實際年齡老好多歲，看到腦部檢查結果時，他哭了，他太太坐在他身旁，把手放在他肩膀上安慰他。我等了幾分鐘讓這個打擊持續下去，然後說：「卡爾，你有一個選擇，你可以看著你的大腦，然後想：『完了，我把唯一一個腦袋瓜給搞砸了，那就繼續喝吧！』或者你可以跟自己說，『感謝上帝，幸

好我知道了這件事,還好我太太逼我來看病,只要我遠離這玩意兒,我就還有痊癒的機會。』酒精明顯讓你的大腦中毒。」無須多說什麼,卡爾從此滴酒不沾,參加輔導課程,他和家人的關係也有了改善。

羅伯受酒精、古柯鹼和安非他命影響的腦部

3D俯視表面視圖

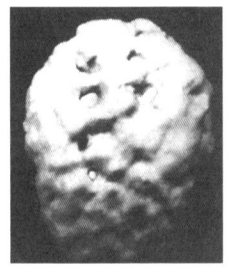

注意吸毒時整體都有坑洞和乾枯的外觀。

3D俯視表面視圖

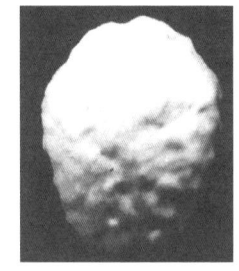

一年都不吸毒喝酒後,注意有明顯的改善。

3D底部表面視圖

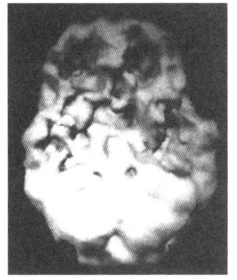

注意吸毒時整體都有坑洞和乾枯的外觀。

3D底部表面視圖

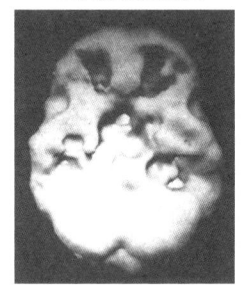

一年都不吸毒喝酒後,注意有明顯的改善。

酗酒又吸毒的基因學者──羅伯

羅伯原本是一位很優秀的基因學者,但近幾年他老是覺得累,沒辦法專心,工作也受到影響。他向專業治療求助,幫他治療的心理學家立刻叫他到亞曼診所尋找幫助。羅伯過去五年喝很多酒,而且他靠吸食古柯鹼和安非他命來提神;心理學家告訴羅伯,如果他不戒酒戒毒的話,她沒法子

幫助他。除了毒品濫用之外，羅伯是個聰明人，但他不了解這些東西怎麼會變成問題，「不用這些東西，那我該怎麼辦？當我試著不用時，我覺得自己變得暴躁、憂鬱而且非常焦慮。」

我在想，或許羅伯是在用酒精和毒品來治療腦部的異常問題。我說服他停止喝酒和吸毒兩個禮拜（我利用一些藥物來幫助他戒掉酒癮），這樣一來我才能幫他的腦部做一些檢查。很顯然地，他受到毒品影響的大腦讓整個皮質都是坑洞，而乾枯的外表則是受到酒精的影響；除此之外，在戒斷這些物質兩個禮拜，他的基底核和顳葉活動明顯增加，我認為他或許是在利用酒精來緩和他過度活動的基底核和顳葉，然後再利用古柯鹼和安非他命來抵消酒精的作用。

我把腦部掃描的片子拿給羅伯看，很驚訝他漠不關心地看著自己的腦部片子，他說：「我真的得要戒酒嗎？那我該怎麼辦？」我向他強調徹底戒酒戒毒的必要性，否則他的大腦會繼續惡化，我也告訴他會給他一些藥物幫助他緩和他過度活躍的區塊，他很快就會覺得舒服一些。

擔心羅伯不了解自己情況的嚴重性，我打電話給他的治療師，並重申他要完全杜絕毒品對腦部污染的重要性，她很盡力協助羅伯治療。羅伯愈是不沾毒不沾酒（而且他也覺得吃藥後舒服些，其實這些藥比酒精混合古柯鹼和安非他命，更能有效治療他的問題），他愈能體會問題的嚴重性，以及遠離這些毒品的重要性。

一年後，他的狀況大為好轉，工作的情形也好些，感情交往也變得比較穩定，整體上對人生的態度也變得比較積極，事實上，他還介紹了不少人來看我。我決定幫羅伯做個SPECT後續追蹤檢查，看看大腦的進展，就像他的人一樣，狀況大為改善。

與酗酒對抗二十年的凱倫

凱倫，四十八歲，已經和酗酒對抗二十年了。她曾經結過三次婚，參加過五次戒酒課程，還有多種藥物治療。她抱怨覺得疲憊、憂鬱而且憤

凱倫受酒精和頭部受傷所影響的大腦

3D底部表面視圖　　　　　　　　3D正面表面視圖

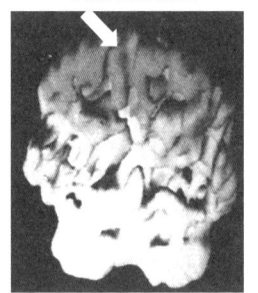
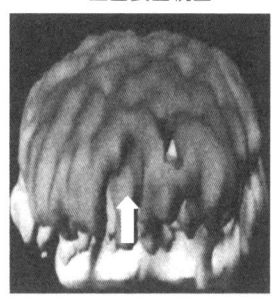

注意整體都乾枯的外觀（扇貝狀）及前額葉皮質活動明顯減少（箭頭處）。

怒，沒喝酒就覺得渾身不對勁。她還很衝動，每次要開藥給她時，醫生都只開兩、三天份的藥，不然她會把將近一個月份的藥都給吃完──無論是什麼藥，都在幾天內吃光。

也真奇怪，居然沒有人檢查過她的大腦，了解一下為什麼凱倫對治療那麼排斥。她的醫生在聽過我的一次演講後，將她送來我這邊掃描，結果顯示腦部整體活動減少的情況與酗酒者的一致，但她的前額葉皮質也明顯地活動減少，表示大腦內控制衝動的部分受損了。

在資料表上她填寫頭部從來沒有受傷過，我知道許多酒鬼喝到不省人事時，可能頭部受傷而不知；我請她的醫生幫忙深入調查，當醫生問到凱倫的媽媽時，媽媽說她記得凱倫七歲時被馬踹到頭而且還昏過去十分鐘左右。由於這段經歷，我建議讓凱倫服用低劑量緩釋型的興奮劑，以改善她的衝動控制；緩釋型的興奮劑，例如利他能－SR，會慢慢的進入身體系統，不會造成亢奮，因此一般來說不會上癮。我也把凱倫的腦部影像做成海報大小，讓她能夠貼在牆壁上，有效地提醒她不再喝酒。

▌讓大腦「融化」的鴉片

吸食鴉片也會造成嚴重的大腦血流異常，我所見過腦部受損最嚴重中

的某一些，就是因為吸食海洛因所造成；這章前面所提到羅伯特的故事說明了吸食海洛因的下場會有多嚴重。

根據我的經驗，海洛因和其他鴉片毒品例如：美沙冬（methadone）、可待因（codeine）、Demerol（成分：meperidine）、Dilaudid（成分：hydromorphone）、Percodan（成分：oxycodone）與Vicodin（成分：hydrocodone）會持續造成腦部整體活動的降低，這些毒品十分容易上癮，而且真的會奪走你的腦袋和性命。

我常用「融化的大腦」這個詞來形容鴉片吸食者的SPECT掃描影像，我也在美沙冬吸食者身上看到類似的嚴重腦部損害。許多有海洛因毒癮者藉由醫生所開立的美沙冬來治療他們的毒癮（如果他們合法取得毒品，他們就不需要為了買毒品的錢而犯罪），並且避免使用不清潔的針頭而造成傳染病擴散。雖然我能夠理解美沙冬矯治中心這麼做的道理，但我們應該有更好的作法才是——讓有毒癮的人持續使用毒品對腦部造成傷害，我擔心這些病患永遠都沒辦法好轉。

以毒攻毒的危機

道格受海洛因和美沙冬影響的腦部

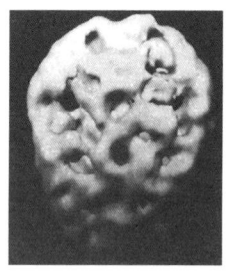

注意整個腦部表面有些大坑洞。

道格，四十歲，經由舊金山毒品矯治門診那邊的醫師轉診到亞曼診所。道格曾有海洛因毒癮，後來參加美沙冬的戒毒計畫達七年，雖然有持續接受治療，但他的狀況每況愈下，醫生擔心服用美沙冬七年是否對他的

大腦造成什麼影響，他想叫他停用美沙冬，但道格擔心這個作法不妥，而且戒毒團體裡的其他成員也反對。

道格的SPECT檢查結果顯示腦部整體活動明顯減少；我把道格腦部的影像拿給他看時，他對美沙冬的態度完全變了，「我得把這個東西停掉，」他說：「不然我的腦袋就會沒剩多少了。」戒毒團體和他同意使用耶魯大學所開發的新型快速戒毒的方式，讓他完全停止服用鴉片，這個方法對道格有效，他很高興不再需要毒品了。

被低估危險性的大麻

吸食大麻在美國很普遍，估計六千七百四十萬名美國人嘗試過大麻，有一千九百二十萬人去年試過，上個月試過的則有九百七十萬人（編按：此書原出版年為一九九九年）。許多青少年和年輕人相信大麻是安全的，雖然有一些研究指出，長期或大量吸食大麻會造成認知、情緒和社會障礙。大麻被許多研究學者形容為「入門毒品」，因為九十八％的古柯鹼吸食者是從大麻開始的，儘管研究如此說，一般大眾和醫學界對於使用大麻是否危險一事仍爭論不休，大麻合法化幾十年來一直是社會或政治的重要議題。

> 大麻吸食「初學」者的大腦血液流量通常會急劇下降。

美國社會對於大麻使用一事漠不關心的態度，讓我由衷的感到驚訝，我所居住的加州，甚至在一九九六年通過一條法令，讓大麻成為合法藥物；我想許多人誤會了第二一五號提案，以為通過的話，就准許讓癌症末期的病患可以利用大麻來緩和他們的痛苦並且改善食慾。事實上，這個法令基本上是讓醫生可以幫任何病患開立大麻的處方，包括憂鬱、壓力、喜怒無常或是易怒。我的看法是，這個法令最大的問題是讓許多人輕忽大麻處方的危險性；青少年跟我說大麻是藥，不是麻煩；專門研究毒品濫用的專家馬克・古德（Mark Gold）醫師簡潔有力地指出：「一旦輕忽藥物的危險性，使用情形就會增加。」

SPECT曾用於研究大麻對腦部的短期和長期的影響，研究指出，相較於不吸食大麻的正常人，較沒經驗的大麻吸食者的大腦血液流量會急劇下降，而長期的大麻吸食者則是整體上都有大腦灌注的情形。

幫許多大麻吸食者做SPECT檢查時，我發現顳葉活動降低的情形不曾在其他研究報告中提到，很有可能是因為舊型的SPECT掃描解析比較差的原故。我懷疑我們未曾注意到的顳葉問題，就是導致吸食大麻而出現記憶和動機問題的成因。

我決定將患有注意力缺陷症且長期吸食大麻的病患，與患有注意力缺陷症但並沒有吸食毒品的病患做比較，來研究大麻對腦部造成的影響。我這麼做的原因有三：第一，根據腦部功能造影的結果顯示，注意力缺陷症患者並沒有顳葉異常，運用控制組的人有相同的病症，而不是一般精神病症，就可以避免研究發現遭到干擾影響結果。即使控制組是正常人也會造成不確定性，因為許多大麻吸食者都有其他病症；第二，我覺得讓有相同病症的群體相互比較，能提供很有幫助的資訊；最後，五十二％的注意力缺陷症患者都有藥物濫用的問題，其中多數是吸食大麻。

> 52%的注意力缺陷症患者都有藥物濫用的問題，其中多數是吸食大麻。

我把三十位吸食大麻（至少一年以上每週都有吸食）並患有注意力缺陷症的成年人和青少年的掃描片子，與十位年齡、性別，以及使用左手或右手的習慣相當、從未吸食毒品的注意力缺陷症患者的片子做比較。

根據病歷資料，在吸食大麻的那一組中，大麻是他們主要使用的毒品，且在前一年並未吸食其他種類的毒品；同樣地，根據資料顯示，這些病患並沒有顯著的酗酒情形（這份研究中所指的明顯酗酒情形為一週喝超過八十五公克的烈酒或是六罐啤酒）。最近吸食大麻以及SPECT掃描的時間間隔為一至六個月，如果有符合酗酒或其他藥物濫用問題的實驗對象，則不納入研究範圍中。大麻吸食次數從每日到每週，吸食期間則從一年到二十二年。所有的注意力缺陷症病患在研究期間都沒有服用其他藥物，而所有參與研究的對象至少一個月內都沒有吸食大麻。除此之外，正在服用興奮劑來治療注意力缺陷症的病患也至少停止服藥一週。

受大麻影響的腦部

3D底部表面視圖

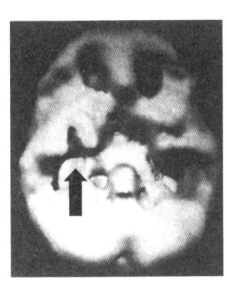

十六歲男性，每日吸食大麻已兩年，注意腦部明顯有多處灌注減低的情形，尤其是在顳葉上（箭頭處）。

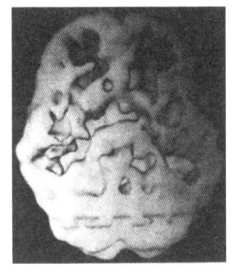

四十四歲男性，每日吸食大麻已十二年，注意腦部底面明顯有多處灌注減低的情形。

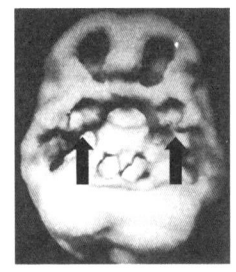

三十二歲女性，在週末吸食大麻已十二年，在顳葉上有灌注減低的情形（箭頭處）。

　　注意力缺陷症控制組唯一異常的地方是前額葉皮質活動降低。十個人之中，八個人有這個情形，比例與患有注意力缺陷症並且吸食大麻組的三十個人中，二十五個人有前額葉皮質活動降低的情形（八十三％）相當，但是有吸食大麻者，前額葉皮質活動降低的情形比較嚴重。

　　除此之外，其中二十四位的顳葉活動減少，五位（二十一％）嚴重，普通七位（二十九％），輕微則有十二位（五〇％）。嚴重者和普通者都是大麻吸食量多者（去年一年裡，平均一個禮拜超過四次），但並不是最長期的吸食者。

　　有一個過去兩年每天吸食大麻的青少年，是這組中顳葉灌注狀況最糟的。通過臨床診斷還發現有四個人有「動力缺乏症候群」（amotivational syndrome，嚴重缺乏興趣和動力並且沒精神），四人都在顳葉上有灌注減低的情形，其中三位情況嚴重，另外一人普通。

　　這項研究與先前提過的研究結果一致，都發現長期吸食大麻可能造成腦部灌注的形態改變，雖然先前的研究發現整體腦部的活動降低，但我發現在顳葉上有局部活動降低的情形（這可能是因為使用的造影攝影機變得比較先進的緣故）。顳葉的異常活動會造成記憶、學習以及動機方面的問題，這些都是長期吸食大麻的青少年（或至少他們的父母）和成人時常抱

怨的事情。事實上**人們從以前就將出現漠不關心、注意力不足、嗜睡、社交退縮，以及對實現目標不感興趣等症狀的動力缺乏症候群，歸咎於長期吸食大麻的結果。**

本次研究中有一個每天吸食大麻長達兩年的青少年，他的顳葉活動減少的情形最為嚴重，並且出現與動力缺乏症候群一致的症狀，結果他在高二時就被退學了。

吸入劑上癮

吸入劑如汽油、修正液、油漆稀釋液、打火機油和膠水，都是可能濫用的毒物。我曾經治療過一位四歲小病人有吸入劑上癮的問題。他媽媽跟我說他會跑去車庫，把除草機的汽油蓋打開，接著把嘴巴靠近蓋子的地方，然後用力深呼吸，陶醉在濃烈的汽油味中，他媽媽說他還會吸很多不同的物質。我有一次替他做診斷評估時是在診所的遊戲間，他非常活潑好動，進行到一半時，他突然走到白板前，然後把麥克筆的筆蓋打開，把筆靠近自己的鼻子後深深地吸一口氣，接著他對我張大嘴笑開懷，像在說：「耶！聞起來好讚！」

吸入劑的作用會直接進入腦內，造成腦、肺部以及肝臟的損害，是很危險的物質。**大多數的吸入劑和溶劑都是短暫的血管擴張劑，但是，長期使用的話常常會造成大腦血流量減少。**

受吸入劑影響的腦部

3D俯視表面視圖

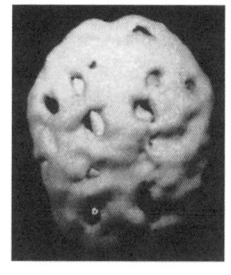

注意腦部表面有多個大坑洞。

附上的這張，是一位吸食吸入劑超過十二年的四十九歲病患的SPECT掃描片，他的腦部看起來像是受古柯鹼和安非他命影響的腦部。

▍令人又愛又恨的咖啡因和尼古丁

　　我知道接下來的這段可能會讓很多人感到不舒服，但我還是得告訴你我所知道的。根據已發表的研究指出，咖啡因，即使少量，也有可能造成大腦血管收縮（造成血流量減少）。我自己的經驗也支持這種說法是正確的，**吸收的咖啡因愈多（咖啡、茶、碳酸飲料、巧克力和許多感冒藥都含有咖啡因），腦部活動降低的情形愈是嚴重。**

　　許多人，尤其是我的注意力缺陷症病患，都以咖啡因作為大腦興奮劑使用，讓他們有活力度過一天，咖啡因的問題是，雖然短期可能有用，但長期的話會讓事情更糟糕——使你想要更多的咖啡因，來對付因咖啡導致的活動低落的問題，讓原本就不是很好的大腦變得更糟糕。定期攝取咖啡因不是個問題，但每天大量攝取咖啡因（每天喝超過三杯以上的咖啡）就是個問題，而且應該停止，以確保大腦的健康。附帶一提，治療劑量的腦興奮劑如利他能或是Adderall能增進腦的活動來治療注意力缺陷症。

　　該戒菸的理由多到你可能已經不想再聽了，但根據我的經驗，如果你想充分運用大腦的話，那麼就別抽菸。好消息是，就算是**腦部整體活動都降低的多年癮君子，只要戒菸沒多久，流到腦部的血液就會增加。**

　　一個在社交場合上認識的成功生意人來找我，他說他最近注意力不集中，也很沒有精神，我知道他每天都抽三包菸而且喝至少三壺咖啡，我一直懷疑他有注意力缺陷症（他在學校成績不好，會衝動行事，而且老是坐不住），並且是在利用咖啡因和尼古丁的刺激來醫治自己。他是一家成功企業的執行長，不習慣接受別人的建議。我告訴他有關注意力缺陷症這種病，建議他接受診療且不要再攝取大量的咖啡因和尼古丁來自我治療了。他的第一個反應是他不要吃藥，說自己現在做的就是自然療法，不是嗎？我有點驚訝地說：「你現在是在服用兩個『天然藥物』———咖

> 即使攝取的咖啡因量很少，還是可能使腦部活動降低。

受到大量咖啡因和尼古丁影響的腦部

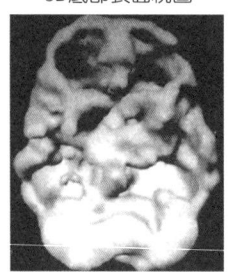

3D底部表面視圖

注意整體活動降低，前額葉皮質還有顳葉特別嚴重。

啡因和尼古丁，來治療注意力缺陷症，但它們可能會害死你。我開的藥比較有效，而且如果使用得當的話，不會害死任何人。」

我建議他做個腦部SPECT掃描，可能可以幫助他看清現實，並且鼓勵他戒掉咖啡與菸。就連我看到他的腦部也嚇一跳，他整個大腦皮質的活動都明顯降低，尤其是在前額葉皮質還有顳葉的區塊，我告訴他一定得找咖啡因和尼古丁以外的東西來刺激他的腦部，不然很有可能沒什麼腦袋瓜子可以留下來享受成功的滋味了。

他接受我的建議戒除咖啡因和尼古丁幾個禮拜，但沒多久就又回復到老樣子了，我懷疑，是否因顳葉活動低落使得他無法記住SPECT片子的模樣？還是前額葉皮質活動低落使他不能控制衝動？雖然我建議他服用腦興奮劑，像是利他能或是Adderall，不過他還是堅持要用「自然的方式」治療注意力缺陷症。

▎戒毒後呢？

許多人問我戒毒戒酒之後腦會變成如何，這個要看情形。一般來說，濫用毒品的時間愈長，毒性的影響愈深，某些毒品的毒性也較為強烈。這要看毒品中的其他毒物為何，以及吸毒者腦部的敏感程度而定。

很少人在長期濫用毒品後，沒有對身體造成任何不良影響，有些人甚

> **Point**
>
> **正常的腦與被殘害的腦**
> ◎正常的腦部光輝、對稱且豐滿。
> ◎海洛因吸食者的腦部顯示整個腦上有大片區域活動低落。
> ◎古柯鹼吸食者的腦部在皮質上有許多小坑洞。
> ◎酗酒者的腦部看起來乾枯。
> ◎大麻吸食者的腦部看起來好像有幾個部分被什麼東西吃掉了,尤其是掌管語言與學習的顳葉部分。

至只是吸食很短暫的時間,就造成腦部的嚴重損害——愈快戒毒,治癒的機會就愈大。

你想要有哪種腦袋?

　　一九九七年,我設計了一張有關毒品的宣導海報,標題是:「你想要有哪種腦袋?」基於我工作上與吸毒者以及SPECT的認識,我希望這張海報能破除毒品並不危險的迷思。這張海報是將正常的腦部與海洛因、古柯鹼、酗酒以及長期大麻吸食者的腦部做個比較,濫用這些毒品所造成的傷害立刻一目瞭然。

　　看到這些照片後,我的許多病患都跟我說以後不想再吸毒了,他們要運用一個完整的腦部,而「不是有洞洞的」——這是個十九歲的青年因吸食大麻而被送進少年感化院,一年後看到他自己腦部掃描片子時的感想。

　　我每天工作時都會拿這些片子給吸毒者看,尤其是剛開始使用毒品的青少年和年輕人,展示某個人被毒品摧殘的腦部具有相當震撼的效果,我的許多病患看了就立刻開始戒毒。

　　為測試海報的效果,我們請一百位年齡十二至四十歲的人填寫問卷,填寫問卷的人中,超過一半的人表示海報改變他們對毒品的看法,以下是一些意見:

「我不知道大麻對腦有害,那為什麼加州還立法讓大麻合法化?」
「我不要腦袋上有任何坑洞,我會遠離毒品。」
「毒品對腦部的傷害實在很嚴重。」
「這真的改變我對喝酒和大麻的看法。」
「如果對我有害,我絕對不會沾。」
「學校的同學都沒跟我說這段,只說吸毒很酷,現在覺得真蠢。」

　　這張海報現在張貼在全美一百多所監獄和數百多間學校(洛杉磯郡的教育局幫每個學校都買了一張)、戒毒中心以及醫院裡,克里夫蘭市的刑事法庭訂購了六百張,送給來上法院的人,庭長說他需要教育大眾認清毒品的影響。

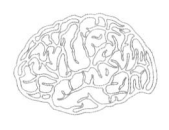

Chapter 9

毒癮↔大腦↔暴力
－拒絕毒物濫用，大腦就能抑制暴力－

七十九歲的約翰，
四十年來一喝醉就會毆打他太太和小孩；
十六歲的荷西酗酒又吸大麻，
每次一出手打人就停不下來⋯⋯

雖然已有許多文獻探討，
造成使用毒品與暴力的心理、社會因素，
但你知道嗎？
毒品、暴力與大腦也息息相關。

毒物濫用與暴力之間的相關性已廣為人知，但若要尋找出有效的強制治療法與對策的話，必須要了解兩者之間錯綜複雜之處。雖然已有許多文獻探討造成使用毒品與暴力的心理社會因素，但有關毒品、暴力與腦之間的生物關聯性的研究卻是少之又少。

透過SPECT腦部造影的研究，我們已經找出幾種腦部臨床和SPECT模式，幫助我們更深入了解毒物濫用、暴力與大腦之間的關連性。這些是從我們診所為五千位以上各種神經精神病患所做的SPECT檢查報告，而得到的資料，包括三百五十位病患在接受治療評估前六個月，有出現暴力行為（不是破壞公物就是攻擊他人）。此外，我們診所還替暴力犯罪者進行了大約三十件法定神經精神病評估，這些人犯下的罪包括謀殺、強迫、持械搶劫、攻擊、虐待和跟蹤，其中不少人都有嚴重的毒物濫用問題。接下來，我會以SPECT研究的專業角度，分析毒物濫用與暴力之間的關係。

毒品和暴力、大腦的密切關係

在探討毒品濫用的有關文獻時，要注意**傳統上與暴力有關連的毒物（例如古柯鹼、安非他命和酒精），會造成腦部與暴力行為相關的部分出現異常灌注的形態**；尼古丁和咖啡因也可能會造成此結果，並且加重了其他毒物所造成的傷害程度。

直接誘發攻擊行為

使用毒物，尤其是酒精、古柯鹼、安非他命、天使塵以及同化作用的類固醇，可能直接誘發攻擊行為。當吸毒者是因為腦部脆弱性（如前額葉、扣帶、主導的顳葉和主導的邊緣區域及基底核的一種綜合性問題）而有暴力傾向的問題的話，這種形態更是特別明顯。

約翰，七十九歲的承包商，右撇子，一直以來都有酗酒跟暴力行為的問題，四十年的婚姻中，他時常毆打他太太，跟孩子們一起住的時候也常

約翰的腦部

3D左側表面視圖

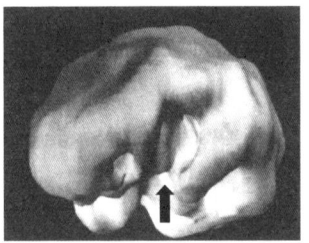

注意左額葉和顳葉的部分，活動明顯降低（箭頭處）。

打罵他們，這些暴力行為幾乎都是在他喝醉的時候發生。七十九歲時，他動了一個心臟手術，手術完成後出現了持續十天的精神病狀，他的醫生安排他做SPECT檢查，好了解他的狀況，結果顯示他額葉—顳葉左側外部的活動明顯降低，很可能是過去頭部受傷所引起。

當醫生問他頭部是否曾明顯受過傷時，約翰告訴醫生他二十歲時曾經開過一臺沒左側後視鏡的破麵包車，有天他把頭伸出去看後面時，頭撞到一個柱子，結果昏過去好幾個小時；自從頭部受傷後，他在脾氣與記憶方面就都出現問題。他的五個兄弟中，四個人有酗酒的情形，但沒有任何一個人有攻擊行為的問題。

由於約翰腦部異常的位置是在左側額葉—顳葉，很有可能出現攻擊性；酗酒並未造成他其他兄弟出現暴力行為，但的確造成約翰出現暴力行為，如果他早點知道並了解SPECT掃描的話，就可以得到幫助，避免讓家人受到傷害。

損害腦部決策功能並增加攻擊的可能性

布蘭得利在十四歲時被診斷出注意力不足過動症（ADHD）以及左顳葉功能失調（經由電波圖EEG診斷出），在這之前（一年級到八年級）他因為打架而被十一間學校退學，常蹺課且喝酒與吸食大麻。他每天服用三次

布蘭得利的腦部

3D底部表面視圖

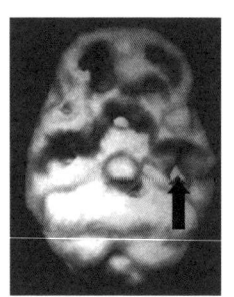

布蘭得利專心時的腦部（未服藥）；注意左前額葉皮質和左顳葉活動明顯低落（箭頭處）。

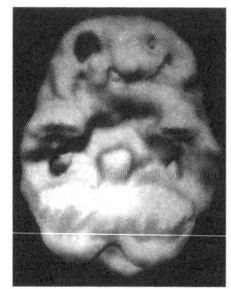

服用利他能後專心時的腦部；注意腦部整體活動改善。

十五毫克的利他能，治療結果反應良好，他在一年內趕上三年的課程，按時上學，也不再有突然爆發的攻擊行為；他祖母（跟他住在一起）跟老師都對他的好轉感到欣慰。

但是，布蘭得利不喜歡吃藥，他說吃藥讓他覺得自己跟正常人不一樣而且愚蠢，即使這些藥對他明顯有助。服藥兩年後，他決定不要告訴任何人就自行停藥，結果他的脾氣又變壞了，也又開始喝酒和吸食大麻。有天晚上他喝醉了，他叔叔來他家找他幫忙「搶幾個臭娘們」，布蘭得利就跟叔叔去了，他們上了一個女子的車，並且強迫女子開車到自動提款機提錢，然後他們強暴那名女子兩次。兩個星期後，布蘭得利落網，被控綁架、強盜和強暴。

身為精神法醫顧問，我同意注意力不足過動症的臨床診斷結果，並且懷疑左顳葉功能失調，因為布蘭得利有長期的攻擊行為以及腦電波圖EEG異常。我幫他安排一系列的SPECT檢查：有一張是沒服藥專心時的狀態，還有一張是服用利他能後專心時的狀態。在一般狀態時，左前額葉皮質和左顳葉有輕微活動降低的情形，但當他專心時，前額葉皮質活動明顯受到抑制，這種症狀常出現在注意力不足過動症上，左右兩邊的顳葉活動也是明

顯受到抑制。布蘭得利服用十五毫克利他能的一小時後，掃描結果顯示，雖然左顳葉還是稍微有活動低落的情形，但前額葉皮質和左右兩邊的顳葉活動已明顯改善。

很顯然，布蘭得利的腦部脆弱，讓他容易有長期行為問題以及學習困難，而使用毒物讓他原本就活動低落的前額葉皮質和顳葉變得更糟糕，消減他的執行力讓攻擊傾向傾巢而出。如果有人向布蘭得利解釋他腦部潛在的代謝性病變問題，並且提供心理治療，以協助他克服對需要長期服藥而出現的情緒不適感，那麼就可以避免他的犯罪行動了。在獄中，他服用Cylert（一種腦興奮劑，跟利他能很類似）以及Depakote來治療，過去兩年他都未再出現攻擊的衝動了。

因被濫用在自療而造成「具攻擊行為」的腦部潛在問題

許多濫用毒物者同時患有兩種精神疾病，因此我們相信，他們可能藉著使用毒品來緩和他們的精神和神經疾病，例如憂鬱症、恐慌症狀、創傷後壓力，甚至攻擊行為。

二十八歲的羅斯提被父母帶來我這裡，他吸食冰毒的情形很嚴重，讓他的生活一塌糊塗、沒辦法好好工作、跟女友常常起肢體衝突（他因攻擊和毆打而被逮捕四次），雖然父母想辦法幫助他，但他對父母的態度也很惡劣；他已經參加戒毒計畫五次都失敗。上一次的心理諮商師建議他的父母採取「堅定的愛」作法：讓羅斯提跌落谷底，讓他想要人幫忙。他的父母曾經看過我的書，決定再試一次別的再來用「堅定的愛」手段。

因為羅斯提對於傳統的治療方法效果不彰，所以我懷疑他有潛在的腦部問題，我們和他父母約好了SPECT檢查的時間，但羅斯提一直到要做的那天早上才知道。他來到診所時體內還有昨晚吸食的高劑量冰毒，他告訴我他昨晚有吸毒：「很抱歉我搞砸了，我下個禮拜再來，我保證下次不會了。」我一直想對吸食非法毒品而腦筋不清醒的人做SPECT檢查，看看這些

羅斯提的腦部

3D活動側面視圖

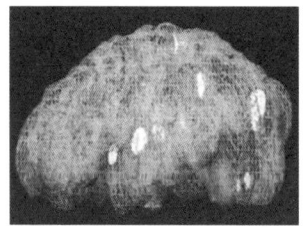

當羅斯提吸食高劑量的冰毒時，他的左顳葉看起來還算正常。

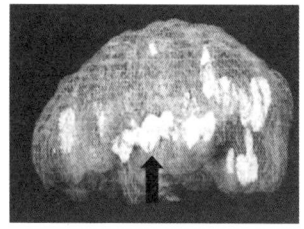

當羅斯提沒有吸食毒品時，他的左顳葉明顯活動增加。

3D底部活動視圖

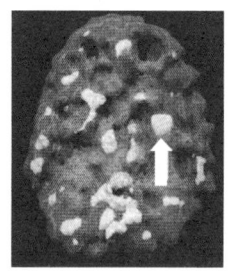

注意左顳葉深處上的熱區（箭頭處）。

3D俯視表面視圖

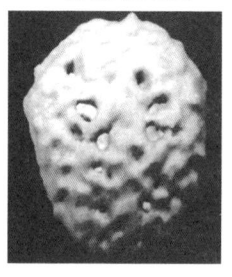

注意整個皮質上有許多坑洞。

毒品對腦部會有什麼影響，基於道德考量我一直沒這麼做，但如果有個吸完毒的送上門來做掃描的話，那就不用考慮什麼道德問題了。

我決定那天早上幫羅斯提在體內仍有冰毒的影響之下先做一個掃描，然後下個禮拜在未吸毒的狀況下再做一次掃描，結果發現這真是一個歪打正著的決定。當羅斯提在高劑量的冰毒影響之下，他的腦部活動看起來受到抑制，但一個星期後，沒有毒品的影響，他的左顳葉過度活動得要命，可能造成他有攻擊行為的問題。羅斯提很可能不知不覺中利用高劑量的冰毒來治療潛在的顳葉問題。當我深入查究他是否頭部受過傷時，一開始羅斯提和他的父母都說不記得了，再逼他們好好想想時，羅斯提想起來小學二年級時，他曾經在跑很快的狀況下，撞到金屬籃球框的柱子，而且短暫地昏了過去，這個很可能造成顳葉的異常問題。

根據這個發現，我讓他服用癲通（一種抗癲癇的藥物，能穩定顳葉上的活動）。兩個星期內，羅斯提就覺得好多了，這幾年以來從來沒這麼舒服過，他比較穩定，能控制自己的脾氣，而且有生以來第一次，他能夠安安穩穩的上班去。掃描的另一項利多是我能夠秀給羅斯提看，吸食冰毒對他的腦部造成非常嚴重的損害，雖然毒品有助於他的顳葉問題，但很顯然毒品也在荼毒他的腦。

就像其他吸毒者一樣，羅斯提的整個腦部表面都有坑洞。看到這些照片更鼓勵他遠離毒品，並接受適當的治療以解決他的問題。SPECT是一種有效的診斷工具，能更深入找出羅斯提的根本病源，也是一種治療工具，讓他不再躲避否認。一張照片勝過千言萬語，通常，這種資訊幫助病患以更正面的態度正視這個問題。

我不禁想，有多少有嚴重毒品問題的人其實是在自我治療潛在的毛病，但他們卻被家人或是社會大眾貼上意志薄弱或道德有問題的標籤，「堅定的愛」並不能解決羅斯提的問題。

伴隨前額葉皮質和顳葉問題出現的扣帶問題，可能會讓成癮和暴力的問題更加惡化

如先前提到，腦的扣帶部分與注意力轉換、認知彈性有關，當它過度活躍時，人就可能會卡在負面的想法或行為上。

荷西，十六歲的幫派份子，他因為跟他的兄弟把一個青少年打個半死而被逮，並且被控殺人未遂。

他的幫派標榜紅色，有天晚上，他們神智不是很清楚（因為喝了酒又吸食很多大麻），走近一個穿著紅衣正在溜狗的人，他們問：「你是混什麼顏色的？（問他是哪一個幫派）」當那個男孩回答聽不懂他們在說什麼，荷西回答：「答錯了。」然後他和他的同伴就開始不停地踹那個男孩，直到他昏迷不醒。其他混混趕緊把荷西拉開，因為他們知道荷西一出手就停不了，他們擔心荷西會殺了那個男孩。

荷西的腦部

3D側面活動視圖

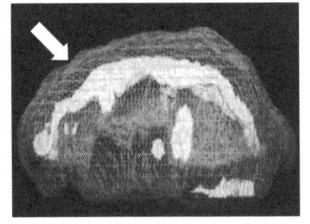

注意扣帶活動明顯增加（前頭處）。

3D底部表面視圖　　　　　　　3D底部表面視圖

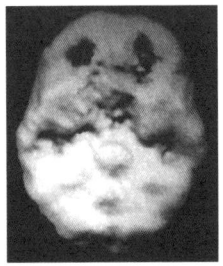 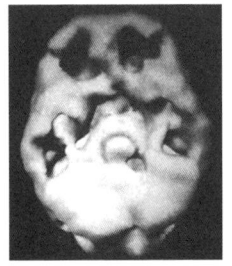

平靜時，前額葉皮質活動略微減少。　　　　專注時，前額葉皮質和顳葉活動明顯降低。

　　公設辯護人要求荷西進行神經精神鑑定，結果發現他的前額葉功能失調且有注意力不足過動症、憂鬱症以及學習困難。心理學家建議他分別在平靜與專注的狀態下做一系列的SPECT檢查，以作為獨立驗證。SPECT一系列的檢查結果顯示荷西的腦部明顯異常，在兩種狀態下，他扣帶迴上的活動都明顯增加，符合注意力轉換有問題的症狀。平靜時，荷西的SPECT檢查結果顯示前額葉皮質活動略微低落；當他專心時，前額葉皮質以及左右兩邊的顳葉上都有活動衰退，與注意力不足過動症、學習困難和攻擊傾向的症狀相符。

　　荷西一直都有注意力轉換的問題，別人形容他喜歡沉思、好辯、愛唱反調，「一旦有了那個念頭，」他父親說，「他就會一直講個不停。」在獄中，醫生讓他服用樂復得（一種促血清素的抗憂鬱藥物，能穩定扣帶），他感到比較穩定、專注，也較不會發脾氣了。

使人做出不當的決定或挑釁行為

毒品和酒精可能降低一個人在危險關頭上正確做出判斷的能力,進而使之處於高風險的狀況之中。如果兩個人都神智不清的話,衝突一觸即發的可能性最高;兩個人都很清醒的話,就不太可能爆發衝突。

強納生和卡蘿結婚兩年,尚無子女,兩個人都很愛喝酒,強納生還定期吸食大麻和古柯鹼。從結婚第一個月起,他們就一直吵,大多是為了小事情。

卡蘿會一直對同一件事抱怨個不停,然後強納生就會暴力相向。酗酒和吸食毒品讓他們的問題更糟糕,鄰居因他們打架而打電話叫警察到他們家有五次了,最後兩次的時候,強納生還因毆妻而被逮捕。回顧成長過程,強納生在學校一直表現不好,有攻擊行為而且有學習困難;卡蘿則是在酗酒家中長大,有週期性的強迫與憂鬱症狀。

透過諮商讓我們清楚地發現,吸食毒品加重了強納生攻擊和衝動的情形,也讓卡蘿變得更容易生氣發怒。SPECT檢查是這對相處不良的夫婦得做的檢查程序之一,強納生和卡蘿分別接受平靜和專心兩種狀態下的SPECT腦部檢查,強納生的掃描結果顯示,他的左顳葉在平靜時活動減少,而在專心的時候前額葉皮質的活動則明顯低落(與注意力不足過動症、憂鬱症和學習困難的症狀一致);另一方面,卡蘿的兩張掃描都顯示扣帶迴前端的活動明顯增加,這與注意力轉換、困在負面想法或行為方面有問題的症狀相符。

SPECT檢查所獲得的資訊以及臨床病歷對強納生夫婦的治療相當有幫助,除了婚姻諮詢和戒毒治療之外,醫生讓強納生服用Depakote(讓左顳葉穩定下來)和持續性藥效的Dexedrine(針對衝動和注意力不足過動症的症狀);卡蘿則是服用樂復得(針對過度專注以及憂鬱的問題)。在治療過程之中,他們的關係很明顯地獲得改善,而且不再有爆發暴力衝突的情形出現了。

毒癮&暴力處方箋

本章強調在某些情形之下，腦部異常與暴力行為和毒物濫用之間的關係其實相當密不可分，了解這層關係對於發展更有效的治療以及政策，以對付這個全民問題而言非常重要。以下將根據我的多年研究心得，提供幾個建議：

①重視腦。很多時候，想到要診斷或是治療腦部功能異常時，都已經太晚了，透過臨床病歷、神經醫學檢查以及精密的腦部造影技術，評估腦部功能是正確診斷與及早治療的關鍵。

②暴力的人和毒品吸食者，都應該仔細檢查頭部受傷的病史，因為即使是小傷，還是有可能誘發暴力的傾向（尤其受傷的地方是在腦部左額葉─顳葉的部分的話），重點是這些問題其實是可以被治療好，也應該接受治療的。

③暴力的人和毒品吸食者，應該仔細檢查潛在的精神以及神經健康狀態，這些病狀可能加重他們的問題（例如注意力不足過動症、學習困難以及顳葉功能失調等）。

> 一個人如果長期吸毒或酗酒，大腦的代謝能力就會愈來愈差，進而使得大腦無法約束衝動或暴力的行為。

華盛頓州的刑事法庭，在大衛・亞麥爾（David Admire）法官的主持之下，與學習障礙協會共同設立了一個計畫，讓遭到判刑的罪犯接受檢查以確認是否有注意力缺陷症或是讀字困難。如果經判定很可能有這些問題時，罪犯們會被送去接受十四週的「生活技能」訓練，希望能幫助他們更有效地處理自己的問題。根據最新的一項統計結果顯示，再犯率降低了四成。

④當潛在的疾病或是精神問題伴隨著毒物濫用或是暴力問題時，不要覺得不好意思，要吃藥看醫生來解決問題。有效的藥物治療可以讓情緒管理或是毒物濫用矯正計畫的效果更好。

但是，根據我以往的經驗顯示，許多有關情緒管理或是毒物濫用矯正計畫，會避免使用藥物，而且使得病患們在考慮服藥的時候，會有強烈自

卑感，這種態度阻礙適當的藥物治療並且讓許多病患處在較高的病症復發風險中。

⑤檢討犯罪受害者是否因本身有毒物濫用或是潛在神經、精神病問題，使自己惹禍上身。這是一個具爭議的看法，但根據我的臨床經驗發現，有些受害者是因為本身的毒物濫用或是他們自己潛在的腦部狀態問題，做了錯誤的決定或是挑釁的行為舉止。我絕對不是指這些人應該為所遭遇的事情負責，我只是希望提醒他們注意到潛在的問題，讓他們不要再次受到傷害。

⑥在複雜的病例個案中，腦部SPECT造影可作為附屬的診斷工具，提供先前不足的資訊。

Point

SPECT檢查對下列情況很有幫助

◎把大腦受毒品的損害給毒品吸食者看，提高戒毒治療的意願。

◎發現可能與病情相關的過往腦部創傷。

◎有助於幫醫師選擇適當的治療藥物（這些藥物包括有：顳葉異常用的抗癲癇劑、前扣帶活動過度會用到的促血清素藥物，以及前額葉皮質活動低落時使用的興奮劑。但是SPECT並不是一個藏在盒子裡的醫生，SPECT的檢查結果還是需要與臨床結果相互聯繫才行）。

◎讓家人或是其他人（法官、保釋官等）了解醫學對問題所能提供的幫助，進而鼓勵有問題的人接受適當治療。

每一個人的腦部，都有一個由許多相互關聯的因素所決定的暴力「決定點」，包括：腦部系統功能、遺傳因素、代謝因素、心理動力及情緒問題、整體健康情況、頭部創傷病史，還有服用處方藥和毒物濫用的作用。這些因素以及它們之間複雜的相互作用關係因人而異，抑制或鼓勵他／她面對攻擊時做出反應。

任何一種藥物——包括醫生所開的，都對暴力決定點有或多或少的影

響，降低或增加對衝突的反應。除此之外，每個人的反應程度也會因為化學成分所引起的腦部代謝變化而有所差異，腦部短期、中長期以及長期的變化，加上先前就存在的因素，讓每個人面對暴力衝動時的克制能力就或多或少不同了。

當一個人健康良好時，他／她的自制力就會比較好，必須得遭遇到強烈的挑釁，才會引發粗暴的反應。但是如果有吸毒或是酗酒的習慣，隨著時間一久，造成腦部代謝有所改變，進而使得約束攻擊衝動的能力降低；最後，決定點降低（比較容易被引爆）時，就會有較為暴力、不得體的行為反應了。

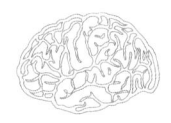

Chapter 10

搞定大腦，拯救婚姻危機
－好話恆久遠，愛情永流傳－

太太總是消極負面，對性不感興趣 P260

另一半老愛發牢騷又大驚小怪 P262

老公每次都心不在焉，不聽我說話 P265

老婆的潔癖讓全家人都緊張兮兮 P268

愛動粗的先生，讓身邊的人活在陰影裡 P271

離婚率如此之高，然而你可曾想過：
有些時候婚姻之所以會不順遂，
只不過是因為腦子不大對勁而已！

過去八年來,我針對有嚴重婚姻問題的夫婦,做過一系列的SPECT研究;過去我曾經感到著迷、難過的問題,也因這個研究而恍然大悟。現在,我會用一種嶄新的眼光,來看待婚姻以及其中的衝突——看雙方的大腦模式相不相配。我慢慢地發現,婚姻不順遂很多時候與個性、自由意志或意願無關,只不過是因腦子不大對勁而已。不論是有意甚至是無意之間,許多破壞婚姻與感情的因素其實並非我們能掌握;然而,有時候少量的藥物就會讓一切大不同,從愛到恨,一起還是離婚,圓滿解決問題還是沒完沒了爭訟到底。

▎單靠婚姻治療解決不了的事

我發現許多人,尤其是婚姻治療師,會覺得這章的看法偏激、不成熟而且邪門。坦白說,我也知道沒有任何婚姻治療系統或思想學派會認真察看一對關係不好的夫婦的腦部模式,但是,我不禁這樣想,如果我們不考慮這個駕馭行為的器官,又要如何去訂出夫婦相敬如賓(或是相敬如冰)的典範和思想學派呢?

每天日復一日跟夫妻面談的老練治療師會發現這章所述的真實之處,我希望透過腦的觀念能為一些棘手的個案帶來新啟示。這些個案都是真的(但為了保護病患的隱私我隱瞞了他們的重要特徵),問題也是真實的,而了解這些「怨偶」的關鍵往往就是腦。

難搞的夫婦——麥克&潔芮

麥克和潔芮在來找我之前,已經做了四年的婚姻治療。他們的治療師聽了我的演講後,立刻回辦公室打電話給麥克跟潔芮,請他們跟我約時間看診。「麥克,」她說:「我覺得你們需要先處理某些腦部的生物問題,這樣我們這邊才會有進展。」

麥克與潔芮這對夫妻結婚十二年來,感情一直很不好。他們時常吵

架,麥克外遇過兩次,喜歡挑起戰火,常因為做事沒效率而工作到很晚。潔芮有憂鬱的傾向,對婚姻不美滿感到憤怒,對於過去的傷痛也一直耿耿於懷。治療師試盡了所有的辦法,她甚至去參加「難搞的夫婦」研討會,想法子幫助麥克和潔芮,她感到很氣餒,因為他們兩個一點改善都沒有。

當我們第一次見到他們兩個時,麥克是代罪羔羊(被認定的病人),治療師覺得只要她能修好麥克,他們兩個就會有進步。事實上,麥克患有注意力缺陷症,他在學校表現不好,好動、不安、不專心、雜亂無章而且衝動;他沒法好好聽潔芮說話;他不是計畫性的外遇,只是一時衝動而已;他老是惹紛爭,而且常說些沒意義的話讓人發火。然而,跟夫妻倆碰幾次面後,我覺得潔芮也在婚姻中製造問題,她總是一再抱怨同樣的問題,為芝麻小事吵個不停,老是煩惱相同的事,只要一不如她所願,就會生氣好幾個小時。

我決定幫麥克和潔芮兩人做SPECT掃描,麥克的前額葉皮質的活動明顯降低(與注意力缺陷症狀相符),而潔芮的扣帶迴活動則是明顯過度活躍(與過度專注症狀相符)。我讓麥克服用Adderall(一種治療注意力缺陷症的腦興奮劑),讓潔芮服用樂復得(含血清素的抗憂鬱劑來降低她過度專注的傾向)。幾天之內,麥克就變得比較專注,他在工作上變得比較有條理,並且能以更正面、更體貼的態度與潔芮相處,連潔芮都注意到他的轉變;幾週過後(樂復得需要比Adderall較長的時間發揮藥效),潔芮也覺得自己變得不一樣,她的想法不再老打轉,比較能正面思考,心情變得輕鬆、不容易生氣。潔芮和麥克能不老是吵架,好好地在一起相處,他們開始有效運用治療時學到的婚姻技巧了。

> 婚姻之所以不順遂,有時與個性、自由意志無關,如果長期婚姻治療、心理諮商都沒有效果,不妨看看是不是腦子哪裡不對勁了!

他們的治療師對夫婦倆都有了明顯改善感到非常欣喜,她也很驚訝原來兩個人的腦都不大對勁。她最初把所有的帳都算到麥克頭上,但在看過兩人的腦部掃描後,她對潔芮的扣帶印象深刻,回想起她過度專注而且老愛記著舊仇。

這對夫婦之間消失的連結，是在於腦部模式和神經傳導物質異常，他們持續治療了好幾個月，以確保成果，很重要的一件事是他們兩個弄清楚生物因素在他們婚姻問題上的重要性，並且用新的觀點看待彼此。這樣讓他們比較能體諒對方，並且撫癒過去十二年不幸婚姻所造成的傷痛記憶；如果我只治療了麥克而不包括潔芮的話，潔芮可能還陷在過去的痛苦與挫折中，覺得自己是麥克的犧牲品而無法釋懷。

在研究時，我在許多夫婦身上看過本書所討論的全部五種腦部模式，我發現只要適當地診斷出他們的腦部模式，就可以以藥物以及行為策略予以有效治療。我要強調，我不是每一對來看我的夫婦都有掃描，我也常根據臨床症狀找出模式，基於專業知識而給予治療，無須SPECT掃描。我希望這本書能幫助你更有效地判斷你自己或是你所愛的人是什麼模式，並接受適當的干預治療，不是掃描。如果來的是一對很排斥來我這裡的夫婦，尤其有暴力存在於婚姻關係中的話，我就會安排做一個掃描，因為我要讓他們看到他們的腦部模式是什麼樣子。

據我所知，這應該是第一次有精神科醫生根據腦部的缺陷來建構婚姻失和的模式，你可以跟你的婚姻治療師分享這本書的內容，看看治療師是否能接受新觀點。

這五種腦部系統是如何左右親密關係的呢？一個問題又如何與另一個狀況相互影響呢？當夫妻倆或其中一個的腦部問題，不單是一種模式時又怎麼辦？在這種婚姻治療中，一定要吃藥才行嗎？這些問題都會在這章中逐一探討。

▌積極vs.消極──邊緣系統關係特質

邊緣系統正常運作時，人們往往變得比較正面積極，較能與別人建立關係，他們往往能正確地過濾資訊，就算心中有所懷疑，但是還是相信對方的說詞。他們比較能讓自己放鬆、性感、迷人、記住並且回顧事情好的一面，讓別人也用正面積極的態度面對他們。

當邊緣系統過度活躍時，人們往往憂鬱、消極、與人疏離，他們對他

人容易有負面的看法、以有色鏡片的角度看待事物、看到半杯水說水剩一半，而且比較不願意相信別人。他們往往不易卸下心防、也不迷人、對性事興趣缺缺，所擁有的回憶也大多都是負面的，回顧正面的回憶對他們而言並不容易，而負面的情緒和思考往往讓別人躲他們躲得遠遠的。

影響邊緣系統關係用語

⊕正面邊緣系統關係的用語

「我們有許多美好的回憶。」

「找朋友過來玩吧！」

「我接受你的道歉，我知道你今天不是很順利。」

「來玩吧！」

「很想要，我們來吧！」

⊕造成負面邊緣系統關係的話語

「不要用那種眼光看我。」

「我記得的都是不愉快的事。」

「我好累。」

「不要煩我，我今天不想。」

「你去睡吧！我還不能睡。」

「我不喜歡跟人打交道。」

「我不想聽你說抱歉，你是故意傷害我。」

「我對做什麼事情都沒興趣。」

⊕邊緣系統有問題的另一半的抱怨

「她很負面消極。」

「他常常很憂鬱。」

「她都看事情不好的那一面。」

「他不喜歡跟人打交道。」

「她總是誤會人家的本意。」

「他不感性趣。」

「她睡不著。」

「我們之間的關係很乏味。」

莎拉邊緣系統的問題，對她的婚姻造成負面的影響，她跟喬結婚五年了，兩個人都有工作，沒有小孩。每天下了班，她感到非常疲倦，大部分的時間都希望能夠一個人靜一靜，什麼都不做；除了月經週期開始的頭一兩天之外，她通常對性不是很感興趣；莎拉看事情的角度也很負面。喬抱怨兩人的關係不夠親密，他對莎拉不感性趣，以及冷淡的態度感到生氣；他覺得她太消極，而他們之間疏遠的關係讓他感到很寂寞，他試著跟莎拉談這個問題，但她說她沒有問題，喬只是對她期望太多。

後來，喬來找我：「我想看看在找離婚律師之前，還有沒有什麼能做的。」我鼓勵他帶莎拉一起來，我先了解莎拉的情形：她長期覺得疲倦、壓力大而且消極負面，她覺得她可能性慾比較低，但她天生就是這樣。她媽媽一直很憂鬱，她五歲的時候父母就離婚了。我向莎拉解釋邊緣系統以及憂鬱的問題，然後我讓她服用抗憂鬱劑Wellbutrin（成分：bupropion），並叫夫妻兩人一起做心理諮商。

兩個月之後，她感到好多了，感覺比較有精神、專注，也覺得比較能與人往來打交道；除此之外，她的性慾也提升，兩人之間的親密關係也改善許多。

▍平靜vs.焦慮──基底核系統關係特質

當基底核系統運作正常時，人們往往平靜而輕鬆，他們凡事往好處想。整體來說，他們對未來抱持樂觀；身體狀況良好，自在的展現性感魅力，不會為了諸多身體病痛所苦，他們往往很輕鬆地表現出有趣、性感而且性致勃勃。

當基底核過度活躍時，人們往往會焦慮、恐慌、恐懼而且緊張；他們往往對未來抱持悲觀，而且老是想不好的事情會發生。他們以恐懼的心情過濾資訊，不會輕易相信別人；他們老是頭痛、背痛，身體還有一堆毛病。他們性致不高，因為身體經常處於緊繃的狀態，加上沒那個體力或心情去想有的沒的；大多數的回憶都充滿了焦慮與恐懼，他們老是憂心未來讓人忍無可忍。

影響基底核關係用語

⊕正面基底核關係的用語
　　「我就知道事情會搞定！」
　　「有問題時我能把它說出來，不會讓它惡化。」
　　「我的身體通常覺得很放鬆。」
　　「在新環境中，我通常很穩定。」

⊕造成負面基底核關係的話語
　　「我就知道這樣行不通。」
　　「我太緊張了。」
　　「我很害怕。」
　　「我不敢把問題提出來，我老是避開問題。」
　　「我呼吸不過來，這個情況讓我好緊張。」
　　「我今天晚上不行，我頭痛（胸口痛、背痛、肌肉痠痛等）。」
　　「你會做出傷害我的事。」

⊕基底核有問題的另一半的抱怨
　　「她很焦慮。」
　　「他很緊張。」
　　「他很火大。」
　　「他太介意別人怎麼想。」

「他總是預測最糟的狀況會發生。」
「她老抱怨不舒服（頭痛、胃痛）。」
「他不會處理衝突。」
「她不願意面對問題。」

雷恩是個緊張大師，他老是覺得最糟糕的狀況會發生，常往壞處想；他焦慮、緊張而且體弱多病（常常抱怨頭痛、背痛、肌肉緊繃）。他跟蓓西結婚十五年，剛結婚時，蓓西像母親般照料他，照顧他的病痛與不適，並且安慰他的恐懼與消極，她喜歡被需要的感覺，但長久下來，她對雷恩的牢騷和什麼都大驚小怪的傾向，感到非常厭倦。雷恩的焦慮和身體不適已經對他們的關係造成影響，她變得愛生氣、不體貼，與丈夫也變得愈來愈疏遠。

為了挽回兩人之間的感情，蓓西幫他們兩個人都掛了號。雷恩對看診一事感到很不高興，他抱怨他們看病很貴，諮商也不會有用的；他認為自己的毛病是生理問題，不是心理問題（事實上他說對了，他是基底核有問題），而且所有的精神科醫生都是神經病（我不會說所有的人都是瘋子，只是有點怪異）。

我第一次見到雷恩和蓓西時，我就發現雷恩的基底核明顯過度活躍，是過度活躍的基底核在破壞他們之間的關係；當我用醫學／腦部病理學的名詞向雷恩解釋他的行為時，他鬆了一口氣。

我運用溝通和目標設定的方式，協助這對夫婦改善關係，然後讓雷恩進行自我治療：我教他如何殺死那些會算命的螞蟻（自然衍生的負面想法 ANTs——他的螞蟻很難纏），並且帶領他使用**生物回饋法（教他如何溫暖雙手、讓肌肉放鬆還有用腹部呼吸）**，我還教他如何自我催眠。雷恩學得很快，很快地就感受到基底核處方的成效，他再也不把蓓西當醫生用，也很樂意跟真的醫生合作解決自己的病痛，而且開始樂觀看待問題，不再跟蓓西聊他的恐懼了。一旦雷恩的基底核問題得到治療，他們的婚姻治療就變得很有成效，關係也跟著改善。

專注vs.分心──前額葉皮質關係特質

當前額葉皮質正常運作的時候，人們就能按目標行事，並且有效的監督自己的言行舉止。他們能夠想清楚再說，而說出口的事對自己的目標也有正面的影響；他們可以三思而後行，行為與目標一致；他們能從錯誤中學習，並且不再犯相同的錯誤。除此之外，他們也可以集中精神並且專心地交談對話；實現承諾而且有條有理地完成瑣碎雜事；他們有辦法讓自己平靜下來，穩住陣腳，並能夠適當表達自己的感受；他們也不喜歡衝突、緊張還有紛擾。

當前額葉皮質活動低落時，人們往往無論說話或做事都衝動，常造成人際關係上嚴重的問題（例如脫口而出傷人的話）。他們只看眼前的當下，沒法耐住性子等待喜悅（我現在就要），無法從錯誤中學習而不斷地犯相同的錯誤，也沒辦法傾聽而容易分心。他們常常無法表達想法跟感覺，他們的另一半就會抱怨溝通不良。前額葉皮質活動低落的人很難坐得住，他們往往好動且不安。

除此之外，這些人對噪音、氣味、光還有觸碰往往也會特別地敏感，沒法子好好做完一件事、完成工作和對別人的承諾，而且常遲到。不只如此，前額葉皮質活動低落的人還老愛找麻煩，或做出高度緊張刺激的行為，讓他們的另一半感到生氣或是害怕（開快車、高空彈跳、介入陌生人的爭端吵架）。

影響前額葉皮質關係用語

⊕正面前額葉皮質關係的用語

「你對我很重要，今天我們一起度過美好的夜晚吧！」
「我愛你，我很高興我們能在一起。」
「我喜歡聽你說話。」
「約會我會準時到。」
「我們先把這些家事做完，待會就有多一些時間相處。」

「我不想吵架，我們先暫停一下，十分鐘後再來想辦法解決。」

「我以前犯過這種錯誤，我不會再犯同樣的錯了。」

⊕造成負面前額葉皮質關係的話語

「我不過遲到半小時而已，你幹嘛發這麼大的火？」

「你要搞清楚帳冊，就自己動手做。」

「我待會再弄。」

「我發覺聽懂你講什麼很不容易。」

「你就講啊！我可以一邊聽你講，一邊看電視跟看書。」

> 多說正面的話語少說負面的，能訓練自己有一個健康的腦袋。

「我無法表達自己。」

「一要表達自己，我就腦筋一片空白。」

「我不是故意外遇（透支、讓你在宴會上尷尬、說難聽的話）。」

「我就是坐不住。」

「那個聲音很煩。」

「我容易分心（聽人講話時、親熱時、玩遊戲時等等）。」

「我現在就要一個答案。」

「我現在就要。」

「我對我自己好生氣，這個錯我已經犯了好幾次。」

⊕前額葉皮質有問題的另一半的抱怨

「他很衝動。」

「她口無遮攔而且會插嘴。」

「他根本沒放心思在我身上。」

「她不讓我把意見講完，她說她想到什麼就一定要立刻說出來，不然就會忘掉。」

「他晚上睡覺一定要開電扇，快把我搞瘋了。」

「她常常無端挑起戰火。」

「他喜歡挑戰我講的每一件事。」

「她做愛時常心不在焉。」

「他都惡整小動物，讓我覺得很火大。」

「她就是坐不住。」

「他做事拖拖拉拉，老是事情做不完。」

「她每次都遲到，到最後一分鐘才在趕。」

瑞和琳達在婚姻諮商師的建議之下來找我，他們的三個孩子中有兩個有注意力缺陷症，但諮商師覺得瑞應該也有注意力缺陷症。

瑞經營一家生意很好的餐廳，他坐不住、衝動而且非常容易分心；每天花很多時間在工作上，因為他做事很沒有效率，且常有員工問題（經常因為他沒仔細審查資料就貿然雇用）。接受婚姻諮商是瑞的點子，因為妻子冷落他；他說他太太長期憂鬱、疲倦、憤怒，他告訴諮商師，「她不是結婚時的那個人了。」（這對夫婦第一次面談時，琳達就表示瑞說的都是事實；她變了）。

那是個再熟悉不過的故事情節，她嫁給瑞是因為他有趣、活潑、追求刺激（她其實有點拘謹）而且勤勞，可是她現在覺得她的人生變了調。患有注意力缺陷症的孩子不好帶，她覺得瑞都沒有協助她。她說：「他在家時，也沒陪在我身邊，總是在忙工作而且永遠忙不完。我好不容易搞定小孩他又去招惹，而且我也沒法子讓他專注在我身上，他真的靜不下來，我想要跟他說話時，我得跟著他在屋子裡打轉才行。」不只如此，瑞還做了幾個不甚明智的投資決策導致家裡負債，雖然他的事業經營得很成功。在接受婚姻諮商的幾年前，他曾經有過外遇，所以琳達覺得不能再相信他了。她感到孤立、寂寞而且憤怒。

毫無疑問地，我很確定瑞有注意力缺陷症，他從小時候起就靜不下來、衝動、過動、雜亂無章；雖然他看起來很聰明，但在學校表現得不是很好，好不容易才高中畢業。長期與注意力缺陷症患者一起生活的壓力開始讓琳達變了一個人，她從一個開朗、沒煩惱的人，變得憂鬱、憤怒又沉默寡言。我得改變這個情況！

我讓瑞服用一種興奮劑藥物Adderall，幫助他比較細心體貼和專心，工作上也比較有效率。我鼓勵他們繼續做婚姻諮商，修補過去的傷害；我也參與孩子們的治療情形，以確保他們服用正確劑量的藥物、瑞與琳達的教導方式是否有效（瑞和琳達常為孩子管教問題吵架）；我鼓勵琳達服用聖約翰草（先前在扣帶處方的章節中介紹的一種草本抗憂鬱劑）好讓她的邊緣系統恢復正常。接下來的四個月，這對夫婦明顯大有改善，連孩子都注意到不大一樣了。

▌變通vs.固執──扣帶關係特質

　　當扣帶正常運作時，人們能夠輕易轉移注意力，他們往往有彈性又懂變通，能夠在困難的處境之下仍看得到其他選項；他們總是能原諒別人的過錯，不會記著舊仇不忘；他們樂於伸出援手，也不堅持掌控情勢；他們會有正面積極的看法，而且對未來充滿希望，能夠面對人生的起起伏伏。

　　當扣帶過度活躍時，人們往往腦筋轉不過來，卡在一個想法上不停地想。他們常記仇，不肯輕易地原諒別人的過錯，固執沒有彈性，而且不肯變通；他們常常希望事情按照他們的方式去做，不然就生氣；他們難以面對變遷，好辯論、唱反調。

影響扣帶關係用語

⊕正面扣帶關係的用語

「沒關係。」
「我可以面對這種情況。」
「你希望怎麼做？」
「我們來配合吧！」
「我們合作吧！」
「你想怎麼做呢？」
「那個已經過去了。」

⊕造成負面扣帶關係的話語

「你多年前曾傷害過我。」

「我不會原諒你的。」

「我再也不是從前的我。」

「我老是擔心。」

「我老是在不好的念頭上打轉。」

「照我的方式做。」

「我沒辦法改變。」

「這是你的錯。」

「我不同意你的看法。」

「不要、不要、不要！」

「我不會做的。」

「我不想這麼做。」

「我對你很不滿。」

「我從來沒這麼恨你過。」

「這個永遠不會改變。」

⊕扣帶有問題的另一半的抱怨

「不原諒，也不放過任何事。」

「她老是翻幾百年前的舊帳。」

「每件事一定要按照他的意思。」

「他沒辦法開口說抱歉。」

「她會記仇一輩子。」

「他從不善罷甘休。」

「她很固執。」

「如果不完美，他就覺得它們一點都不好。」

「我不想要幫她，因為我必須完全按照她的方式做才行，不然她就會失去理智。」

「他每件事都跟我爭。」

「她老是唱反調。」

「他不願意嘗試新的事物。」

羅絲和賴利結婚已二十二年，其中二十一年都是不愉快的。我是他們找的第六個婚姻諮商師，他們是一對非常固執的夫婦。賴利有次聽了我在舊金山一場有關酗酒者的子女的演講，他聽到與扣帶迴相關的問題，覺得講的情況像是他太太的問題；他買了一卷我的錄影帶回家給羅絲看，羅絲看到當中談到如何協助一些腦部不協調的夫婦時，她很吃驚發現自己就是如此──

羅絲在一個酗酒家庭中長大，青少年時期她也酗酒和吸食大麻，長大成人後有週期性憂鬱症發作，令婚姻問題更加惡化的是她的固執：事情一定要按照她的方式來才行，不然就會脾氣爆發（雖然她自己不知道，而且也不喜歡這樣）。

根據她先生的說法，她是「全世界最會擔心的人」。他們家乾淨無比，「總統可以在任何時間來我們家坐坐，」她丈夫說：「我不知道她幹嘛那麼拼命打掃，我們又不是很髒。她很會記仇，把好幾年前的事情拿出來講好幾遍。如果她喜歡某個人，她會是一個很好的朋友；如果有人惹毛了她，她會一刀兩斷，再提到這個人她就會發火。她跟她媽媽在某年的聖誕節為一件小事吵架後有十八年沒說話了，她從不說對不起。」

賴利說什麼她都會反對，賴利抱怨說：「我覺得我們只是為了爭論而爭論。」引起爭執的起火點也都是不重要的事。性生活是一個嚴峻考驗，全部情境都要按部就班來才可能有得吃，「如果我直接說要的話，請老天保祐我吧！」

當我問賴利為什麼還不放棄這段婚姻時，他回答不知道。他在天主教家庭長大，他覺得他有義務維持下去，他在工作上得到滿足，接著就花愈來愈多的時間在工作上，而且他覺得羅絲盡力了，她每次都會預約婚姻諮商的時間，也承諾會維持這段婚姻。

我很驚訝竟然沒有人想到要帶羅絲去看精神科醫生，之前的治療師沒

有一個考慮到這對夫妻之間問題的重要因素很可能是大腦出問題，他們一心想要幫助他們的行為，卻完全沒想過驅動行為的硬體是否運作正常，真是厲害！

在我治療這對夫婦前，我想先看看羅絲腦的功能情形如何，他們長期對婚姻不滿意，加上多次婚姻諮商失敗，我猜一定有干擾親密關係的腦部模式。果然不出我所料，羅絲的扣帶是我見過最活躍的，難怪她沒法子轉換注意力，如同她腦部的排檔卡住了，無法轉換到新的或是不同的思考模式上。我讓她服用樂復得（含血清素的抗憂鬱劑）來改善她的心情與彈性。我向這對夫妻解說扣帶如何運作以及與扣帶相關的問題，還教導他們扣帶處方。除此之外，我協助他們以新的論點來看待以前的行為，治療過去的傷痛。

經過四個月的藥物和心理治療，他們倆相處的狀況改善了許多：在一起的時候開心多了，賴利無須擔心被拒絕而不敢要求親熱，再也不用玩「扣帶戲碼」；因為家裡的氣氛變好，所以他待在家裡的時間也變長。羅絲打電話給她媽媽並和她重修舊好，她持續服用樂復得三年，然後逐漸停藥，當某些問題又浮現時她就再服藥。

▍記性好vs.健忘──顳葉關係特質

當顳葉正常運作時，人們往往情緒比較穩定，他們能夠處理並清楚地了解別人說話的含義，能擷取談話中的字句，並且精確的察覺別人的情緒狀態。他們自己脾氣控制得宜，而且記性好，也因記性好，所以他們對於本身的過去和身分有著一分認同感。

當顳葉運作不正常的時候，人們往往會容易出現記憶方面的問題，他們沒有辦法回溯本身過去的經歷與身分，而且在情緒上總是起起伏伏，變化很大。他們往往脾氣不好、愛生氣、常常有暴力的念頭，並且藉著攻擊性的言語來抒發不滿情緒；他們常常會錯誤地解讀別人的意思，而且似乎有點偏執；他們經常會出現茫然或是困惑的感覺，搞錯人家跟他們說什麼的真正意思。

影響顳葉關係用語

⊕正面顳葉關係的用語

「我記得你交待我做的事。」

「我們之間的感情一路走來我都記得清清楚楚。」

「我心平氣和。」

「我能用文字表達我的感受。」

「我可以看得出那個人是開心、難過、生氣,還是無聊。」

「我脾氣控制得很好。」

「我記性很好。」

⊕造成負面顳葉關係的話語

「我老想不起來。」

「我常誇大事實。」

「我很容易生氣,我脾氣不好。」

「我情緒老是起起伏伏。」

「我往往會有一些很恐怖、暴力的思想。」

「我很難靜下來閱讀。」

「我常誤會別人的意思。」

「我對人很敏感,常覺得別人在講我什麼。」

「我不太會看臉色。」

「與人交談時我常詞不達意。」

⊕顳葉有問題的另一半的抱怨

「他常動作上或言語上帶有攻擊性。」

「她捉摸不定。」

「他記性很差。」

「她不會看狀況。」

「他很情緒化。」

「她誤解事情的本意。」

「他很容易出神。」

「她好像沒法靠看書或聽人指示學會，你一定要示範給她看才行。」

唐跟雪莉開始做治療時，結婚才四年而已，唐有很嚴重的脾氣問題，他曾對雪莉動手三次而被控傷害重罪，其中一次他喝醉了，但另外兩次則是滴酒未沾。雪莉的家人覺得她還跟他在一起真是瘋了，但雪莉說她愛唐，而且希望婚姻能繼續走下去，她說她想到留下來就害怕，想到離開又感到難過，但她知道不該再有暴力。唐每次動粗後就說抱歉，他哭很久好像真的很抱歉。當治療師發現唐十七歲時騎機車出意外，頭部重傷後，他建議唐找我做檢查以了解情況。

唐跟雪莉好像彼此真心相愛，但他無法解釋自己的問題，而且他否認有意傷害雪莉，「我只是失控。」他說。我發現唐有看到黑影，還會有一陣陣的茫然感；他說他會詞不達意、記性很差、情緒化、捉摸不定而且善變、對陌生的事物卻有奇怪的似曾相識感；唐常常搞錯意思，他覺得有很多人想傷害他。

在那次機車意外中，他為了閃一頭鹿而轉向往左側摔下去，他帶著安全帽的頭在地上滑行二十四公尺遠。

我相信他的顳葉有問題（可能是左邊），經SPECT檢查也證明確實有問題。我讓唐服用癲通（一種抗癲癇藥劑）以穩定左顳葉的活動，三個星期之內，他就變得比較穩定，較不憤怒，而且也不再那麼容易激動。「現在要我發火不是那麼容易了。」他說。另外，雪莉也注意到唐近乎立即的轉變，「他比較放鬆、穩定，而且變得更放得開了，不像以前那樣容易不高興。」他們的治療師持續協助唐和雪莉好幾個月，並根據新資料教導他們寬容與了解。

我們必須明白一個很重要的道理，一個人不一定只有一個問題，有些很難對付的夫妻，兩個人有多種的腦部模式問題，處理婚姻問題時，一定要考慮到腦部的因素才是。

婚姻處方箋

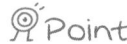多夫婦在婚姻中波折不斷並非他們所願,而是因為他們潛在的腦部模式干擾著夫妻感情,有時候藥物可以幫助減輕這些問題。在前面的章節中已經分別討論各腦部系統所適合的藥物,我看過許多對夫妻因使用藥物而拯救了這段婚姻。

Point

有關夫妻使用藥物的補充小提醒

1. **注意藥效消失的時間,並且特別小心不要在那時起衝突。**有一些藥物,像是興奮劑,藥效有一定的時間,如果藥效是在晚上的八點左右消失,那麼不要在晚上十點半提起會引起情緒激動的話題,對藥物的藥效週期要特別留意。

2. **注意藥物對性功能造成的副作用**,有一些用來治療腦部異常的藥物,可能會改變性功能或是性慾。增加腦中血清素分泌的藥物,例如百憂解、Paxil、樂復得、安納福寧、Effexor,以及無鬱寧,常常會降低性慾或是延緩達到性高潮的能力,如果有這種情形發生時,醫生有些對策可以協助減輕這些問題,例如加開銀杏或是抗憂鬱藥劑Wellbutrin。

  把這些問題告訴你的醫生,並且把可能造成的藥物副作用告訴你的另一半,讓對方知道你不是在針對他/她。

3. **服藥要有耐性**。許多人服用之後,如果沒有立即見效就會提早停藥,有時候要延長一段時間來嘗試好幾種藥後才會有效果,所以要有耐心。

很顯然地,服用藥物只能解決人們的部分問題而已。所以我根據腦部造影技術的研究,設計了一些非藥物的腦部系統處方,幫助有問題的夫婦,我將這些處方按我們先前所討論的腦部系統加以劃分,當然系統與系統之間可能有重複的處方,但我覺得這些對夫婦很有幫助。「自我」處方是針對腦部系統有問題的那些人,「伴侶」處方則是給另一半腦部系統有問題的人。

憂鬱處方——
給有邊緣系統問題困擾的人

Step1 自我處方

①**花時間相處**：人與人之間的情感聯繫在任何一種人際關係中都很重要，你需要真的花時間與另一半相處。愈是不常在一起，兩個人的情感聯繫或是邊緣系統的連結就會愈薄弱。

②**要氣味迷人**：挑對方喜歡的香水然後擦得香香的，邊緣系統直接處理嗅覺，氣味對你們的關係可以帶來正面或負面的影響。

③**建立正面的回憶**：專注在彼此享受的美好時光上，邊緣系統儲存了富有情感的情緒記憶。當你專注這段關係中負面的事情，你就會覺得彼此更疏遠，而當你專住在這段關係中的正面部分，你會感到更加緊密相繫。

④**觸摸彼此**：觸摸具有療效，夫婦要常牽手。性愛與非性愛的觸摸都是親密關係中不可缺少的，觸摸能讓邊緣系統冷靜下來，進而穩定情緒。

⑤**殺死ANTs螞蟻**：自然衍生的負面思考會騷擾且破壞感情（見第二章）。不要相信自己的每一個念頭，專注思考另一半正面、令人振奮、有益的事情，這會讓你的腦部功能大為不同，進而影響你們的感情。

Step2 伴侶處方

①**不要讓另一半把自己封閉起來**：雖然憂鬱時就會如此，但這會讓狀況更糟。鼓勵另一半多參與些活動並與人親近。

②**觸摸另一半**：對於感到孤獨的人來說，輕拍背或是觸摸肩膀、手可以帶來強烈的慰藉。情感的連繫是非常重要的。

③**如果另一半失去性慾，不要認為那是針對你**：憂鬱症常帶來性方面的問題，設法讓對方得到協助。

④**幫對方照料家務和小孩**：邊緣系統問題常造成精神不濟、注意力不足，另一半會不知所措且需要協助，不了解狀況反而變得挑剔，會讓事情更糟糕。對方需要理解、關心和支持，不是批評。

⑤**向醫師求助**：如果邊緣系統問題影響到腦部功能運作時，一定要讓對方接受醫師的協助，邊緣系統問題通常都是可以治癒的。

⑥**照顧好自己**：和一個憂鬱的人結婚是很辛苦的事，要幫自己加油。

焦慮處方——
給有基底核問題困擾的人

Step1 自我處方

①**殺死會算命的ANTs螞蟻**：事情還沒發生就預測會有失敗、痛苦、不開心的結局，常常會破壞感情。清楚的思緒是感情中不可或缺的一部分，不要相信自己所有的念頭。

②**往好處想**：快樂的祕訣在於用正面的態度看待未來，你的思想可以促使心中所想的事情成真。基底核有問題的人往往預測最糟的狀況，而他們的想法就真促成不好的情形發生。當你看到彼此關係中美好的事，那就做努力讓那些事情更容易成真，期望最好的結果。

③**控制你的呼吸**：焦慮、緊張以及失控的行為發生前，時常會有淺短急促的呼吸。在焦慮或緊張的狀態下回應另一半之前，先深呼吸一口氣，屏息三秒鐘，然後再慢慢吐氣（大概五到八秒鐘），這樣做三、四次之後，腦部會充滿氧氣，你就感到比較放鬆，那麼你就比較有可能做出更好的決定。

④**處理衝突**：維持良好關係的方法之一就是有效地處理衝突，每當夫婦埋藏彼此的差異或是拖延處理衝突時，焦慮、緊張、破壞性的行為就隨之而來。在情感關係裡培養協商和衝突處理的技巧很重要（見第三章的處方六），而以和解且相互尊重的態度來處理亦為重要。

Step2 伴侶處方

①**幫助你的伴侶往事情的光明面看**：幫助對方往好處想，而不是往壞處想，一起加入殺死未卜先知的ANTs螞蟻吧！

②**不要因對方的焦慮或負面預測而感到火大**：用溫和的言語和觸摸來安撫對方。

③**調整自己的呼吸速度來協助另一半呼吸**：人們常不自覺地模仿他們的另一半，當你慢慢地呼吸時，對方很可能也跟著用緩慢的方式呼吸，自然而然地緩和了對方的焦慮。

> 當感到焦慮或緊張時，先深吸一口氣，屏息3秒再慢慢吐氣，做個3～4次；你會放鬆一點，也較不會做出錯誤的決定！

④**鼓勵**：鼓勵對方以有效的方式面對衝突。

分心處方——
給有前額葉皮質問題困擾的人

Step1 自我處方

①**專注在你想要的事情上**：清晰的焦點對感情關係是必須的，我曾要求許多夫婦寫下兩分鐘專心聲明，在一張紙上，他們寫下他們夫婦關係中溝通、相處時間、金錢、工作、親子、性愛方面主要目標為何，然後把聲明紙貼在他們看得見的地方，每天唸一遍，這樣可以幫助他們保持良好的行為。

②**專注於對方讓你喜歡的地方，少注意不喜歡的地方**：這會鼓勵對方表現正面的行為，想想我們如何訓練寵物：牠們每次犯錯就打嗎（這樣不會訓練牠們做任何事，只會讓牠們想避開你）？還是牠們每次做對了就獎勵？專注在你喜歡的事情上，你就可以得到喜歡的事情。許多前額葉皮質有問題的夫婦都喜歡用找麻煩的方式來刺激自己，自然會注意感情上的問題，讓他們更不開心，而不自覺給了他們要的刺激。專注在負面行為會讓別人對你敬而遠之，負面態度會毀了彼此的感情。

③**新鮮有趣的正面刺激很有幫助**：尋找新鮮有趣的方式來刺激彼此的關係。前額葉皮質會找尋刺激，為保持關係的新鮮與活力，擁有新鮮、有趣、刺激的經驗非常重要。尋找一起從事新鮮事物的方法，例如分享嗜好、一起去新地方，或是嘗試新的性愛經驗。

④**學著說對不起**：承認錯誤並且表達歉意，對保持關係的健全非常重要。如果前額葉皮質運作不良時，人們的內部監督會不良，而出現衝動性的言語或是行為。錯誤發生時，一定要道歉，讓對方知道你很抱歉是很重要的一件事。很不幸地，很多人不太擅長開口說抱歉，反而想法子證明為什麼說了或做了傷人的事。學習道歉並且為自己的錯誤負責。

⑤**在開口或是行動之前要三思**：深思熟慮和深謀遠慮，是一段良好的感情中不可或缺的東西，在說話和行動前，先問自己：這樣是否符合你為彼此關係所設定的目標？你的行為是幫助還是傷害彼此的感情？監督自己的言行舉止，對健全的關係很重要。

Step2 伴侶處方

①**不要成為對方的利他能**：由於前額葉皮質會尋求刺激，許多人會不自覺地以負面的方式來尋找刺激，在不自覺的情況下惹惱另一半，讓你吼叫，讓你生氣；如果你注意到這樣的情形即將要發生時，應該舉止更加穩定，想辦法讓自己不要吼叫或是情緒緊繃，覺得自己快要爆發時，深呼吸或是休息一下，讓自己恢復自我的控制。

②**注意好的一面**：改變自己的行為，多注意喜歡的事物，少注意自己不喜歡的事物。前額葉皮質有問題的人自尊心低落，需要他們所愛的人給予鼓勵以及正面的肯定。

③**幫助另一半有條有理**：通常前額葉皮質的典型問題就是雜亂無章，與其抱怨亂七八糟，如果對方願意的話，不如幫助對方整理得更有條有理會更好。

④**約看診時間，然後開車帶對方去看醫生**：前額葉皮質問題通常伴隨著健忘、拖拉以及抗拒否認的症狀，一拖就拖好幾年，直到嚴重到非看醫生不可。專業協助的效果很好，我常看到患者的另一半陪他們來檢查和治療。不要等到對方有念頭或是決心想改變──你可能得要等很久。

⑤**如果必須服藥，提醒對方記得服藥**：提醒時不要用高高在上的語氣說話，像是「你吃藥了嗎？你這樣是不對的。」相反地，要用溫柔（不帶嘲諷）的提醒，或幫對方設計提醒方式，例如服藥盒、服藥日曆等。

鑽牛角尖處方──
給有扣帶問題困擾的人

Step1 自我處方是否

①**注意自己是否卡住**：打破惡性循環的第一件事，就是看你是否能察覺自己身在其中，注意到自己陷入重複的負面行為模式，才能做出不同的對策。如果你通常會一直講個不停試圖表達你的論點時，停下來說：「我講完了，你有什麼要說的？」然後安靜一段時間，好好聽聽另一半有什麼想法。

②**事情變棘手時先暫停一下**：如果你發現事情陷入負面扣帶的循環中時，先暫停一下。一旦察覺自己的聲音、身體或是言辭上，呈現緊繃狀態的話，先分散自己的注意力或是暫停一下。

③**停止嘮叨**：嘮叨會破壞感情，應該停止。嘮叨──抱怨個不停──在扣帶有問題的人身上很常見，對感情會造成很負面的影響。如果你發現自己一直反覆講個不停時，不要再唸了，扁一個根本沒在聽你說話的人既沒效果又令人火大，找別的方式發洩你的不滿吧！

④**寫下問題和解決方法很有幫助**：當你陷入僵局時，把問題、建議還有解決之道寫下來，寫下這些困擾彼此感情的問題通常很有幫助。利用下面的解決問題模式：寫下問題（例如花太多錢），寫下解決方法（花少一點、做預算、把信用卡剪掉），然後從中選擇。把問題寫下來幫助你把問題拋開，避免吵個不停。

⑤**一起運動**：運動能促進腦中血清素分泌，讓人較有彈性、不固執。

⑥**攝取碳水化合物的點心**：碳水化合物（全麥麵包、蘇打餅乾、優格等）常讓人情緒變好，並幫助扣帶有問題的人變得比較有彈性。低血糖通常會導致人生氣易怒。

Step2 伴侶處方

①**注意你的另一半是否卡住**：打破惡性循環的第一件事，就是看你是否能

注意到對方身在其中，察覺對方是否陷入重複的負面行為模式，才能讓你幫助對方而不是火上加油。舉個例子，如果你發現對方都沒在聽你說，只是很堅持自己的立場時，先深呼吸然後認真聽對方怎麼說，想辦法做些什麼來打破這惡性循環。

②**事情變棘手時先暫停一下**：若你發現另一半陷入負面扣帶的循環中，設法調整步調。如果你發現對方 再重複一樣的話，而且怒逐漸升高，想辦法分散他的注意力，或是先從問題中抽身出來。就像我之前所說，最有效的一招，就是事情變得棘手時，要學會跑廁所開溜。

③**有效對付嘮叨**：嘮叨可能是過度活躍的扣帶，或者是因為你沒在聽另一半說話所造成。當你聽到某個人一直抱怨你時，讓對方知道你有聽進去。問問另一半你該怎麼做才能改善這個情況，並且明確地告訴對方你有聽進去，拜託不要再說了；用好口氣跟對方說，該怎麼做才好。

④**一起運動**：運動能促進腦中血清素分泌，並且常讓人（包括夫妻）變得比較有彈性、不固執。

易怒處方──
給有顳葉問題困擾的人

Step1 自我處方

①**利用提醒小物來幫助感情保持新鮮**：提醒小物可以製造很不同的效果，讓對方覺得你是否關心，以及他對你是否重要。在忙碌的生活步調中，常會忽略對我們最重要的人。使用記事本、標誌、電腦的提示軟體，還有便利貼等，可以提醒你將注意力轉移，讓你愛的人感到被愛。花束（邊緣氣味）、卡片、CD及愛的小紙條，能幫助你的另一半記得你的愛和關心。顳葉有問題的伴侶需要持續的提醒，讓他把你放在心上。

②**一起聆聽美好的音樂**：音樂有治療的效果，而且往往對感情有正面的影響。如我們所知，音樂可以提升情緒，強化學習與記憶。利用美好的音樂來增進你和另一半的關係吧！

③**一起律動**：一起活動能幫助維持親密感，跳舞、手牽手散步還有關愛，都是有助增進感情的活動。它們強化情感的連結還能提供節律，幫助鞏固相聚的回憶。

④**記住最美好的時光**：幫彼此建立感情回顧史中正面的記憶，定期重讀愛的卡片和情書，讓這段感情一直保持開心的狀態。

⑤**有效處理憤怒**：當你了解你有顳葉的問題造成憤怒情緒後，好好練習有效管理憤怒的方法。深呼吸、修正負面念頭，還有良好的溝通，都是有效管理憤怒的策略。除此之外，一定要遠離酒精與毒品，它們可能引發顳葉脆弱的一面，讓憤怒一發不可收拾，造成嚴重的傷害。

⑥**知道自己有對別人行為很敏感的傾向**：顳葉有問題時，通常都會伴隨輕微的偏執。當你覺得別人對你很不好時，先了解一下情形，不要直接就相信你的負面想法或感覺，先查清楚。

⑦**蛋白質的點心很有幫助**：含蛋白質的點心（起司、堅果、肉類、水煮蛋）可以穩定血糖，緩解因顳葉不正常所造成的問題。

Step2 伴侶處方

①**不要認為是衝著你來**：顳葉有問題的人常因負面思考、憤怒和輕微的偏執使得感情不順，幫助另一半看清這點，但不要認為這些是針對你。

②**認真看待憤怒**：有時候顳葉怒火會一發不可收拾，當你看到另一半怒氣升高時不要火上加油，特別是對方有毒物濫用的情形。輕聲說話，暫停一下，並且認真聆聽，讓對方吃點東西可能也有幫助。不要在顳葉有問題的另一半旁邊吸食毒品，你愈是吸食，對方就更可能跟著你一起吸食，那事情真的會更難以收拾。

> 和具攻擊性的另一半相處時，不妨時常把蛋白質點心帶在身上！

③**帶點心**：把蛋白質點心帶在身上。

④**必要時就醫**：當顳葉問題影響到日常生活時，務必協助另一半就醫，這些問題通常都是可以醫治好的。

利用這些處方來強化生活中的愛，愛讓生命更有意義。

Part 3

訂做一個健康腦,今後幸福無憾

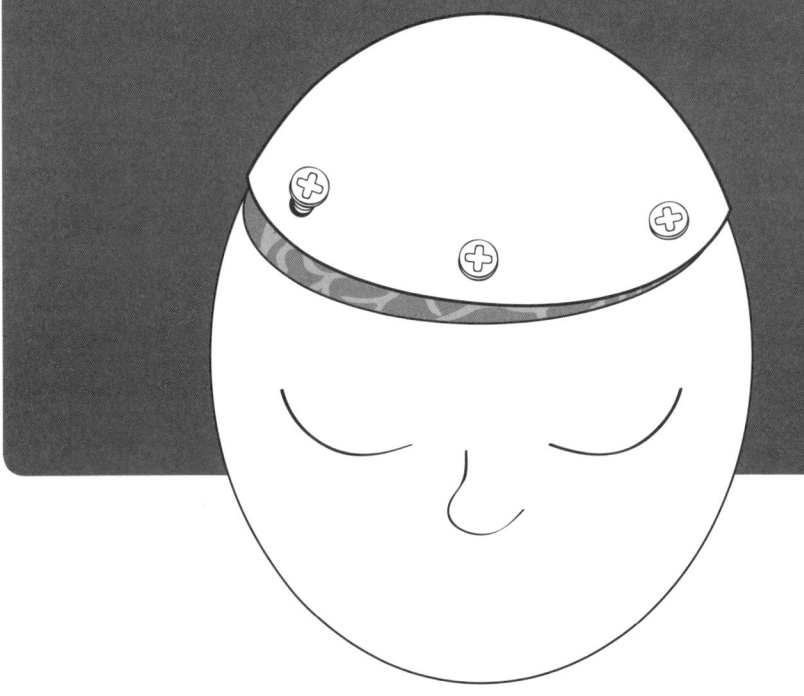

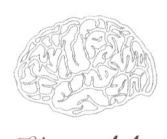

Chapter 11

護腦100招,預防不幸人生
－讓大腦健康的生活撇步－

多喝水(每天一千四百至一千八百西西),
正面又健康的思考,
讓自己散發美好的氣味,
學著用腹部呼吸,
隨時哼哼唱唱,
不要喝太多咖啡因飲料,
不要用頭頂足球,
不要高空彈跳,
不要預測會有最糟糕的結果,
不要聽有害的音樂……

預防勝於治療,讓腦袋不生病!

據我與其他多位神經科學家的研究，我列了一張該做與不該做的清單，幫助你強化腦功能，並且開始戒除破壞你理想人生的壞習慣。

▌現在開始這麼做

1. 在高風險的危險場合要帶安全帽。
2. 多喝水（每天一千四百至一千八百西西）讓身體水分充足。
3. 健康飲食，按腦部不同的需求來調整攝取蛋白質和碳水化合物食品的比例。
4. 按醫生的指示來服用銀杏。
5. 正面又健康的思考。
6. 愛護並且養壯你內心的ANTs食蟻獸，把所有負面思考的螞蟻通通吃光。
7. 每天花點時間關注在你生命中很珍惜的事物。
8. 看迪士尼電影《波莉安娜》。
9. 花時間跟正面又積極的人在一起。
10. 多花一些時間跟你視為模範的人在一起（相處愈頻繁，你就愈可能變得像他）。
11. 磨練「待人接物」的技巧，讓你與別人更親近並強化腦部邊緣系統的連結。
12. 用關心及給予幫助的口氣跟人說話。
13. 讓自己散發美好的氣味。
14. 建立充滿美好回憶的倉庫。
15. 讓某個人的生命因你而不同。
16. 運動。
17. 跟你所愛的人保持聯繫。
18. 學著用腹部呼吸。
19. 每天學習並善用自我催眠和靜坐。
20. 記住十八／四十／六十法則（參見第一〇九頁）。

21. 有效地面對並且處理有衝突的情形。
22. 為生活訂定明確的目標（感情、工作、金錢以及自我）而且每天都要重申一遍。
23. 專注在你喜歡的事物並且少理會不喜歡的。
24. 收集企鵝，不然至少寄企鵝給我。
25. 讓生命有意義、目的、興奮和激情。
26. 常與別人有眼神的接觸並且微笑以對。
27. 考慮嘗試腦波生物回饋或是視聽刺激來強化腦部功能。
28. 察覺到自己的思緒卡住時，趕緊分散注意力，晚一點再回頭來處理這些問題。
29. 脫口說「不」前請三思。
30. 每次感到自己卡住時，把意見及答案寫下來。
31. 當你思緒卡住時找別人商量（通常只要把卡住的感覺講出來，就能開啟新的解決之道）。
32. 記住並且每日背誦寧靜禱文，每當有困擾時也背誦（主啊！求祢賜我寧靜的心，去接納我所不能改變的事物；賜我無限勇氣，去改變那有可能改變的東西；並賜我智慧，去認識這兩者的差異）。

> 多和積極正面或是你視為模範的人在一起，會有好的影響！

33. 當你無法成功說服卡住的人時，先暫停一下，待會再說。
34. 跟扣帶有問題的人相處時要用唱反調式的要求。
35. 一開始就要讓天生愛唱反調的孩子留意你說的話（以堅定、慈祥、有權威的態度）。
36. 每天學習新的事物。
37. 加強你的記憶技巧。
38. 隨時哼哼唱唱。
39. 讓美妙的音樂成為生活中的一部分。
40. 讓美好的氣味成為生活中的一部分。
41. 時常觸摸別人（適當地）。
42. 跟伴侶做愛。

43. 生活作息要規律。
44. 必要時求助於有經驗的心理治療師。
45. 利用EMDR心理治療來治療創傷。
46. 注意頭部受傷，即使輕傷也不能掉以輕心。
47. 必要時在醫生的指示下服藥。
48. 必要時在醫生的指示下服用草本藥物。
49. 面對濫用毒品的人時要考慮是否有潛在的腦部問題。
50. 幫闖了大禍的人做詳細的腦部檢查。

馬上停止這麼做

1. 孤立發育中的嬰兒。
2. 懷孕時喝酒、抽菸、吸毒或是攝取太多的咖啡因。
3. 忽略不合常理的行為。
4. 躺在家裡從不運動。
5. 忽略腦震盪。
6. 吸菸。
7. 喝太多咖啡因飲料。
8. 喝太多酒。
9. 吸毒（千萬別碰海洛因、毒蘑菇、天使塵、大麻、可待因、安非他命——除非是醫生開給你治療注意力缺陷症的劑量）。
10. 飲食上不考慮什麼食物對腦最有益。
11. 開車不繫安全帶。
12. 做有可能會造成腦部受傷的活動，如騎機車、腳踏車、滑板、直排輪、滑雪板等時不戴安全帽。
13. 用頭頂足球。
14. 生氣時撞頭（要保護喜歡撞東西的小孩的頭）。
15. 高空彈跳。
16. 跟吸毒、打架或是從事其他危險性活動的人一起。

17. 讓呼吸變得無法控制。
18. 非黑即白的思考模式。
19. 以「總是」、「從不」、「每次」、「每個人」這些全面否定的字來思考。
20. 專注於生活中的負面事物。
21. 預測會有最糟糕的結果。
22. 只按照自己的感覺思考。
23. 試圖解讀其他人的心思。
24. 為自己的問題責怪別人。
25. 把自己或是別人貼上負面標籤。
26. 用罪惡感來打擊自己或是別人（非常沒效果）。
27. 把跟自己無關的情況攬到身上。
28. 讓ANTs螞蟻爬滿身。
29. 對另一半以性作為武器。
30. 用憎恨的態度與人交談。
31. 把別人推開。
32. 置身於有害的氣味中。
33. 與有害的人為伍。
34. 太在意別人怎麼看待你（其實他們壓根兒沒在注意你）。
35. 讓自己的人生沒有方向和計畫地隨波逐流。
36. 收下他人的刺激誘餌。
37. 變成某人的刺激物。
38. 讓念頭盤踞腦中不去。
39. 脫口就說「不」；先想一下他們的要求是否符合你的目標。
40. 脫口就說「好」；先想一下他們的要求是否符合你的目標。
41. 跟思緒卡住的人吵架。
42. 當你感到擔心、憂鬱或是恐慌時把自己孤立起來。

> 咖啡因、酒精、毒品即使少量都有可能降低你大腦的功能，絕對不要上癮。

43. 允許天生就愛唱反調的孩子跟你唱反調。

44. 聽有害的音樂。

45. 責怪毒物濫用者有道德上的缺陷。

46. 需要吃藥卻不肯吃藥。

47. 自我治療；當你有問題時，要找專業人員協助。

48. 否認自己有問題。

49. 不肯聽愛你的人的建議去尋求協助。

50. 為了表示憤怒就不肯對所愛的人付出關愛、觸摸或是共處一室。

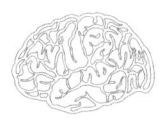

Chapter 12

不要鐵齒！就醫的時機與管道
－該找醫師就要找醫師－

我們都習慣能不上醫院就不上醫院，
但是當我們無法自己解決問題，
就是「不要再鐵齒」的時候了！

{ 這章要回答四個我常被問到的問題：
什麼時候該尋求專業協助來處理這些問題？
如果我摯愛的家人不認為需要幫助怎麼辦？
如何找到合適的專業協助？
什麼時候該做SPECT檢查？

何時求助？

這個比較容易判斷。我會建議人們在態度、行為、感覺，或是想法妨礙到現實生活獲得成功時——不論是感情上、工作上還是自我內心上，而自救的方式又無法完全理解或克服這些問題時，就要尋求專業協助。我們來看看這三種（感情、工作、自我內心）情況：

如同前面所述，潛在的神經生物問題會破壞人與人之間的感情。如果你或是你知道的某人有這類問題，並且已經影響到人與人之間的感情品質的話，就該尋求協助。通常要先處理心理生物問題後，才能治療對方的心

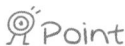Point

腦部系統問題對感情關係造成的妨礙
◎憂鬱會讓一個人覺得疏遠、不感性趣、易怒、不專心、疲倦和負面消極。除非他們的另一半了解這種毛病，不然會有感情問題。憂鬱症患者的離婚率是一般人的六倍。
◎焦慮會讓人覺得緊繃、不安、身體不舒服、依賴，還有想避免衝突。伴侶常將焦慮及生理症狀誤會成抱怨或是撒嬌，並未認真看待對方的不適。
◎強迫或是過度專注的傾向，如我們所知，會造成思考僵硬、唱反調或好爭論的行為、記仇、長期感情上感到壓力，如果想建立起一段感情，尋求專業協助是必須的。
◎前額葉皮質問題，例如注意力缺陷症，常因衝動、好動以及容易分心的行為，而破壞感情，如果沒有專業協助的話，很有可能會造成感情或是家庭不和。
◎顳葉問題可能會造成憤怒、發脾氣、情緒不穩定、誤會他人的意思以及難以忍受挫折。我曾經見過這些問題破壞美滿的感情。

理問題，我常用電腦作為比喻：你需要先修理好電腦硬體的部分，才能有效運用複雜的軟體。

基本的腦部問題得接受治療，才能修復、治療感情。

潛在且未被注意到的腦系統問題也會影響到工作，如果你或是你認識的某人有這類問題，並且已經影響工作的話，就該尋求協助。解決這些問題可能會讓工作氣氛整個不一樣起來。

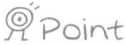Point

腦部系統問題對工作造成的妨礙

◎憂鬱會使人在工作上負面消極、不專心、疲倦、沒有鬥志、覺得別人老是針對自己，或誤會別人的意思；這樣的員工可能會對其他員工的士氣造成負面影響，而且會不自覺的影響他們都用負面的角度看事情。憂鬱的人請病假的次數也比一般人多。

◎有焦慮症的人常常很緊繃、身體不舒服，還會躲開衝突，焦慮的程度造成他們有依賴性，需要別人盯著。而且焦慮往往具有傳染力，身邊的人也開始凡事往壞處想。這對工作團隊會有不好的影響，讓人擔心而不是充滿希望。

◎強迫或是過度專注的傾向，會造成僵硬的思考循環，員工或是雇主往往變得較為易怒、唱反調或是好爭論，他們也常記仇，不肯原諒別人，造成長期職場問題。

◎前額葉皮質問題，例如注意力缺陷症，常造成工作上許多的問題，例如老是遲到、沒效率、沒按時完成工作、衝動做決定以及愛找麻煩的行為。

◎顳葉問題常會影響工作，我敢打賭多數的職場暴力都與顳葉疾病有關，最常出現的工作問題有：情緒不穩、不按牌理出牌、難以忍受挫折、錯誤認知、會錯意以及記性有問題；憤怒、誤解和輕微的妄想，都可能在工作團隊裡造成大災難。

快被炒魷魚的班

讓我舉個腦部系統問題如何影響到工作的例子：

班正瀕臨被炒魷魚的處境，他常遲到、雜亂無章、健忘、無法如期完

成工作，而且還怠忽職守。他的上司放任他的行為，因為她覺得班心腸很好，而且他有心想把事情做好，但上司的老闆想把班炒魷魚，他認為班的行為破壞部門團隊紀律和士氣。班的上司是我的病人，正接受注意力缺陷症的治療，她在班身上看到許多自己的特徵。有天她告訴班自己的過去，求學時不守時、雜亂無章、容易分心，而且還拖拖拉拉。她說她患有注意力缺陷症，而且在治療後覺得自己完全變了一個人；她告訴班大老闆要開除他，但她說服大老闆再給他一次機會，如果他的情形跟她類似的話，她建議班應該尋求專業協助。班聽完後便開始哭了起來，他的情形跟上司一模一樣，在學校時表現不佳、沒法子專心、雜亂無章、作業從沒準時交，學業成績也不好。他沒想到上司這麼關心他，並且試著幫助他，大多數的雇主會直接把他開除掉，就像上司的老闆一樣。

班有典型的注意力缺陷症，透過藥物以及有組織性的治療後，班的行為大幅改善，他的上司和公司其他高層都見到班驚人的轉變，公司省下找人、訓練新人替補班的費用，而班也非常感謝公司再給他一次機會，還提供他就醫所需的資訊，他這輩子可能都是這家公司的忠誠員工吧！

發揮自己的好腦袋

　　腦部系統問題造成的心理問題可毀了人生、感情、還有事業，因此必要時尋求幫助是非常重要的一件事，且不要過度驕傲而不肯就醫亦非常重要，自尊常毀了感情、事業甚至生命。有太多人覺得，如果他們尋求專業協助，就代表自己比別人差，我常跟我的病患說，以我的經驗來看，「成功的人才會在需要時找尋協助」。成功的企業家遇到自己無法解決的問題，或是需要額外的協助時，就會外聘最佳的顧問來幫忙；不成功的人往往會否認有問題存在，逃避現實，並且怪罪到別人身上。如果你的態度、行為、想法或感覺，破壞了你在感情上、工作上或是內在自我的成功機會的話，不要覺得不好意思，因為尋求幫助才是對你自己好。

　　考慮尋求專業協助時，很重要的一點就是應該以腦部系統問題的觀點

Point

腦部系統對自我內心造成非常負面的影響

◎憂鬱（邊緣系統）會掩蓋一個人的成就感（即使成就非凡），並且造成強烈的悲傷與內心的痛苦，憂鬱不是麻木不仁，而是痛苦不堪的感覺。憂鬱是毒品濫用和自殺最常見的前兆，而且常常破壞免疫系統，讓人更容易生病。

◎焦慮所造成的緊張和恐慌（通常是基底核有問題所造成）令人感覺猶如虐待一般，我知道許多恐慌發作的病患，都為了逃離恐懼的陰影，而有了自殺的念頭。焦慮會造成身體緊繃以及增加生病的機會。許多焦慮的人會靠喝酒、吸毒、暴飲暴食、濫交以及其他可能成癮的行為來自我治療。

◎過度專注（扣帶）的問題會造成重複不斷的念頭與煩惱，常讓人自行使用毒品或是酒精來治療。永無止境的煩惱常使得內心折磨不已，當有個人說了負面消極的事情，他們可能就會在自己的腦海裡反覆聽個五百次，無法脫離負面思考。

◎前額葉皮質有問題的人，例如注意力缺陷症患者，常會覺得自己一事無成、老是失敗，而且自尊心低落，他們可能會利用內心的問題來刺激自己，而長期情緒低落，這些問題所帶來的壓力也常使人容易生病。

◎顳葉問題可能會造成內心混亂，內心不穩的暴力情緒和思緒，常使心靈備受折磨；捉摸不定的行為、難以忍受挫折、誤解以及記憶問題，造成其他心理傷害；憤怒讓別人想疏遠他們，孤獨也是見怪不怪了。

來看待問題，我常跟我的病患說，不要有什麼正常不正常的觀念，「什麼是正常？」我問。我告訴我那些擔心自己不正常的病患，正常一詞只不過是吹風機上的一個設定而已。不然就說正常（Normal）是在伊利諾州的一個城市名；事實上，幾年前我曾在伊利諾州正常市的一所大學演講，在那裡我遇到「正常人」，去「正常」商店買東西，看到「正常」警察局和消防局，我還遇到「正常」女人，他們都是不錯的人，不過就跟加州人一樣，他們似乎都有我在這本書提到的所有問題。

我也告訴我的病患，一九九四年由美國國衛院所贊助的一項研究指出，人口中有四十九％的人一生中曾有過精神方面的疾病，焦慮症、毒物

濫用、憂鬱症是最普遍的三種。本來，我認為這項統計的數字結果偏高，但在我列出一張二十位我所認識的名單後（不是我的病患），其中十一位正在服藥或是接受治療，就覺得不高了。既然有一半的人一生中多少會有這方面的問題，那麼有問題很正常，就跟沒這些問題也一樣正常。

同樣地，比較成功的人會較先得到協助，同一份研究也指出，**人口中二十九％的人會有兩種完全不同的精神方面的疾病，一七％則是有三種。**根據我的經驗，很少人一種都沒有。事實上，在做研究時，最困難的挑戰之一就是找個正常的控制組。大多數的我們都至少有一種腦部系統問題，有時候這些問題並無臨床症狀（它們並沒有太影響到你），但有時候它們嚴重到明顯妨礙你的生活，這就是該尋求專業協助的時刻。對於許多我所治療的問題，我都視它們為具有重要心理以及社會影響的醫學問題，我認為，這樣的分類是正確的，這也大為降低病患的羞恥感。

我鼓勵病患尋求專業治療時，說過最具說服力的其中一句話就是，我常是在幫助他們更加運用他們的好腦袋。當腦部無法有效地運作時，他們也沒有效率；腦運作正常，他們才能正常生活。我常拿一些腦部SPECT檢查結果的片子給他們看，比較治療跟沒治療差多大，好幫助他們了解尋求專業協助的觀念。如同你所想像，在看過本書所附的照片後，看到活動低落的腦部和正常的腦部時，你會希望你的是正常健康的那一個。

▍當摯愛拒絕就醫時該怎麼辦？

很不幸地，精神方面的疾病所造成的恥辱，使得許多人不願意尋求專業協助，人們不願意被視為瘋狂或是有缺陷，一直到他們（或是他們愛的人）再也無法承受痛苦了（在工作上、感情上或是自我內心上），他們才肯尋求專業協助。

被自尊心拖累的傑瑞

當傑瑞和珍妮才剛結婚就出現婚姻問題時，珍妮希望尋求專業協助，

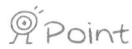

幫助那些未察覺問題或有需要卻不願尋求專業協助的人

1. **先試試單刀直入的方式（但要有新點子）。**明白告訴那個人，他的行為讓你很煩惱，告訴對方這些問題可能是由潛在的腦部模式造成，而這些模式是可以調整的。解釋可以尋求適當的專業協助——協助並非要治療缺陷，而是幫助強化腦部功能。告訴你所愛的人，你知道他／她已經盡力了，但沒有效果的行為、想法或是感覺，可能阻擋你邁向成功。強調發揮而不是缺陷。

2. **為你所愛的人提供資訊。**與問題相關的書籍、錄影帶或者是文章，都可能很有幫助，許多人來找我是因為看了我的一本書、我所製作的錄影帶或是我發表的一篇文章。有用的資訊非常具有說服力，如果是以正面、改善生活的方式加以呈現的話，更特別具有效果。

3. **埋伏筆。**當你已經單刀直入的說了也給了有用的資訊，但對方仍拒絕協助時——那就先布局吧！先種下尋求專業協助的心田種子，然後定期灌溉，不時提供這類的想法、文章或是相關資訊，但是，如果你太常講起尋求協助的話，他們可能會反彈，而且就只為跟你唱反調而不肯接受治療。小心別熱情過頭。

4. **維護你和對方的關係。**我們比較接納我們自己信任的人，而不是會嘮叨或看清我們的人，我就不聽我不信任的人講我的不是。努力贏得對方對你的長期信任，才能讓對方比較能接受你的建議。不要讓尋求專業協助這句話成為你的口頭禪，確認你感興趣的事是他生活的一切，不是只是掛號看病。

5. **帶來新希望。**許多有這些問題的人曾經尋求專業協助，但是不是沒有效果不然就是讓問題變得更糟糕。告訴他們，新的腦部科技可以協助專業人員提供更對症、更有效的治療。

6. **該攤牌時就攤牌。**若一段時間後，對方還是不肯尋求專業協助，而對方的行為又對你的生活造成負面影響的話，那麼你可能得抽身。維持一段有害的感情對健康不好，且常會使對方一直處於生病的狀態，事實上，我發現分手的要脅和行動可以激勵一個人改變，不論是戒酒、戒毒，還是治療注意力缺陷症或恐慌症的問題。

7. **接受你無法強迫一個人尋求治療這個事實。**除非他們對自己或是對他人具有危險性，或是無法自己照顧自己。你只能做好你自己的部分。很幸運，今日我們所能做的遠比十年前多了許多。

但傑瑞拒絕，他不要在陌生人面前談論自己的問題，直到珍妮以離婚為要脅，才同意接受諮商。一開始，傑瑞列出許多不找專業協助的原因：他不覺得這些問題有那麼糟糕、諮商師很爛、很貴、他不希望別人發現他在做心理諮商時會覺得他瘋了。不幸地，傑瑞的態度在男人間很普遍，許多男人在婚姻和親子關係，甚至本身出現明顯的問題時，仍不肯面對問題；缺乏認識加上強烈的排斥心態，讓他們遭到不必要的傷害時才肯就醫。傑瑞的例子就是他被妻子逼離婚才肯去做心理諮商；另一個原因是傑瑞有注意力缺陷症，他在學校的行為出了問題而被逼著去看心理諮商師，他很討厭感到自己跟其他小朋友不一樣，也責怪媽媽逼他跟醫生講話。

有些人或許會說我挑剔男人的不是並不公平，是沒錯，有些男人遠比女人早些看到問題，然而一般來說，以我的經驗來看，**媽媽比爸爸早些察覺孩子的問題，也比較願意尋求專業協助，而尋求婚姻諮商協助的妻子也比丈夫多。**到底是什麼樣的社會造成男人會忽略這麼明顯的問題，排斥、逃避問題直到錯過有效治療的時機，或是已造成不必要的傷害？或許某些答案就在於我們如何教養男孩子長大、我們對男人有什麼樣的社會期許，以及許多男人每日都處在被壓得喘不過氣來的生活步調中。

男孩子通常玩不太需要對話與溝通的遊戲（運動、打仗遊戲、打電動等），包含了支配和服從、輸和贏與一點點的溝通，解決問題時就用武器、力氣或技巧。女孩子常玩的屬人際關係和溝通類的遊戲，像玩洋娃娃或講故事。我太太小時候會把洋娃娃排成一排，玩教導洋娃娃的遊戲；爸爸則是時常帶兒子玩接球或是投籃的遊戲，而不是去散步或聊聊天。

許多男人都保有孩提時代的競爭觀念，要比別人厲害才算好，承認自己有問題就表示不如人，因此，男人會一直拖到全世界都發現了才尋求協助。有些男人覺得家庭有什麼事情都是他的責任，所以承認有問題就等於承認自己某一方面失敗。

很顯然地，生活的步調使得某些男人沒時間看清楚，生命中哪些是重要的人，還有自己與他們的關係如何，當我幫助這些爸爸和先生們開始放慢腳步，看清楚真正重要的事物為何時，他們往往不僅開始正視這些問

題，還會努力去尋求解決之道——問題並非在於他們不關心或是不感興趣，而是沒有看清問題的原貌。

許多青少年也排斥尋求協助，即使問題已經明顯地攤在眼前，他們擔心被貼上標籤，而且也不想又有一個大人來評斷他們的行為。

如何找尋合適的專業人員？

目前我一週一定會接到三、四十通來自全世界各地的電話、傳真或是電子郵件，詢問在他們所處的地區是否有跟我想法類似，並且採用書中所述的治療理念的合格專業人員，由於這些理念在腦科學領域中仍很新穎，這樣的專業人員可能不容易找到，但找到適當的專業人員進行評估與診斷對治療過程具有關鍵的意義，不當的專業人員會讓狀況更糟糕。

我知道符合所有條件並受過生理專業訓練的專業人員不好找，但如果可以的話，堅持原則，康復必須找對醫生。

什麼時候該做SPECT檢查？

我只會在有特定原因時才會安排做SPECT檢查，因為我們的病歷資料豐富，事實上我現在安排做SPECT的病例比前幾年少，因為我們豐富的SPECT研究工作，讓我得以根據臨床經驗，馬上就診斷出有問題的腦部形態，並給予特定的治療。

常見SPECT問與答

我已經在書中列舉出許多的腦部模式，這裡有幾個常見的SPECT問題與答覆：

問：SPECT檢查能不能提供給我正確的診斷結果？
答：不能。SPECT不能做診斷，而是協助醫生了解腦部的特定功能，每

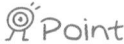

如何找到治療的最佳人選

1. **盡量找到最好的人。**一時的省錢可能讓你長期花大錢,適當的專業協助不僅讓你錢花得有價值,也省去不必要的痛苦與折磨。不要因為那一位治療師的費用你的醫療保險可以給付,你就完全仰賴著他/她,他/她未必是你最好的選擇。去找最好的,如果你的醫療保險可以給付當然很好,但不要以此作為主要的考慮標準。

2. **找專科醫師。**腦科學日新月異,專科醫師掌握這個領域的最新發展,而一般內科醫生(家庭醫生)必須設法保持對所有醫學領域的認識。若我有心律不整的問題,我會去看心臟科而非一般內科醫師,我想讓看過上百甚至上千類似病例的專科醫生治療。

3. **向非常了解你問題的醫師請教轉診的資訊。**有時候好心的內科醫生所提供的資訊並不是很有用,我認識很多醫生和老師不把腦系統問題,例如注意力缺陷症、學習困難以及憂鬱症當回事看,還勸人不必尋求專業協助。有個家庭醫生跟最近來找我的一位病患說:「噢!注意力缺陷症只是一種流行,你不需要協助,你只需要更努力一些。」在找尋的過程中,聯絡會提供有用資訊給你的人,例如這個領域的專科醫生、重要研究中心的人員,以及特定問題的互助會的人員,上網查看網路醫療互助團體的資料,常有互助會的成員曾經找過這個領域的專業人員,他們可以提供有關某些醫師的重要資訊,例如他對病人的態度、專業能力、反應以及組織的能力。

4. **取得合適的專業人員的名字後,打聽一下他們的資歷。**他們應有通過國家考試的執照,醫生得通過某些筆試及口試才行。不要太介意他們是哪間醫學院或研究所畢業,而將其他考量因素排除在外,我曾與某些耶魯和哈佛畢業的醫師共事,他們根本不懂如何好好治療病患,而其他二流大學畢業的醫師卻非常優秀、有遠見又有愛心。

5. **先跟專業人員約談一次,看看你是否想讓對方治療。**通常約了時間你就需要付費,但花時間認識你將要依靠的專業協助還是值得的。若你感覺不太適合,那就繼續找。

6. **吸收新知。**許多專業人員都有發表文章或書籍,或是有辦過公開的演講,如果可以,看看他們的文章,並且聽聽他們的演講,了解一下他們的為人及專業能力。

7. **找求進步的夥伴。**找一個接受新思想、掌握新知識,並且願意嘗試新事物的人。

8. **找真心待你的夥伴。**找一個會尊重你、聽你談問題並且回應你需求的人,找一段能彼此合作信任的關係吧!

個腦都是獨一無二的，可能對藥物或治療出現獨特反應，特殊症狀的診斷必須綜合病史、個人面談、家屬提供的資料、診斷量表、SPECT和其他神經心理資料，沒有單靠哪一種檢查就能對病患做出精確診斷這種事。

問：為什麼安排做SPECT？

答：常見的原因包括：

1. 評估癲癇發作活動。
2. 評估腦血管疾病。
3. 評估痴呆並辨別出痴呆或假性痴呆。
4. 評估輕微、中度、已經嚴重頭部外傷的影響。
5. 懷疑腦部潛在器官性如癲癇造成行為障礙、產前創傷、中毒問題。
6. 評估非典型和對治療無反應的攻擊行為。
7. 判斷腦部因毒品或是酗酒所造成的傷害程度。
8. 在本書中我曾舉出SPECT檢查運用到其他地方的例子，像是棘手的婚姻問題。我必須得要強調，這是一種非常複雜的SPECT運用，而且除了我們診所之外，可能找不到別的診所會這麼運用。

問：在做SPECT檢查前是否需要停止服藥？

答：這個問題得由醫生視個別情形來決定，一般來說，掃描前最好停止服藥，好讓藥力完全排除體外，但這也不是絕對如此。如果你在服藥期間進行掃描，記得要告訴檢驗人員，如此一來，當醫生在看你的檢查報告時，會把服藥這件事列入參考。通常，我們會建議病患在第一次掃描至少四天前，開始停止服用興奮劑，如果需第二次掃描，就要一直停藥到做完第二次掃描。像百憂解（藥效會停留在體內四至六週）這種藥物通常基於現實考量而不會停用，詳細問題請向醫師請教。

問：掃描那天我該做什麼？

答：掃描當天要減少或避免攝取咖啡因，不要服用感冒藥或阿斯匹林（如果有服用，請在藥物服用記錄欄上註名），正常飲食即可。

問：檢查會有任何副作用或是危險嗎？

答：SPECT檢查不會用到染料劑，所以不會有過敏的問題，但是可能有極少數的病患會有輕微出疹、臉發紅浮腫、發燒以及短暫血壓升高的情形。一次SPECT檢查的輻射劑量差不多與一次腹部X光檢查劑量相同。

問：SPECT的檢查程序是如何？

答：病患置身於安靜的房間內，將靜脈注射管插好，保持安靜十分鐘，期間眼睛要張開，好讓自己的身心與周遭環境保持一定的狀態。接著將顯影劑注入靜脈注射管中，再一會兒，病患躺在診療臺上，SPECT攝影機會環繞他的頭部拍攝約十五分鐘。如果要再做專注時的檢查，就必須改天再做；專注時的檢查是在注射同位素時進行。

問：有沒有取代SPECT檢查的其他方法？

答：以我的看法，SPECT是臨床上了解腦部功能的最佳檢查，還有其他的檢查方式，像是腦電圖EEG、正子造影PET與功能性磁共振造影。因為費用昂貴，大多供研究使用。我們認為，EEG無法像SPECT那樣提供有關腦部深層結構的有用資訊。

問：保險是否有給付SPECT檢查的費用？

答：保險公司是否給付，決定於你的保單內容為何。

問：醫學界是否接受腦部SPECT造影檢查？

答：一般都認為SPECT是評估癲癇、中風、痴呆以及頭部創傷時的腦部功能檢查利器，事實上相關的研究論文有好幾百篇。我們診所基於八年來的經驗，將這項技術進一步應用於攻擊性，以及對治療缺乏良好反應的精神病症狀。可惜的是，許多醫師並不太了解SPECT的應用性，所以可能告訴病患這項技術仍處於試驗階段，但是全美各地已有超過一百位以上的醫師曾將病患轉診至我們這裡做掃描。

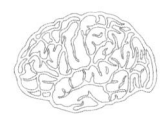

Chapter 13

當你想當的那個人
－創造表裡合一的自己－

我們究竟是誰？
腦部正常時的我們才是真正的我們嗎？
還是有缺陷的時候才是真正的我們呢？
如何才能當我們真心想當的人？

在引言中，我提到了我外甥安德魯的故事，他因腦囊腫占據了左顳葉的位置而變得很暴力，囊腫切除後，他又變回從前那個溫和、有愛心又有好奇心的小孩。後來的章節中，我還提到：

• 米雪兒：在月經週期前幾天會拿刀攻擊丈夫，服用Depakote後變回正常又沒攻擊性的女子。

• 山繆爾：一個愛唱反調的十歲小男孩，他學業成績不佳，也沒有朋友理他，每天服用十毫克的百憂解後，他在學業跟交友上都變得很成功。

• 羅斯提：一個因攻擊被逮捕四次、試圖戒除吸食冰毒五次都不成功的男人，但自從他被診斷出有潛在的顳葉問題，並且接受適當治療後，他變得比較能有效率地維持自己的狀態，也能工作賺錢了。

• 莎莉：因企圖自殺、憂鬱、焦慮而住院的女子，在被診斷出注意力缺陷症並接受有效治療後，她感到較不憂鬱也比較專心，終於能好好當她一直希望扮演好的賢妻良母角色。

• 威利：在兩次車禍中受到頭部輕傷後，整個人性格大變的大學生，他變得有攻擊性又憂鬱，而且還差點殺了室友。在經過適當的治療後，他又變回原先那個有趣、快樂、有效率的人。

• 羅伯：「矽谷的火爆經紀人」，有嚴重的家庭問題以及自殺傾向，服用抗強迫抗憂鬱藥劑安納福寧後，他變得開朗、有效率，成為家人會想親近的對象了。

• 琳達：一個被強暴兩次並且遭受焦慮、憂鬱、操心以及吸食毒品所苦的女子，在服用聖約翰草並且接受EMDR心理治療後，她的腦部恢復正常，在日常工作上也比較有效率。

• 約翰：退休承包商，結婚以來一直對妻子施以身體及精神上的虐待，七十九歲時，在動了心臟手術後出現精神分裂，才知道他在二十歲時的頭部重傷，造成左額葉—顳葉區域的損害，頭部受傷這件事可能導致他的行為改變，也影響了他一家三代的生活。

這些故事和書中的其他故事，以及執業時碰到的許多個案，都讓我不

禁想問：我們人性的本質究竟為何？我們究竟是誰？腦部正常時的我們才是真正的我們嗎？還是有缺陷的時候才是真正的我們？

在看過五千份SPECT檢查結果（加上面對病患以及聽他們的故事）後，我相信，**腦部正常時的我們才是真正的我們。我們比較體貼、比較目標導向，也比較關心別人。**我們會較為仁慈，情緒會比較穩定，也更有包容力。焦慮無法控制我們，但適量的焦慮能讓我們早上從床上爬起來，出門上班去；雖然腦海中會有生動的暴力念頭，但這些念頭並不常出現，我們也不會付諸行動。當腦部正常運作時，我們不會緊咬著另一半的過錯二、三十年；我們有性慾，但不會被性慾衝昏頭；我們的小孩仍然令我們想抓狂，但大多數時間我們都以正面、支持的方式來面對孩子。當腦部正常運作時，我們比較能當我們真心想當的人。

> 我們腦部正常運作時，我們比較能當我們真心想當的人。

SPECT檢查激發我思考的其他問題包括：

- **我們對自己的行為究竟有什麼選擇？**可能不如我們想像的多。
- **我們跟上帝的關係是否仰賴腦部的功能？**當腦部運作正常時，我們可能比較容易看到一位慈祥又有愛心的上帝，而當扣帶與邊緣系統過度活躍，讓我們的世界蒙上一層灰色的陰影時，我們可能會比較容易認為上帝是嚴厲而不寬貸的（我知道這麼說可能讓有一些人對我很火大──我不是想惹麻煩）。
- **我們之所以犯下大錯是因為訓練不足？違背上帝的旨意？道德或人格的缺陷？**或許是，但話說回來，前額葉皮質因頭部創傷、注意力缺陷症而活動低落時，我們比較可能做出錯誤的決定。當然，這並不代表我們不會因為訓練不足、違背上帝的旨意、貧窮等類似原因而做出錯誤的決定，不過人在內在自我監督功能低落時，的確比較容易犯錯。
- **我們在腦部運作正常時會做出比較好的決定？**很顯然地，從這本書內容就可以知道，答案當然是Yes。
- **我們的個性就只是大量的一堆神經元、神經傳導物質與荷爾蒙嗎？**是，也不是。我們的個性與腦部功能關係密切，但就如我們所知，腦部功

能也與我們的想法和環境關係密切，這些因素形成了一個循環關係而且無法切割。

- 拳王泰森的腦看起來如何？他在一九九七年的重量級拳王比賽中，咬對手依凡德‧何利菲德（Evander Holyfield）的耳朵是希望羞辱自己，讓他看起來像野獸一樣？還是因為腦部被撞了之後受損，造成扣帶和顳葉因此失去控制而前額葉皮質的監督功能也不太管用？我猜答案是後者。
- 前伊拉克總統海珊的腦部掃描看起來如何？希特勒的又如何呢？
- 我們是否該掃描一下政治領袖的腦部？我猜這會讓我們對政治如何運作會有更深入的了解。雷根總統腦部的血流形態很可能在他擔任總統期間就是阿茲海默症的血流形態了，而且他在第二任時，健忘的情形變得很明顯。如果我們知道他即將為阿茲海默症所困，那我們會怎麼做？
- 我應該掃描我兒女們的戀愛對象嗎？我認為應該要，不過我的小孩一點都不感興趣。

這些問題列都列不完，重點是我們所做的每一件事情都跟腦有關，我們想去了解行為異常的問題時，首先要想到的地方就是腦部，自助計畫也必須將腦納入考量，而且為了避免毒品濫用、減少社會的暴力，以及降低驚人的離婚率及家庭問題，我們需要好好思考腦部的問題。

當然，腦不是在密閉的空間內運作——我們也隨時都需要考慮到行為的心理與社會基礎，但是所有的行為都始於腦的實質運作，因此你的腦真的很重要。

|附錄| 什麼是SPECT

　　SPECT，是「單光子放射電腦斷層掃描」（single photon emission computerized tomography）的英文縮寫，它是一種複雜的核子醫學研究，能直接「觀看」腦部血液的流動，進而間接了解大腦的活動或新陳代謝。放射性同位素（它跟大量的能量或光芒相近）會與一種很容易被我們腦細胞所吸收的物質結合，將微量的放射性藥物注射至病患的靜脈中，讓它隨著血液的流動而被腦中某些受體吸收，這種輻射照射與頭部電腦斷層掃描或腹部X光檢查差不多，病人必須躺在診療臺上約十五分鐘，讓SPECT的「伽瑪」偵測儀慢慢地繞著他的頭部旋轉。這臺偵測儀有兩個特殊的晶體，用來檢測放射性藥物裡的同位素（像燈塔發出信號般）跑到腦部什麼地方去，而一部高速電腦會接著將腦活動量的影像重新組合起來。這些精緻的腦部快照結果提供我們詳細的腦部血液流動區塊圖，使內科醫生能判斷某些與精神科疾病、神經性疾病相關的腦部活動模式。

診斷老是治不好的情緒疾病

　　SPECT研究是醫學領域中隸屬一種叫做核子醫學的分科，核子醫學（核子指不穩定或具有放射性的原子核）使用的是具有放射性的標記化合物（放射性藥物），當不穩定的原子衰變時會釋放伽瑪射線，每道伽瑪射線就像一道光一般，科學家可以用軟片或特殊的晶體來偵測伽瑪射線，並記錄腦部每個區域累積到的釋放出來的光束數量。這些不穩定的原子是追蹤劑——它們可以追蹤出哪些腦細胞最為活躍、有最多的血液流量，還有哪些腦細胞最不活躍、血液流量最低。**SPECT研究可以顯示頭腦在專心、笑、唱歌、哭泣、想像或執行其他腦部功能時，到底是使用到頭腦什麼地方。**

　　核子醫學研究能評估生理機能，用來診斷許多內科疾病，如心臟疾病、某些感染問題、癌症的擴散，還有骨骼和甲狀腺的問題，我則是用於診斷

頭部創傷、失智、非典型或對藥物無反應的情緒性疾病、中風、癲癇、濫用藥物造成腦部影響的後果，以及非典型或對藥物無反應的攻擊行為。

在七〇年代後期及八〇年代時期，SPECT在許多場合中都被立體電腦斷層掃描與核磁共振造影所取代，它們在描繪腫瘤、囊腫和血塊時的影像解析度都比SPECT好很多——事實上，人們根本不用SPECT。儘管影像清晰，但這兩種僅能提供的是腦部解剖圖或腦部在生理上看起來的樣子，對於腦部運作情形的了解卻是寥寥無幾，就好比看著車子引擎裡的零件卻無法發動車子。過去十年來，人們已經逐漸注意到許多神經性疾病和精神科疾病，並不是腦部構造上有問題才產生的，而是腦部功能出了問題。

隨著兩項技術性發展，再度促使人們使用SPECT技術。最初，SPECT影像機只有單一鏡頭，得要花很久的時間——將近一個小時，才能掃描一個人的腦部。人沒辦法維持不動那麼久，加上影像模糊不清而難以判讀（讓核子nuclear醫學被戲稱為「盒子unclear」醫學），而且無法提供腦部深層運作情形的充分資訊，所以之後便發展出多鏡頭系統，以迅速為腦部造影，解析度也改善許多。電腦技術發達，讓多鏡頭系統提升資料擷取的能力。現今解析度較高的SPECT技術能更快速、更清楚地告訴我們立體電腦斷層掃描、核磁共振造影所不能告訴我們的事情——腦部究竟是如何運作的。

SPECT的救命用途

SPECT究竟如何影響我們的生活，這裡有五個簡單的例子可作為例證：

提早發現，早期治療

艾倫，六十三歲，身體右半邊突然麻痺，甚至連話都不能說，因此陷入恐慌，她的家人也非常擔心。就像這些症狀一樣誇張般，事發兩小時後她的電腦斷層掃描攝影結果仍是正常。急診室的醫生懷疑是中風，幫她安排了腦部SPECT造影，發現左額葉有一個大洞，是血塊阻斷血液供給到腦部這個部分所造成的損害。

艾倫中風的腦部

3D左側表面圖

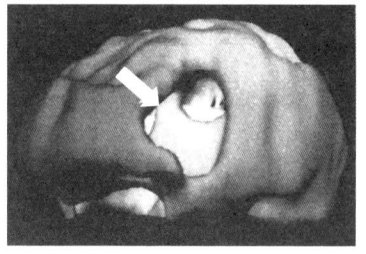

注意顯示左額葉中風的大洞。

根據這些資訊,艾倫顯然是中風了,幸運的是醫生們能及時採取措施降低腦部的傷害範圍——立體電腦斷層掃描攝影通常要在中風二十四小時後才會顯示異常。

正確評估病況,避免未來發生疾病

南茜是個五十九歲的女人,患有對治療方法毫無反應的嚴重憂鬱症。她住進精神病院並安排做SPECT檢查,以了解她的病況。因為沒有任何的症狀發生,因此我驚訝地發現原來她已嚴重中風兩次,也立刻明白為什麼她對憂鬱症治療毫無反應。**六〇%額葉中風的人在一年內會發生嚴重的憂鬱症**。根據SPECT的結果,我立刻找了神經科專科醫生來會診,評估造成中風的可能原因,如頸部動脈的斑塊或心律不整。

南茜兩度中風的腦部

3D俯視表面圖　　　　　　　　　3D右側表面圖

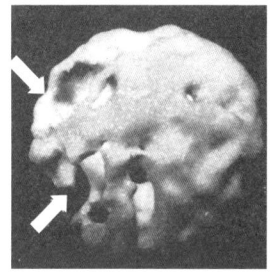 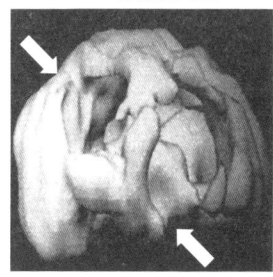

注意箭頭所指的兩個大洞,顯示有兩次右側腦部中風。

醫生認為是血塊造成中風,便讓她服用血液稀釋劑以防日後再中風。

同理心

受過良好教育的富有男子法蘭克在邁入七十歲時開始變得健忘。這剛開始還只是小事情,但漸漸地失去記憶這件事,演變成他經常忘了生活中不可缺的事實:他住哪裡、老婆的名字,甚至他自己的名字。他的老婆跟孩子不了解他行為上的改變,而被他的迷糊惹惱,也常生他的氣。

法蘭克的SPECT結果顯示,他整個腦部有道明顯的凹陷,尤其是在額葉、頂葉以及顳葉的部分——這是一個很典型的阿茲海默症。我把法蘭克的攝影結果給他的家人看,並指出造成他健忘的生理原因後,他的家人了解法蘭克不是故意惹人厭,而是患了重病。結果,他們不再責怪他的失憶,取而代之的是開始同情他,並整理出一些對策,以更有效地解決與患有阿茲海默症的人一起生活所產生的問題。除此之外,我還讓法蘭克接受阿茲海默症的新療法,這種新療法似乎可以延緩阿茲海默症惡化的情形。

法蘭克患有阿茲海默症的腦部

3D俯視圖　　　　　　　　　　3D底面圖

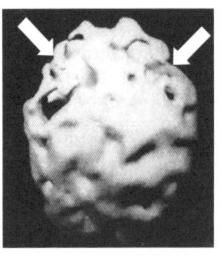 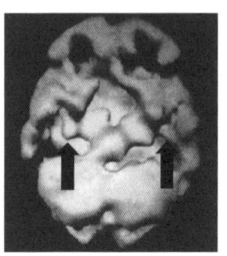

注意腦部整體明顯的凹陷,尤其是頂葉(左圖箭頭處)以及顳葉(右圖箭頭處)的地方。

區別相似症狀不同疾病

最初認識瑪格麗特時,她六十八歲,看起來衣衫襤褸又骯髒,她一個

人住,家人很擔心她,因為她看起來有失智的症狀。最後,在她忘記關爐火,幾乎把整個房子燒得精光後,他們把她送進我當時服務的精神病院。當我跟家屬問診時,發現瑪格麗特常忘記自己孩子的名字,而且多次開車開到一半時迷路。當她的駕車水準惡化到車輛管理局必須吊銷其駕照──她在半年之內發生四起輕微事故時,她的一些家人受夠了,準備讓她過受監督的生活;另外一些家人則反對,希望她先住院接受更深入的評估檢查。

一開始瑪格麗特看似患了阿茲海默症,但她的SPECT結果顯示她腦部頂葉顳葉的部分活動正常。如果她有阿茲海默症的話,腦部頂葉、顳葉這些部位的血液流動應該會降低;相反地,SPECT結果顯示瑪格麗特腦部唯一有異常活動的地方是在腦中央的深層邊緣系統,通常,會發現這個地方異常的是患有憂鬱症的人。

分辨老年人是患了阿茲海默症或憂鬱症有時不容易,因為症狀很類似,就像假性痴呆(假裝成失智的憂鬱症),看起來似乎精神錯亂,其實並不盡然。這是一個很重要的發現,因為診斷結果為阿茲海默症的話,會囑咐家人一整套的因應策略,還可能開一些新的藥物處方;而診斷結論是某種憂鬱症狀時,則會給病人開積極性治療的抗憂鬱藥物並搭配心理治療。

根據SPECT的檢查結果,我相信瑪格麗特應該試用Wellbutrin(成分:bupropion)。三星期後,她能說話、打理得乾乾淨淨,也積極和其他病患打交道。一個月後她出院回家,離院前問我是否能幫她寫信給車輛管理局,讓她拿回駕照,但我跟她開同一條高速公路,所以有點猶豫。我說如

瑪格麗特受假性痴呆所影響的腦

治療前3D底部活動視圖　　　　　治療後3D底部活動視圖

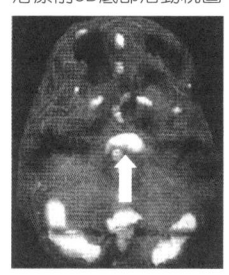 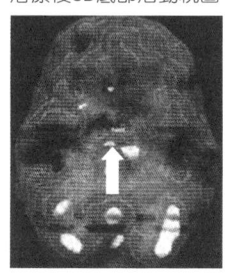

治療前注意腦部整體活動良好,但是深層邊緣系統活動有增加的情形(箭頭處);服用Wellbutrin治療後,深層邊緣系統恢復正常。

果六個月內她的狀況一直有改善,而且順從醫囑,就幫她寫信。六個月後她明顯改善了,我重新幫她做一次SPECT檢查,結果完全正常,所以就幫她寫信,車輛管理局便把駕照還給她了!

逃離虐待

貝蒂是我見過最漂亮的八十八歲女人,她非常得體也相當自負。年輕時嫁給美國軍人,便從英國移民到美國。帶她來醫院找我的是她的妹妹,她九十二歲的丈夫不支持貝蒂上醫院,生氣地反駁妻子有嚴重的認知問題。

在評估過程中,貝蒂有嚴重的失憶問題,她不知道她住在哪裡、家裡的電話號碼或丈夫的名字。我安排她做SPECT檢查,發現她額葉的右邊有塊凹下去的痕跡,看得出來頭部曾受到嚴重傷害。我問她頭怎麼了,她只是低頭哭泣,不肯說發生了什麼事,是她妹妹說貝蒂跟她丈夫關係很糟,還被他虐待,有時他會揪著她的頭髮拉她撞牆。貝蒂的妹妹叫她報警,但貝蒂不願意。貝蒂住院不久,她丈夫就開始叫我讓她回家,他一直強調貝蒂沒事,但我知道貝蒂需要被帶離她的居住環境,於是我聯絡了成人保護服務機構。在聽證會上,我用她的SPECT檢查結果向法官說明她的居住環境有潛在的危險性,法官裁示貝蒂需要有保護人,最後貝蒂搬去和妹妹住。

貝蒂外部受創的腦部

3D正面圖

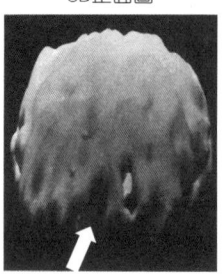

注意在右邊額葉皮質的區塊活動降低。

一個能提供正確診斷的醫生,會是病患最好的朋友。現在,你可能開始了解,為什麼這個造影技術是如此強而有力地吸引著我的注意。

| 附錄 | **認識相關藥物**

興奮劑

這些是用來治療注意力缺陷症的第一線藥物,特別是注意力不足過動症以及無過動症的注意力缺陷症。它們也可以用於治療猝睡症,協助某些腦震盪後症候群,以及用於對治療不見效的憂鬱症。目前已知這些藥物可以讓基底核多分泌些多巴胺,並且增加前額葉皮質以及顳葉的活動。

成分名	藥品名	每日劑量(毫克)/單位劑量(毫克)	服用次數	附註
安非他命混合鹽 (amphetamine salt combination)	Adderall (持續性釋放型)	5~80/5, 10, 20, 30	1~2	我治療青少年及成人的首選興奮劑。
派醋甲酯 (methylphenidate)	利他能 (Ritalin)	5~120/5, 10, 20	2~4	注意藥效退時的復發。
派醋甲酯持續性釋放型 (methylphenidate sustained-release)	利他能-SR (Ritalin-SR) (持續性釋放型)	10~120/20	1~2	效果可能不太穩定。
右旋安非他命 (dextroamphetamine)	Dexedrine; Dextrostat	5~80/5 (Dextrostat只有10)	2~4	注意藥效退時的復發。
右旋安非他命緩釋膠囊劑 (dextroamphetamine slow-release caps)	Dexedrine Spansules (持續性釋放型)	5~80/5, 10, 15	1~2	
甲基苯丙胺緩釋膠囊劑 (methamphetamine slow-release tabs)	Desoxyn Gradumets (持續性釋放型)	5~80/5, 10, 15	1~2	
pemoline	Cylert	18.75~112.5, 給成人用的至150/ 18.75, 37.5, 75	1~2	需定期做肝功能檢查。

使用注意事項

・這些藥物如在醫生指示下服用,是相當安全的。

・利他能的最高劑量為六十毫克,Adderall、Dexedrine、Desoxyn是四十

毫克，但我和許多醫師都認為要讓某些患者感到有效，劑量可能要再調高。

・服用Cylert時一定要做肝功能檢查，因為二％到三％的人可能會引發化學性肝炎。

・服用興奮劑時不要與柑橘類（柳橙、葡萄柚、檸檬）果汁一起服用，否則可能會讓藥效打折。

・**服用興奮劑時要減少咖啡因的攝取**，咖啡因與興奮劑一起食用可能會過度刺激神經系統。

・興奮劑常見的副作用為食慾減退、睡得不好（如果太靠近入眠時間服用）以及短暫的頭痛及胃痛。

三環類抗憂鬱劑（tricyclic antidepressants，TCAs）與bupropion（藥名：Wellbutrin）

這些抗憂鬱劑往往能降低過度活躍的邊緣系統活動。它們能增加各種神經傳導物質，包括正腎上腺素（伊米普樂敏imipramine，desipramine，杜西平doxepin）、多巴胺（bupropion）、血清素（可洛米普明），或是這些傳導物質的化合物（amitriptyline, nortriptyline）。但它們往往比其他藥物刺激，副作用相對於選擇性血清素回收抑制劑（SSRIs）來說也更多，所以這些藥物已經成為治療憂鬱症的第二線藥物，然而，當中的某幾種還是有其重要優勢。

當憂鬱症伴隨焦慮出現時，伊米普樂敏和desipramine是較為理想的藥物選擇。憂鬱症伴隨注意力缺陷症出現的時候，desipramine、伊米普樂敏、bupropion以及venlafaxine似乎效果最好。如果有尿床以及憂鬱症或焦慮症時，伊米普樂敏可能對治療反應最好。有經驗的精神（病）藥理學家可以協助你挑選這些藥物。

使用注意事項

・要比使用興奮劑時更為注意這些藥物的使用情形，尤其是著重在它們對心臟的影響。

・許多成人在治療注意力缺陷症時對少量的這些藥物即反應良好，這很

成分名	藥品名	每日劑量（毫克）/ 單位劑量（毫克）	服用 次數	附註
desipramine （TCA）	Norpramin	10～300／ 10, 25, 50, 75, 100, 150	1～2	有興奮效果；常用於治療成人注意力缺陷症，但不用於治療兒童注意力缺陷症。
伊米普樂敏 imipramine（TCA）	妥富腦 （Tofranil）	10～300／ 10, 25, 50, 75, 100, 125, 150	1～2	也用於治療焦慮症、恐慌症、尿床。
bupropion	Wellbutrin	50～450／ 75, 100	1～3	一次劑量不要超過150毫克；易有癲癇者勿服用。
bupropion （持續性釋放型）	Wellbutrin SR	150～450／ 50, 100, 150	1～3	一次劑量不要超過150毫克；易有癲癇者勿服用。
amitriptyline （TCA）	Elavil	10～300／ 10, 25, 50, 75, 100, 150	1～2	經常使用於治療睡眠問題、頭痛、纖維性肌炎、疼痛症候群。
nortriptyline （TCA）	Pamelor	10～150／ 10, 25, 50, 75	1～2	常用於治療睡眠問題、頭痛、纖維性肌炎、疼痛症。
杜西平 doxepin （TCA）	神寧健 （Sinequan）	10～300／ 10, 25, 50,75, 100, 150	1～2	常用於治療睡眠問題。
可洛米普明 clomipramine （TCA）	安納福寧 （Anafranil）	兒童10～200， 成人10-300／ 25, 50, 75	1～2	常用於治療強迫症。

重要，因為低劑量的這些藥物比高劑量的產生較少副作用。

・不同於興奮劑，這些藥要幾個禮拜至一個月才會有效果。

・Wellbutrin剛在美國上市時，許多服用的人有癲癇發作的症狀，而於一九八〇年代初期下架。製造商發現是指示劑量有誤，而美國食品藥物管理局准許以不同的給藥方式再上市。單次服用劑量勿超過一百五十毫克。

・這些藥物通常不是治療注意力缺陷症的第一線藥物，我用這些藥物來治療憂鬱症、焦慮症、尿床以及邊緣亞型的注意力缺陷症。

抗強迫抗憂鬱藥劑

這些藥物會增加腦內可用的血清素，而且對幫助穩定過度活躍的扣帶很有用，通常以抗憂鬱劑的名義銷售，往往也能緩和過度活躍的邊緣活動。

除了Effexor之外，這些藥物都不是治療注意力缺陷症的第一線藥物，事實上還可能讓病況更惡化。這些促進血清素分泌的藥物也用於治療飲食失調、強迫症、對立性反抗疾患、經前症候群（過分專注型）、過度擔憂、遇到不如意就無法控制脾氣的問題，以及本書曾經提到的其他扣帶問題。

成分名	藥品名	每日劑量（毫克）/單位劑量（毫克）	服用次數	附註
富魯歐西汀 fluoxetine （SSRI）	百憂解 （Prozac）	10～80/ 10, 20	1	效果長；有顳葉症狀時勿使用。
可洛米普明 clomipramine （TCA & SSRI）	安納福寧 （Anafranil）	兒童10～200, 成人10～300/ 25, 50, 75	1～2	副作用較大，故不會當做第一線藥物使用。
sertraline （SSRI）	樂復得 （Zoloft）	25～200/ 25, 50, 100	1	常是我治療時的首選。
paroxetine （SSRI）	Paxil	10～60/ 10, 20, 30, 40	1	
fluvoxamine （SSRI）	無鬱寧 （Luvox）	25～200/ 50, 100	1	
venlafaxine	Effexor	37.5～300/ 18.75, 25, 37.5, 50, 75, 100	2～3	這些藥物中治療注意力缺陷症狀的首選。
mirtazapine	樂活憂 （Remeron）	15～60/ 15, 30	1	較少的劑量就可能造成倦睡。
nefazodone	Serzone	100～600/ 50,100,150, 200, 250	2	對憂鬱症和焦慮症效果很好。

使用注意事項

・百憂解一般來說是一種很安全的藥物，但根據我們的經驗，顳葉有問題的人，可能會在服用百憂解和其他增加血清素分泌的藥物之後，會發生動怒或攻擊性增加的情形，因此在開這些藥物給病患前務必仔細檢查，**如果你服用藥物有任何副作用產生，務必告知醫生。**

・不同於興奮劑，這些藥要幾個禮拜至幾個月才會有反應，甚至要三到四個月才能達到最佳效果。

・最普遍的副作用是性功能失調，有時可添加銀杏或bupropion去中和。

抗驚厥或抗癲癇劑

這些藥物用來治療顳葉功能失調、癲癇、攻擊性、情緒不穩、頭痛、難治性憂鬱症和躁鬱症,與其他未見效的藥物比起來,通常對難治的精神疾病效果不錯。

成分名	藥品名	每日劑量(毫克)/ 單位劑量(毫克)	服用次數	附註
卡巴馬平 (carbamazepine)	癲通 (Tegretol)	100～200/ 100, 200	2	需要監測白血球數量以及血壓。
valproic acid	Depakene	125～3000/250	1～2	需監測肝功能和血壓。
divalproex	Depakote	125～3000/ 125, 250, 500	1～2	需監測肝功能和血壓。
gabapentin	鎮頑癲 (Neurontin)	100～4000/ 100, 300, 400	1～2	往往副作用最少。
lamotrigine	樂命達 (Lamictal)	25～500/ 25, 100, 150, 200	1～2	需要時間達到效果;注意紅疹。
苯妥英 (phenytoin)	癲能停 (Dilantin)	30～300/ 30, 100	1～2	需監測血壓。

使用注意事項

・癲通和Depakote/Depakene是用來治療躁鬱症的主要藥物,現在鎮頑癲和樂命達也有用來治療躁鬱症。

・對有注意力缺陷症且會大發脾氣者,或頭部創傷的人都很有效。

血壓藥物

下列這些血壓藥物常用來治療抽動性疾病、過動、侵略性以及衝動的問題,它們通常對治療注意力病狀沒有什麼幫助,因此在有注意力缺陷症的情形時,常與興奮劑一起混合使用。

使用注意事項

・clonidine和guanfacine也用來治療抽動性疾病,如妥瑞氏症。

・當我把clonidine與興奮劑合併使用時，我會安排做個心電圖檢查，根據許多研究報告指出，這種合併療法可能會造成問題，但我覺得很有效而且很安全。

・這些藥物也可以用來治療注意力缺陷症者身上常見的失眠問題。

成分名	藥品名	每日劑量（毫克）／單位劑量（毫克）	服用次數	附註
clonidine	Catapres	0.05～0.6／0.1, 0.2, 0.3 藥片和貼片	1～2	注意反跳性高血壓及鎮靜作用。
guanfacine	Tenex	1～3／1, 2	1	
普潘奈（propranolol）	思特來（Inderal）	10～600／10, 20, 40, 60, 80	2～3	治療手顫也很有效。

合併用藥

人們可能不止有一種問題，或不只一個腦部系統有問題，有時候一種藥可以治療多種問題，就像上述一般，但有時候需要合併用藥才能得到完整的治療效果。

這裡是四種我常合併使用的藥物：

・一種興奮劑加上一種抗強迫抗憂鬱藥劑（例如Adderall加上Effexor）用來治療患有注意力缺陷症還有憂鬱症、強迫或是嚴重對抗行為的病患。根據我的臨床經驗來看，我發現這對祖父母或是父母是酗酒者的許多病患效果很好，這些人常常會有扣帶（過度活躍症狀）以及前額葉皮質（注意力相關症狀）的問題。

・一種抗驚厥劑加上一種抗強迫抗憂鬱藥劑（例如Depakote加上樂復得）用來治療有脾氣問題並且有過度擔憂，或是憂鬱症的病患。

・一種血壓藥加上一種興奮劑和一種抗強迫抗憂鬱藥劑（例如Catapres、Adderall，再加上Effexor）用來治療妥瑞氏症、注意力缺陷症以及強迫症的病患。

・一種三環類抗憂鬱劑加上一種血壓藥（例如妥富腦加上思特來）用來治療憂鬱症、焦慮症，以及在社交場合會手顫的病患。

Smile 94

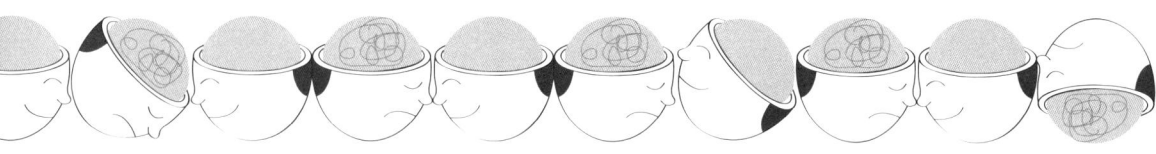

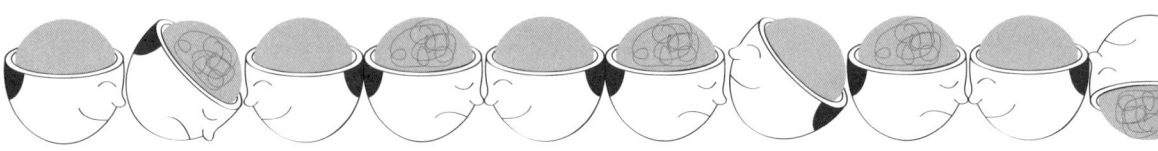